JN152485

そうだったのか!

腰痛診療

〜エキスパートの診かた・考えかた・治しかた〜

著 松平浩・竹下克志

南江堂

執　筆（執筆順）

松平　浩　まつだいら　こう　東京大学医学部附属病院22世紀医療センター運動器疼痛メディカルリサーチ&マネジメント講座 特任教授／福島県立医科大学医学部疼痛医学講座 特任教授／順天堂大学医学部麻酔科学・ペインクリニック講座 非常勤講師

竹下克志　たけした　かつし　自治医科大学整形外科 教授

執筆協力

笠原　諭　かさはら　さとし　東京大学医学部附属病院麻酔科・痛みセンター 助教／福島県立医科大学医学部疼痛医学講座 特任准教授

序　文

Stratified approach（層化アプローチ），多くの方にとって聞きなれない用語であろう．腰痛診療における今の時代のkey wordである．仮説であろうとも，理にかなった「評価」と「見極め」があってこそ，それに対応する介入法が存在する．

以前の私がそうであったように，専門医ほど解剖学を基盤とした局所に限定した「評価」と「見極め」になりがちである．短い診療時間であることも相まって，“木を見て森を見ず”についつい陥ってしまう．評価も含めた対応の主役はブロック治療であり，その延長上に手術治療が満を持して控えているものの，多くの専門家はこの戦略に限界があることを知っている．

一方，近年のプライマリケアにおける腰痛を含む筋骨格系疼痛治療ピラミッドの1st line treatmentには，薬物治療もブロック治療もエントリーされていない（Roos EM, Juhl CB. Osteoarthritis Cartilage 201, 2012/Hartvigsen J et al. Best Pract Res Clin Rheumatol 27, 2013）．「教育」「エクササイズ」「ウエイトコントロール」，そして「心理社会的サポート」である．この4項目に関し自信を持ってソリューションを提供できる医療者はどれくらいいるだろうか……．「体重を減らしましょう」と言うだけでは不十分である．「まずは数ヵ月，“早歩きをする”“できるだけ階段を使う”といった汗ばむ程度の中強度運動を1日15～20分実行する習慣がつかないと，食事療法だけではリバウンドしてダイエットは失敗することがわかっているんですよ」くらいは，プロとして説明しなければならない．

さてここで，プライマリケア医および理学療法士をはじめとするセラピストの立場に立って，難治化した慢性非特異的腰痛を思わせる患者さんと対面した場合，私が短時間でどう“stratify”するかを述べておこう（もちろん，以下の用語などの詳細については本書に記載されている）．

① 近年，プライマリケアの段階での活用が世界的に推奨されているKeele STarT Backスクリーニングツールの領域得点，あるいはÖMPSQ短縮版の得点が高く，予後に強く影響するfear-avoidance（FA）モデルに陥っていそうか？

② 身体症状症のスクリーニングツールであるSSS-8の得点が高く，心理的ストレスによる機能的身体症状が多彩な可能性があるか？

③ 動作・姿勢に依存する痛みが明確か？ そして，痛みのない楽なポジションが必ずあるか？ つまりメカニカルストレスに関連する痛みの要素があるか？ ある場合，前屈・後屈・側屈の制限や痛みの誘発はあるか？

④ 侵害受容性疼痛の範疇か？ あるいは神経障害性疼痛の範疇か？ 炎症性疼痛の要素を伴っている可能性があるか？

⑤ 圧痛・動作時痛を含む痛みが，過敏あるいは広範囲か？ つまり中枢性感作の状態が疑われるか？

⑥ 骨盤後傾の不良姿勢で肩甲帯や背部の緊張が強いか？ 逆に，骨盤前傾・腰椎前弯が強いか？

⑦ ハムストリングあるいは腸腰筋のタイトネスが顕著で，その左右差はないか？

⑧ 立位X線像でのアライメント不良や脊椎不安定性を示唆する所見はないか？

⑨ 「痛み行動」が顕著か？ 疾病利得はないか？ 家族の過保護的態度はないか？

①②は，自記式調査票による“stratify”なので，工夫すれば診察室で対面する前に評価を済ますこともでき，初期の段階からFAモデルへの対応やストレスマネジメントが必要そうかを教えてくれる．

③は，運動器疼痛の評価が治療に直結するMechanical Diagnosis and Therapy（MDT）を基盤とし，適切な姿勢・運動指導の提供につながる．

④⑤は，エクササイズの種類と，それをアシストする薬物治療の選定に欠かせない．

⑥～⑧は，症状改善に直結しうる姿勢矯正法，ストレッチの種類，コアエクササイズの必要性を判断するのに役立つ．

⑨は，心理学的観点での“stratify”であり，認知行動療法の中でもオペラント行動療法の必要性を示唆してくれる．

今や，痛みの診療において，脳機能異常を意識して，患者の“不快な情動”“痛み行動”を把握することが必須となりつつある．ただし，転移性脊椎腫瘍の可及的早期の発見，あるいは打腱器を伝家の宝刀としつつ椎間孔狭窄に伴う神経根障害を見逃さないセンスも不可欠である．

さらに私たちは，団塊世代が後期高齢者となり介護の担い手が37.7万人も不足すると見込まれている2025年問題に危機感を持ち，“健康寿命の延伸”に向けた具体的なソリューションを社会に提供せねばならない．2011年のNature誌に，“Prevention：Activity is the best medicine”という記事が掲載されたが，複数のエビデンスを勘案した結果，私の考えるbest medicineは，“良姿勢”と“早歩き”である．トボトボ歩いている猫背の人は，将来の転倒リスク，あるいは認知症やがんになるリスクが高まるため，腰痛があろうがなかろうが，これを放置するわけにはいかない．

本書は，特に腰痛診療の最前線で活躍されておられる整形外科，ペインクリニック科，リハビリテーション科の医師の方々，理学療法士をはじめとする様々な臨床現場のセラピストの方々，さらには慢性痛診療に関わられている看護師や心理士の方々に，世界標準となりつつある腰痛マネジメントに必要な知識，および具体的な介入法への理解を深めていただくため，心を込めて執筆した．私が最も尊敬する同門の先輩である竹下克志教授と共著で，社会貢献につながりうる本書を発刊できたことはこの上ない喜びである．最後に，根気強く執筆原稿を待っていただき，校正作業にも尽力くださった南江堂スタッフの方々に深謝申し上げたい．

謝辞：本書作成に際し，情報提供いただいた安達友紀先生（滋賀医科大学），尾市健先生（東京大学），粕谷大智先生（東京大学），勝平純司先生（新潟医療福祉大学），金子達也先生（国際医療福祉大学），佐藤友則先生（東北労災病院），篠田裕介先生（東京大学），住谷昌彦先生（東京大学），田中一成先生（箕面市立病院），唐司寿一先生（関東労災病院），穂積高弘先生（都立駒込病院），山口重樹先生（獨協医科大学），山田恵子先生（大阪大学），吉本隆彦先生（昭和大学）[以上，五十音順]，株式会社CLINICAL STUDY SUPPORTのスタッフの皆様，また，本書内にお名前を記載させていただきましたが，画像・図を快く提供くださった諸先生方，そして執筆協力者としてご指導いただいた笠原諭先生（東京大学）および編集・校閲作業に尽力してくれた私の講座の岡敬之先生，藤井朋子先生に対し，心より感謝申し上げます．

2017年10月

松平　　浩

目 次

Ⅳ. 知っておきたい知識

Ⅴ. 付　録

I

腰痛とは

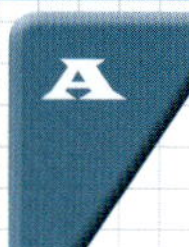

腰痛の実態

1 プロローグ

病気の原因や影響について地球規模で理解する目的で，世界の主要研究機関が参画する世界疾病負担研究（Global Burden of Disease Study）において，腰痛はYears Lived with Disability（YLDs），つまり健康でない状態で生活する年数を指標とする統計で，1990年でも最新の2010年でも約300の疾患や傷病のトップにランクされている[1,2]（図1）．この指標におけるランキングは，1990年の調査時もトップであるが，損失の程度はさらに悪化している．厚生労働省が公表する「国民生活基礎調査の概要」において，国民の代表的愁訴（有訴者率）では，腰痛（男1位，女2位），肩こり（男2位，女1位）が不動のトップ2であることはよく知られている[3]．さらに平成28年度の調査では，通院率は女性が第4位，男性では第5位である．

生涯有病率はわが国でも80％を超え，腰痛で社会活動を休んだ経験者は，4人に1人にものぼる[4]（図2）．LOCOMO studyにおける40歳以上での1ヵ月有病率は37.7％にものぼり[5]，このデータの推定値から，日本では2,800万人の腰痛保有者がいるとメディアがよく伝えている．近年，わが国で推進された厚生労働科学研究費補助金障害者対策総合研究事業（平成22～23年度，筋骨格系の慢性疼痛に係わる調査研究）によるpopulation-based study，同時期に行われたインターネットによる全国調

1990 mean rank	2010 mean rank
1 腰痛	1 腰痛
2 大うつ病性障害	2 大うつ病性障害
3 鉄欠乏性貧血	3 鉄欠乏性貧血
4 頚部痛	4 頚部痛
5 COPD（慢性閉塞性肺疾患）	5 COPD（慢性閉塞性肺疾患）
6 その他の筋骨格の疾患	6 その他の筋骨格の疾患
7 不安障害	7 不安障害
8 偏頭痛	8 偏頭痛
9 転倒	9 糖尿病
10 糖尿病	10 転倒

図1 1990年と2010年におけるYLDsの要因に関する疾病・傷害ランキング

（文献1を参考に著者作成）

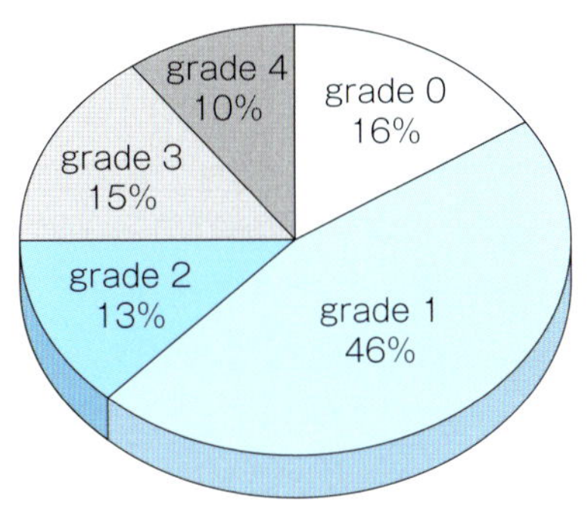

grade 1～4：83.4%

grade 0	腰痛なし
grade 1	支障のない腰痛
grade 2	支障はあるが仕事などを休まなかった腰痛
grade 3	連続4日未満休んだ腰痛
grade 4	連続4日以上休んだ腰痛

図2 わが国の生涯有訴率(程度別の内訳)

(文献4より引用)

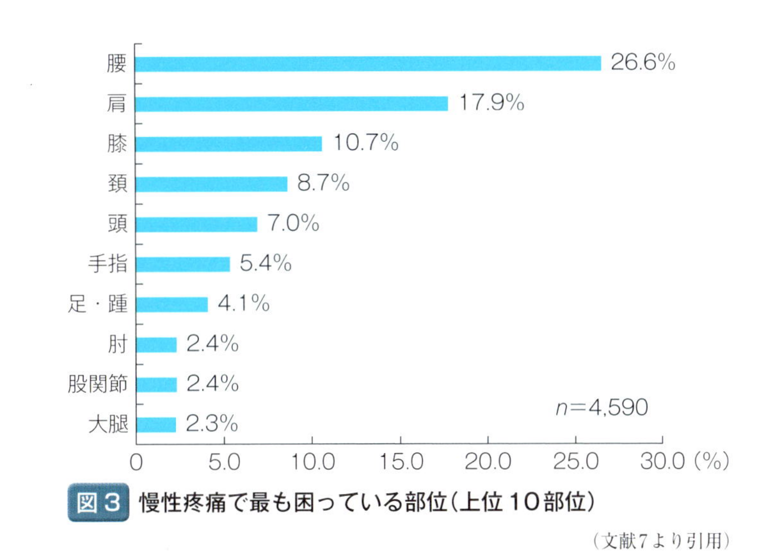

図3 慢性疼痛で最も困っている部位(上位10部位)

(文献7より引用)

査Pain Associated Cross-sectional Epidemiological(PACE) survey, 2009. JP, およびPain in Japan 2010では，いずれも慢性疼痛を訴える部位として腰痛が第1位である[6～8](図3).

これらのデータは，従来型の腰痛治療および腰痛予防対策が奏効しきれていないことを露呈したデータとも解釈できる．腰部負担に対する「人間工学的アプローチ」や腰仙椎の局所を想定した痛み感覚に対する治療も重要であるが，それだけでは十分とはいえない．コルセットの装着を含む安静指導が優れているという従来の常識は疑問視されている．画像診断が必ずしも有用とはいえず，心理社会的要因が発症および遷延化・予後に強く関与することも明らかになり，誰もが納得する理路整然とした診断が容易ではなく，仕事や日常生活中に生じたり感じたりする多くの腰痛が相手を見極めきれない“非特異的”な範疇とされてしまう現状にある．

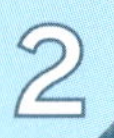

非特異的腰痛が意味すること

家庭医の大御所であるDeyoの論文[9, 10)]がトリガーとなり，腰痛は，診察と画像所見により病態が明確化できる「特異的腰痛」と，それ以外の「非特異的腰痛」に大きく分類されるようになった．専門家にとっては屈辱的でもあるが，「非特異的」とは相手（腰痛）の正体が特定しきれないと解釈できる．いわゆる「ぎっくり腰」も椎間板や椎間関節など腰椎やその周辺組織のどこかに痛み感覚が引き起こされた起源がある可能性が高いものの，背筋緊張が続発的に強まることもあり，その損傷部位を明確化することが容易ではななく非特異的腰痛に分類される．いわゆる「腰痛症」も，筋筋膜性腰痛や変形性腰椎症と安易にいわれてしまうものも，ほぼ非特異的腰痛と同義と考えてよいだろう．特異的腰痛の詳細および非特異的な範疇の腰痛の想定されるメカニズムについては，次章で紹介する．

特異的腰痛と判断できれば，治療方針はほぼ確立しているので，医師は患者に治療計画や今後の経過予測を説明することが比較的容易になるが，特異的腰痛はプライマリケア受診者の約15％にすぎないとされている[9, 10)]．一方，腰痛の多くを占める非特異的な範疇の腰痛に関しては，患者に適切な治療法を提示するのが難しく，個々のスペシャリストに依存した判断が下される．つまり，特異的腰痛と比べ標準的なマネジメントが定まっていないのである

「ルーチンワークとして撮影したX線での変性所見を説明する」「鎮痛薬やコルセットを処方する」「牽引を薦める」といったことが流れ作業のように行われ，「年齢のせい」「体重のせい」「無理しないように」という言葉があたりまえのようにささやかれているかもしれない．一方，患者に「どこが悪いのか」「どうするのが最善か」「いつよくなるのか」といった質問を受けても，明確に回答できない医療者は少なくないのではなかろうか．このため，「非特異的な範疇の腰痛とはいったいどのような病態なのか，どう解釈すればよいのか，最良のマネジメントは？」ということについての研究が期待されている．近年，この非特異的腰痛の正体が少しずつ明らかになり，新しい考え方が導入されつつある．

column

☑ 山口大学の非特異的腰痛に対する挑戦

近年，山口大学整形外科同門のプライマリケア医と大学がコラボレーションし，丁寧な診察と診断的ブロックから，非特異的とされている腰痛（320人の患者，男女比なし，平均56歳）に関し，椎間関節性27％，筋筋膜性22％，椎間板性16％，仙腸関節性7％と，非特異的腰痛と包括されてしまうタイプの約7割の腰部局所に主因があると報告した[11)]．

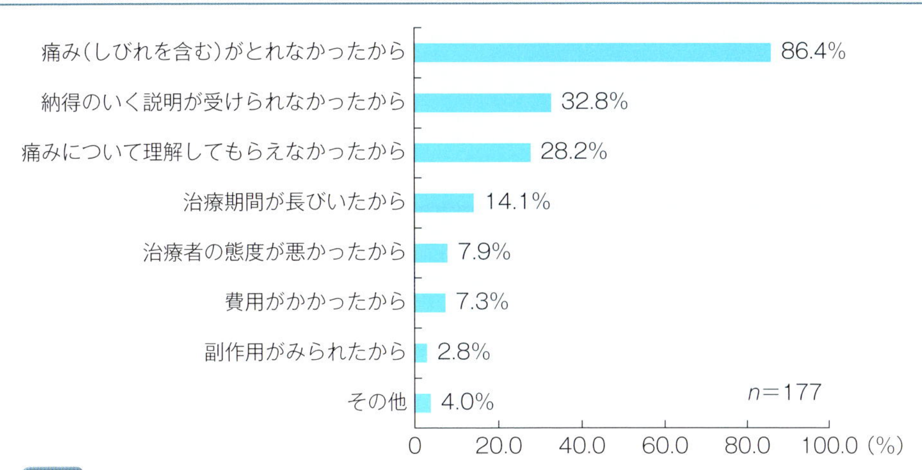

図4 医療者の治療に「やや不満」「不満足」と感じた理由

複数回答可：病院・診療所受診者の不満理由に関する複数回答は，図中選択肢の中から主なものを最大3つまで選択可とした．

（文献7より引用）

column

患者は治療に満足している？

Nakamuraらの調査によると，持続慢性痛があると2/3の患者は治療施設を変えており，2ヵ所以上変えた人が32％である[12]．その理由の多くが「治療が効かなかった」というものであった．筆者らは，腰痛を主とする慢性痛における治療に対し半数弱は不満を感じており，その理由として「痛みがとれない」ことのみならず，「納得のいく説明がない」「痛みを理解してもらえない」「治療者の態度が悪い」といった医師患者関係に起因することを報告した[7]（図4）．

さて，改めて特異的腰痛と非特異的腰痛の分け方をまとめると，次のようになる．

[特異的腰痛]

①重篤な器質的疾患の可能性がある腰痛（脊椎腫瘍，感染，骨折など）

②神経症状を伴うもの（症候性の椎間板ヘルニアや脊柱管狭窄症）

＊腫瘍や感染，馬尾症候群といった重篤な器質的原因を示唆する徴候を“red flag sign”（詳細は後述）と呼ぶ．

[非特異的腰痛(green light：青信号)]

明確な器質的異常や神経学的異常のない，心配しなくてよい腰痛．

＊本来，green light（青信号）であるはずの腰痛が長期の活動性低下，休職といった慢性化，難治化してしまうことに強く関与しうる要因をyellow flag signと呼ぶ．

これは，世界標準のトリアージである[13]．まず，重篤な疾病が潜んでいる可能性を疑うred flag sign（赤信号：危険なサイン）がないかに注意を払う必要があり，加えて神経症状があるかを見極めることが重要である．そして，除外され残ったものが非特異的腰痛と想定される．「非特異的＝原因不明」というと患者に不安を与えるが，「心配する病態がない」とも解釈でき，その意味で非特異的腰痛は，腰痛の中のgreen

表1 Yellow flag

1）腰痛に対する不適切な態度と信念（考え方） • 破局的思考，恐怖回避思考・行動が強い	5）情緒的な問題 • 不安・恐怖，抑うつ的，イライラして怒りっぽい
2）不適切な行動 • 腰痛に伴う安静，活動性の低下 • 治療者，医療機器への依存 • 不眠，喫煙	6）家族の問題 • 善意からではあるが過保護 • 逆に無関心
3）補償の問題を抱えている 4）医師側の不適切な診断や治療態度 • 機能回復を目指す指導はなく安静の指示 • 異なる診断名や説明を受けての混乱 • 絶望感や恐怖をいだく診断名の告知 • 受動的治療の継続と依存 • 先進的な技術の治療への期待 • 過去の治療への不満 • この仕事は負担がかかるからやめたほうがよいとの助言	7）仕事の問題 • 腰に負担がかかる重労働 • 仕事へのストレス，仕事への不満，やりがいのなさ，サポート不足，人間関係のストレス • 非協力的な職場環境 • 不規則な勤務体制，過重労働 • 職場復帰する際に，軽作業から始めたりするなどの段階的に勤務時間を増やすことが許されない • 腰痛に対する会社側の対応で嫌な思いをしたことがある • 会社側の無関心

（文献14を参考に著者作成）

表2 専門家による心理社会的flagシステムの提案

2007年，英国で多数の学術論文をフィードバックした後に21名の専門家からなる集合的チームが作成.

yellow flag（本人）	対象者本人に関連した問題 主に，好ましくない臨床転帰および慢性的な疼痛や活動障害への移行に関連した心理社会的要因（fear-avoidance モデルなど，p011参照）
blue flag（職場）	職場に関連した問題 主に，仕事と症状との誤った関連性についての認識から生まれ，長期休暇に関連しやすい
black flag（社会環境）	対象者を取り巻く社会環境に関する問題で，重要な他者（主に家族），制度，政策などである これらは医療や職場での本来有用である行動を阻害する可能性がある

（文献15，16を参考に笠原論と著者にて作成）

light（青信号：安全な状態）とも呼ばれている．しかし，痛みが慢性化し，仕事や日常生活に支障をきたすほどの難治性の非特異的腰痛に移行する患者が一定の割合で生じる．難治化する危険因子は，yellow flag sign（黄信号：注意が必要な要因）[14]と呼ばれ，その多くが心理社会的要因であることが指摘されて久しい（表1）．日常診療では，改善が乏しい非特異的腰痛の患者に対し，赤信号の腰痛を改めて除外したうえで，黄信号の要因を探り，適切かつ具体的に対処することが回復への鍵となる．

なお，職場での腰痛を主とする筋骨格系疾患への取り組み方として，本人に関わる心理的因子をyellow flag，職場の問題をblue flag，対象者を取り巻く社会環境の問題をblack flagと分け，主治医，産業保健スタッフ，雇用者側が三位一体で長期休職を防ぐ方策も提案されている[15,16]（表2）．

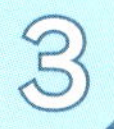

3 グローバルな疫学的知見と趨勢

a ▶ 腰痛の有病率と予後

近年のレビュー(54ヵ国165研究)では，点有病率は18.3%，直近1ヵ月の有病率は30.8%と見積もられ，女性，先進国のほうが有病率は高いが，地方と都心での差はないと報告されている[17)]．オーストラリアのプライマリケアを受診した1,172名の連続症例のうち76%に腰痛既往があった[18)]．腰痛は再発(再燃)を繰り返しやすく[19)]，腰痛既往が新たな腰痛発生のbest predictorといえる．プライマリケア受診者の実に2/3は1年後にも有症状[20)]，腰痛発生後の1年後は，①腰痛なし，②再発(再燃)を繰り返す腰痛，③慢性腰痛の3グループに分かれる[21)]．早い回復者が36%，12週以内の緩徐な回復者が34%，12週の時点での回復しない人は14%で，頑固で強い痛みを訴えている患者は5%，といった近年の大規模(1,585人)な観察研究による報告がある[22)]．急性腰痛発症後，加療したかにかかわらず，多くの人が一時的には早期に改善することが多いのは確かであろうが，必ずしも従来指摘されていたself-limitedで短期的な問題とはいえない．高齢労働者の腰痛は，糖尿病，高血圧，癌，心肺疾患などの併存症を増やし[23)]，早期のリタイアに関連がある[24)]とも報告されている．さらには，以前は少ないとされていた若年層(小児期，思春期)の腰痛保有者も少なくないようである．28ヵ国40万人以上で調べられた月有病率(女性：38.9%，男性：35%)も年代が高くなるとともに高く(11歳：27.4%，13歳：46.7%，15歳：46.7%)，若年期の腰痛は，その後の人生の腰痛慢性化に強く影響する[25)]．よって若年期における教育を含めた予防対策も重要な課題として挙げられる．

以上から，腰痛は，若年期から老年期，つまり人生長期に渡る健康問題ととらえる必要がある．一方，13,486名のpopulation-based研究での受診者は58%であったと報告されている[26)]．腰痛を患っても支障度が低い人の多くは治療を求めないという現実も認識しておく必要がある．

b ▶ Chronic widespread pain(CWP)

慢性腰痛保有者は，実は腰痛単独よりも他部位の痛みを伴っている人のほうが多い[27)]．以前より，難治性の慢性疼痛の象徴ともいえる線維筋痛症を包括した視点で，慢性の筋骨格系疼痛をchronic widespread pain(CWP)と総称する傾向もある[28)]．その背景には，単一の腰痛と比較し，他部位の痛みを伴う数が多いほど健康関連QOLが低下しdisabilityを伴いやすくなることが挙げられる[29)]．加えて，他部位の痛みを伴う数が多いほど，便秘や下痢，睡眠障害，疲労感，めまいといった筋骨格系以外の愁訴を伴う割合も増加する[30)](図5)．CWPの有病率は4.2～13.3%と報告されている[31)]．ICD 11では，このような慢性痛を，局所の侵害受容性疼痛であることが明確な慢性筋骨格系痛と区別し，CWP(広汎性一次性慢性痛)と分類される[32)]．メカニズムの観点からは，近年，中枢機能障害性疼痛(central dysfunctional pain)[33, 34)]とも称される(後述)．中枢性感作および下行性疼痛制御(調節)系(p074参照)の機能異常が主因で

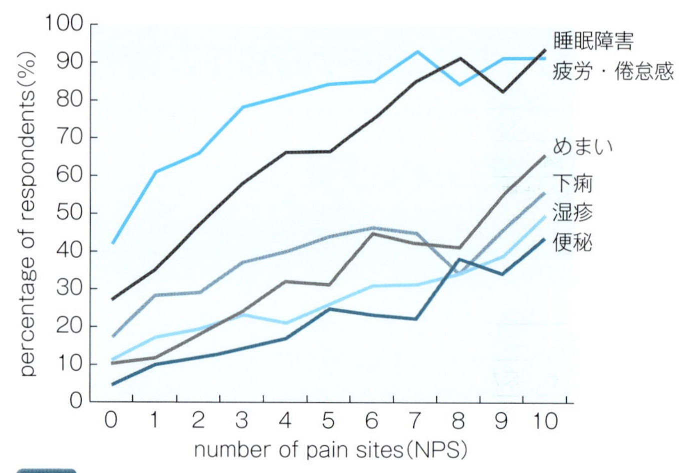

図5 痛みの部位数と非筋骨格系症状との関係

（文献27，30を参考に著者作成）

ある非侵害受容性疼痛といえる．

一方，関連するコンセプトとして，線維筋痛症，慢性疲労症候群，慢性腰背部痛，慢性むち打ち症，過敏性腸症候群などを包括するfunctional somatic syndrome（FSS）[35]があるが，CWPは筋骨格系の器質的問題だけでなく機能的異常（後述）に続発する筋攣縮などが関与している可能性が高いと思われる．

column

☑ Functional Somatic Syndrome（FSS）とSomatic Symptom Scale（SSS）-8

King's College LondonのSimon Wesselyが提唱した，通常の画像検査や血液検査などで器質的な原因，特異的な病理を明らかにできない，あるいは確認できる組織障害の程度に比して苦悩やdisabilityの程度が大きな身体愁訴を包括した症候群である．痛みを訴える場合の特徴として，「様々な部位の痛み」「種々の臓器の機能的異常を示唆する症状」「強い疲労・倦怠感」が挙げられ，線維筋痛症，慢性疲労症候群，慢性腰背部痛，慢性むち打ち症，慢性骨盤痛，緊張型頭痛，間質性膀胱炎などが含まれる．器質的疾患という観点からは，「理路整然とした説明ができない」ことになるが，過敏性腸症候群や機能性ディスペプシアなど，機能的な障害として定義が整っているものも含む．

2009年の国際疼痛学会のテキストでは，FSSの中で痛みの訴えが前面に出る線維筋痛症および慢性腰痛を，筋骨格系の機能性疼痛症候群（functional pain syndrome）[36]と位置づけているが，広範囲な痛みや多彩な機能的身体症状を有するほど，末梢の侵害受容性と神経障害性疼痛とは一線を画す，前述した中枢機能障害性疼痛の範疇の腰痛である可能性を考慮し，アプローチする必要がある．

multi-siteな痛み（CWP）を含む複数の身体症状症を簡便にスクリーニングできるツールにSomatic Symptom Scale（SSS）-8［付録1参照］[37～39]がある．SSS-8は，直近1週の体の問題（①胃腸の不調 ②腰背部痛 ③四肢・関節の痛み ④頭痛 ⑤胸痛または息切れ ⑥めまい ⑦疲労感 ⑧睡眠障害）について，どの程度悩まされたかを5段階評価で問

最近1週間を通して，以下の体の問題について，どの程度悩まされていますか					
	ぜんぜん悩まされていない	わずかに悩まされている	少し悩まされている	かなり悩まされている	とても悩まされている
1．胃腸の不調	□0	□1	□2	□3	□4
2．背中，または腰の痛み	□0	□1	□2	□3	□4
3．腕，脚（あし），または関節の痛み	□0	□1	□2	□3	□4
4．頭痛	□0	□1	□2	□3	□4
5．胸の痛み，または息切れ	□0	□1	□2	□3	□4
6．めまい	□0	□1	□2	□3	□4
7．疲れている，または元気が出ない	□0	□1	□2	□3	□4
8．睡眠に支障がある	□0	□1	□2	□3	□4

図6 日本語版SSS-8（身体症状スケール）

（文献38より引用）

う質問票である（図6）[38]．SSS-8は後述するDSM-5のフィールドトライアルで身体表現性障害（somatic symptom disorder）の診断を容易にするために用いられ[40]，その後SSS-8は世界各地で使用されている．16点以上（very high）[37]を「脳機能の不具合が関与しているFSSの範疇であり中枢性機能障害性疼痛の要素を持っている可能性が高い，12～15点（high）はその可能性あり」と筆者は暫定的な判断をしている．

column

☑ いわゆる“よくわからない”慢性非特異的腰痛の精神医学的な分類

精神医学的な病名としては，米国精神医学会が出している「精神疾患の診断・統計マニュアル（DSM）」において，2000年から使用されていたDSM-Ⅳでは，「身体表現性障害（十分な医学的説明が見出せない身体症状の一群）」や，その下位分類である「疼痛性障害」が主に用いられていた．一方，2013年に改訂されたDSM-5[40]では，「身体化障害・鑑別不能型身体表現性障害・疼痛性障害・心気症」といったDSM-Ⅳでなじみのあった診断名が削除され，新たに「身体症状症」と「病気不安症」の2つの精神疾患のカテゴリーとして統合された．「身体症状症」は，今後のさらなる医学の進歩による原因解明が進む可能性を考慮し，「医学的に説明できる症状であるか否か」，腰痛でいえば「椎間板や椎間関節の変性といった器質的所見で説明できる腰痛であるか否か」は重視せず，「身体症状に関連する過剰な執着といった認知や感情，それに伴う行動」が主要な症状を形成する要因としてとらえられている．
「患者の痛みは，様々な検査で異常がないから，生理的過程または器質的異常による身体的な障害とはいえない」というとらえ方から，「患者の訴える痛みの背景にある生理的過程や身体的な障害は，現段階の一般的な医学的検査では見つけ出すことがなかなか難しいだけ」というとらえ方に変化しつつあるともいえる．この疼痛に対する精神医学分野でのパラダイムシフトは，医療者と患者に以下の態度が望ましいことを示したともいえる．

- 医療者は，患者の訴える症状に対し真摯に向き合い，腰痛などの身体症状によって生じている苦悩的な不快情動および痛み行動といった負の方向への状況を弱化することが必要である．
- 患者は，器質的異常に執着することなく，腰痛などの身体症状によって生じている負の情動や行動を改善していくことが望ましい．つまり，回避行動・痛み行動を，痛みの範囲内で運動するといった“健康行動”へ変換していくほうが自身の健康，そして人生にとって建設的である．

4 重要視されている危険因子

転帰・予後に強く影響するのは，否定的な感情を含む心理社会的要因である．重要な心理的要因としては，破局的思考，恐怖回避思考・行動，不安，抑うつなどが挙げられる[41]．これらの要因の中でも，整形外科プライマリケアにおける患者への対応としては，恐怖回避思考[42]への配慮が重要視されている．恐怖回避思考とは，痛みに対する不安や恐怖感，自分の腰や腰痛に対するネガティブなイメージから，過度に大事をとる意識や思考・行動のことである．言い換えれば，腰痛を恐れて予防としても治療としても重要な運動習慣を回避してしまうことであり，特に腰痛発症後の最も重要な予後規定因子といえ，治療効果にも影響する[43〜45]．

a ▶ 抑うつ

抑うつは腰痛発症の危険因子であるとともに，腰痛の慢性化の予測因子でもある[46, 47]．慢性腰痛の患者の中でも，抑うつのある患者では，ない患者よりも生活の質が低いという報告がある[48]．また直接的な医療費も，抑うつのある腰痛患者のほうがない患者よりも高い[49]．わが国の慢性腰痛とうつの関連を調べた研究では，慢性腰痛患者の中でも抑うつを伴う患者のほうが，健康関連QOLが低く，プレゼンティーズム（出勤していても疾病・症状により仕事のパフォーマンスが低下していること）を含む労働損失が大きいことも報告されている[50]．そのため，医療現場で腰痛患者の抑うつ症状を評価することも，予後の判定や治療の選択に重要である．

b ▶ 複数の身体症状

痛みを伴う部位の数が多いほど，睡眠障害，疲労感，胃腸の不調，めまいといった他の愁訴を伴う割合も増加するため，当然ながら抑うつと同様に心理社会的ストレスに伴う身体反応と解釈しうる身体症状が複数あることも，疼痛の遷延化の重要な危険因子として認識する必要がある．身体化（somatization）とは，Lipowskiによれば，心理的ストレスに反応して，医学的に説明のつかない身体の苦痛，症状を訴え，それを疾病によるものだと考えて医学的な助けを求める傾向とされる[51]．somatizationはしばしば抑うつに合併する[52]．過去のわれわれの研究で，身体化傾向は，軽度の腰痛のあった人達が持続する支障度の高い慢性腰痛に移行することの予測因子であった[53]．身体化傾向が慢性腰痛患者の治療アウトカムと関連していたとする報告もある[54]．日本人の大規模データを用いたわれわれの分析では，日常生活に支障をきたしている慢性腰痛保有者では前述したSSS-8の得点が高く，身体化の程度が強いこと

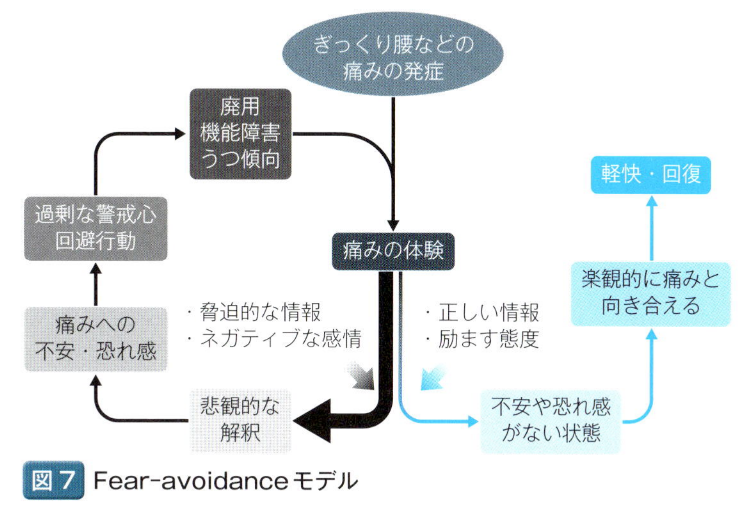

図7 Fear-avoidanceモデル

(文献43を参考に筆者作成)

が抑うつを考慮しても健康関連QOLと関連していた[55]. CUPID studyと呼ばれる世界18ヵ国の労働者に対する筋骨格系疼痛の危険因子を分析したデータでは，グローバルにも筆者らの日本人単独のデータでも，他要因を調整しても身体化傾向が重要な関連要因であった[56, 57].

C Fear-avoidanceモデル(図7)[43]

腰痛に関連する悲観的な解釈，専門的には破局的思考(痛み体験を過度に否定的にとらえる認知・思考，次頁参照)，つまり痛みに対する歪んだ認知が負のスパイラルを始動し，痛みに対する不安，恐怖からの回避行動を助長し，不活動，抑うつ，社会生活への適応障害につながり，さらに痛みは助長，遷延化する．fear-avoidanceは，慢性化する前の段階での極めて重要な予後を規定する要因であり，治療効果にも影響を与える[43, 44]．画像上の異常所見の強調など医療者の何げない不適切は発言が，恐怖回避思考・行動を助長することを認識しておく必要がある．さらに，医療者の安易な安静指示も恐怖回避思考・行動を助長し[58]，回復に悪影響を与えるため注意が必要である．実際に，急性腰痛(ぎっくり腰)の患者で安静を指示された群と活動を維持するよう指示された群では，1年後のぎっくり腰の再発率は安静にしていた場合は，活動を維持していた群に比べて3.6倍のリスクがあるという報告もある[59]．評価ツールの代表的なものとしてwork itemsとphysical activity itemsから構成され，世界的に広く使用されてきているFear-Avoidance Beliefs Questionnaire(FABQ)がある(付録5参照)[60～62].

fear-avoidanceモデルに陥っている患者に対する介入の実際としては，英国で用いられたThe Back Book[63]のような患者教育用ツールを用い正しい知識を教育することや，患者が恐怖を抱いている日常的な動作などを実施させる段階的エクスポージャーがあり[64]，これらにより慢性疼痛患者の不適切な信念を減少させうることが多くの研究で確かめられている[65].

d ▶ 破局的思考

痛みに対する認知的要因の中でも特に重要なのが，破局化であると考えられている．破局化とは些細なことでも大きな悲劇だととらえる非常に否定的な認知のことで，たとえば「私の腰痛は決してよくならない」「この痛みには耐えられない」「私は痛みに対処できない」といった思考のことを指す．この破局的思考が強い患者は，ある活動をした際に，交感神経系の亢進に伴う筋緊張や痛みを感知すると，それを破局的状況と判断し不安や恐怖を増大させ，その状況を回避する行動をとるようになる（fear-avoidanceモデル）．破局的思考の程度の測定には，Pain Catastrophizing Scale（PCS）が用いられる（付録4参照）[66, 67]．

e ▶ 身体的負荷・人間工学的要因

従来から指摘されている持ち上げ動作を代表とする腰部への身体的負荷が大きい作業・動作（前屈，捻転など）は，重要な労働衛生上の危険因子であることは間違いない．わが国の労働者を対象にした近年の疫学研究でも，腰痛の発症，慢性化ともに前述した心理社会的要因と腰部負担の両者が重要な危険因子であることが報告されている[74, 75]．

職業性腰痛の対策として，椅子・机の調整，ボディメカニクスをもとにした安全な介助動作，福祉機器や補助具の使用など，身体的側面に対するアプローチがなされてきた．人間工学的要因による職業性腰痛は世界的にも以前から問題視されており，職場での障害の1/3は，職業に関連した人間工学的要因（occupational ergonomic factors）に起因する腰痛である[68]．

オランダの研究グループが政府と協働して，持ち上げ動作による作業負荷を軽減し，職業性腰痛を予防するための診療ガイドラインを作成している．オランダ医療改善研究所（Dutch Institute for Healthcare Improvement）の基準に基づきエビデンスを整理したところ（A：strong，B：moderate，C：limited，D：consensus），腰ベルトは効果なし（A）とされている一方，患者に対するリフトの使用（A），スライディングシート・ボードのような用具を利用して水平方向の移動距離や摩擦を減らす（A）などには一定の効果があるとされている[69]（表3）．Coenenらは，仕事中の持ち上げ動作が腰痛に与える影響を調査した研究のレビューを行い，25 kg以上のものを持ち上げることや1日に25回以上持ち上げ動作を行うと，腰痛の年間発症率を各々4.3％，3.5％増加させると報告している[70]．

f ▶ 仕事に関連する心理社会的要因

前述の身体的側面へのアプローチは，腰痛対策には必須であることは周知の事実であるが，職業性腰痛の危険因子として心理社会的要因も重要視されるようになった[71, 72]．欧米の職業性腰痛のマネジメントに関する診療ガイドラインでは，解剖学やバイオメカニクスなどに基づく従来の生物医学的なアドバイスはほとんど効果がなく，一方で恐怖回避思考やセルフケアを踏まえた情報提供・助言は機能障害の改善に有益であるとされている．特に，仕事に関連した心理社会的要因は症状の遷延化に影響し，かつ治療やリハビリテーションへの反応にも影響を及ぼすと強調している[73]．筆者らは，

表3 人間工学的観点での職業性腰痛予防に関する学際的診療ガイドラインのエビデンスレベル

予防方法	エビデンス	
労働者		
持ち上げ姿勢・動作を最適化するトレーニング・助言	A	効果なし
就職前の医学的検査	A	効果なし
腰ベルト	A	効果なし
持ち上げ補助機器	C	効果あり
作業		
徒手による持ち上げの負担を取り除く手段		
患者に対するリフトの使用	A	効果あり
物に対するリフトの使用	C	効果あり
生産・製造工程を変える	C	効果あり
持ち上げる環境を変える		
対象物の重さを調整する	C	効果なし
垂直方向への持ち上げる距離を減らす	B	効果あり
水平方向への持ち上げる距離や摩擦を減らす	A	効果あり
患者との接触方法	C	効果あり
組織の要因		
持ち上げるチームを構成する	B	効果あり
チームで持ち上げる	C	効果あり
持ち上げ回数の調整	D	効果あり

（文献69を参考に勝平純司作成）

表4 労働者における支障度の高い非特異的腰痛の危険因子（Findings in JOB study & CUPID study）

	新規発生	遷延化
人間工学的要因	• 持ち上げ・前屈み動作が頻繁 • 25 kg以上の持ち上げ動作	• 20 kg以上の重量物取扱いand/or介護作業に従事（持ち上げ・前屈み・捻り動作が頻繁）
心理社会的要因	• 職場の人間関係のストレスが強い • 週労働時間が60時間以上	• 仕事の低満足度 • 働きがいが低い • 上司のサポート不足 • 人間関係のストレスが強い • 家族が腰痛で支障をきたした既往 • 不安 • 抑うつ • 身体化

（文献56，74～77を参考に著者作成）

「仕事に支障をきたす非特異的腰痛」に着目し，その新規発生および遷延化の危険因子を探索することを目的として，首都圏の多業種勤労者5,000人以上を対象としたコホート研究であるJapan Epidemiological Research of Occupation-related Back Pain（JOB）studyを実施している．多変量解析の結果，腰痛の既往があること，持ち上げ動作が頻回であることに加えて，職場での対人関係ストレスが仕事に支障をきたす腰痛の新規発症に関わる重要な危険因子として認められた[74]．仕事に支障をきたす腰痛への移行や遷延化に関わる重要な因子としては，仕事への満足度，上司からのサポート不足，働きがい，不安，身体化などが抽出された[75, 76]（表4）．これらは，欧米の報告でも認められている心理社会的要因と同様である．

g ▶ その他の危険因子

腰痛は再発・再燃を繰り返しやすい性質のため，既往歴はbest predictorといえる[18,19,74]．ライフスタイル因子である喫煙，肥満ともに有意な危険因子である[78,79]．痛みとライフスタイルの研究で有名なノルウェーのpopulation-basedであるHUNT studyによると，睡眠障害は腰痛リスクを50～60％上げ[80]，肥満だけでは軽微なリスクであるが，肥満＋運動不足は明らかなリスクといえる[81]．

椎間板変性は，腰痛と関連があるとする報告は少なくないが，その寄与度からは腰椎の後弯（不良な矢状面アライメント）のほうが，特に臨床医としては強く意識したい危険因子である[82]．

5 今後のキーワード「層化システム」の重要性

今から10年以上前，慢性非特異的腰痛管理に関する先駆的なヨーロピアンガイドライン[83,84]における包括的コメントとして，以下の内容が挙げられている．

- 慢性腰痛は臨床的な実態がなく，異なった段階の損傷，機能障害，慢性化に至った患者の一症状であり，治療前の予後規定因子の評価が必須．
- 慢性腰痛は多次元的な性質のため，単一介入療法では問題全体に対しては奏効しにくい．
- 最も効果が期待できるのは，活動や運動を勧める認知行動療法．
- 治療に関わるすべての人間が同じ立場で，一貫性のある施術を提供することが重要．

さらなる研究推奨の要点の中では，「慢性腰痛患者の臨床的に特異なサブグループの分類と特定を向上させるツールの開発」の必要性が指摘された．層化されたケアとは，「腰痛を漠然と単一疾患として扱うのではなく，サブグループ化してより適切な治療を提供すること」である．生物学的，形態学的，あるいは人間工学的モデルを重視したアプローチだけでは，腰痛患者および社会的損失の減少という結果を得られなかったことが背景にあると考えられる．

多要因が関連しうるCWP（p007参照）を含む慢性腰痛において，正確な病因をとらえ，それに基づいた治療介入法を確立させるのは容易な取り組みではないが，近年，いくつかの層化ケアが提案されてきた．中でも前述した予後を規定する心理的危険因子に配慮した代表的な層化システムとして，the Subgrouping for Targeted Treatment（STarT）Backスコアリングシステム（図8）［付録2参照］[85～88]があり，英国ではNICEガイドライン（non-specific low back pain and sciatica：management）でプライマリケアでの使用が推奨されている[89]．これは簡便な質問票を用いて層化を行うもので，全9設問のうち心理的要因に関する設問（領域得点）は，破局的思考，恐怖回避行動，不安，抑うつ，および自己効力感の乏しさの範疇ともいえる自覚的な煩わしさ，以上5項目で構成されている．この領域得点が4点以上だった場合，通常のアプローチのみでは改善が難しい，前述したfear-avoidanceモデルにあてはまる，黄色信号のハイリスク群の腰痛患者と層化される．この層化により初期の段階から心理的アプローチを重点的に加える介入プロトコールのほうが医療経済学的評価も含め有益であることがLancet

Keele STarT Backスクリーニングツール

氏名：＿＿＿＿＿＿＿＿　　日付：＿＿＿＿＿＿＿＿

ここ2週の間のことを考えて，次のそれぞれの質問に対するあなたの回答に印（☑）を記入してください.

	そうではない 0	そうだ 1
1. ここ2週の間，**腰痛が足のほうにも広がる**ことがあった	□	□
2. ここ2週の間，**肩**や**首**にも痛みを感じることがあった	□	□
3. 腰痛のため，**短い距離しか歩いていない**	□	□
4. 最近2週間は，腰痛のため，いつもより**ゆっくり着がえをした**	□	□
5. 私のような体の状態の人が体を活発に動かすには，かなりの慎重さが必要だ	□	□
6. **心配事**が心に浮かぶことが多かった	□	□
7. **私の腰痛はひどく，決して良くならない**と思う	□	□
8. 以前は楽しめたことが，最近は**楽しめない**	□	□

9. 全般的に考えて，**ここ2週の間に**腰痛をどの程度**煩**（わずら）**わしく**感じましたか？

全然	少し	中等度	とても	極めて
□	□	□	□	□
0	0	0	1	1

総合得点（全9質問）：＿＿＿＿＿＿　　領域得点（質問5-9）：＿＿＿＿＿＿

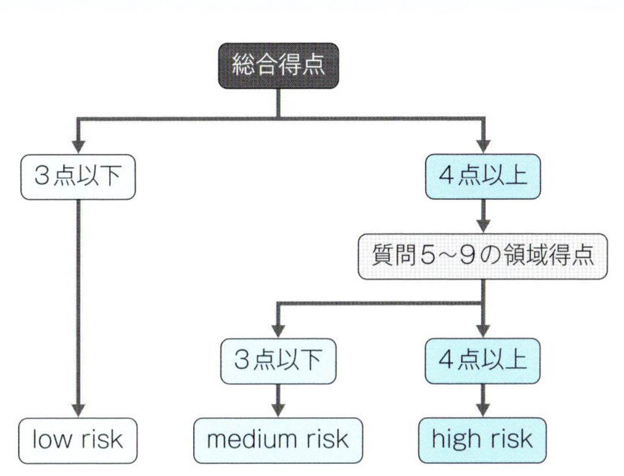

図8 Keele STarT Backスクリーニングツール（日本語版）とスコアリングシステム

（文献85を参考に著者作成）

誌に公表され[92]世界に広まった．ただし，4点未満であっても，慢性腰痛に対し心理的アプローチを行ううえでのkeyとなる媒介要因である恐怖回避行動や破局的思考の設問（5と7）がYesであるか否かに留意する．Yesの場合，回避行動あるいは破局的思考を修正する介入を念頭に置く必要がある．

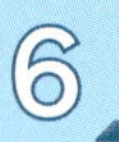 遷延化の主犯「FAウイルス感染」

前述した破局的思考，つまり，痛みに対する歪んだ認知により痛みは遷延化する(fear-avoidanceモデル)．痛みが発症した後，亜急性期にfear-avoidance(FA)の意識が強まると，扁桃体の過剰な興奮をトリガーとする大脳辺縁系の機能の不具合が生じ痛みは遷延化してしまう．筆者は，fear-avoidanceモデルに陥った状態を「あなたは，まんまとFAウイルスに感染してしまった状態」と比喩的に表現している．解決志向アプローチの外在化という心理学的手法(自分とは別の存在として向き合う姿勢を作る対処法)である．画像上の異常所見に関する説明や“無理してはいけない！”といった医療者の何げない不適切な発言が，このFAウイルス感染につながることを知っておく必要がある．

前述したKeele STarT Backスクリーニングツールの領域得点(腰痛の心理的因子を簡便に拾い上げる項目の得点)は，fear-avoidanceモデルに陥っている，言い換えればFAウイルス感染かをスクリーニングしうる簡便なツールと考えている．

column

☑ ÖMPSQ(Örebro Musculoskeletal Pain Screening Questionnaire)短縮版

Keele STarT Backスクリーニングツールとともに，プライマリケア医が予後予測に用いるのに世界的に強く推奨されている質問票がÖMPSQ短縮版である(付録3参照)[89]．痛みの程度，機能，睡眠障害，不安，抑うつ，回復への期待度，そしてFAについての簡潔な10設問からなり，2017年の非特異的腰痛に関するLancetセミナー論文[90]でも紹介された．われわれが作成した日本語版を付録3に提示した．

column

☑ 自己効力感(self-efficacy)の低下と腰痛

心理学者のBanduraが提唱した概念であるが，自己効力感をわかりやすく説明すると，日常生活の様々な事象の中で「自分はできるはずだ！」などと，どの程度思うことができるか，つまり自己に対する自信のことといえる．自己効力感が高い人は仕事や学業の中で困難な場面に遭遇したとしても，自分は何とか乗り越えることができるはずだと考えて，解決策を見出すことができる．一方，自己効力感が低い人は困難な場面に遭遇すると，すぐにモチベーションが下がってしまい，対策を講じることをあきらめてしまう．近年，慢性腰痛患者は自己効力感が低い傾向にあり，特に，低収入，疲労，抑うつ，そして腰痛で支障度が高いことと関連が強いことが報告されている[93]．SSS-8の疲労の点数が高く，そしてfear-avoidanceモデルに陥っている可能性が高いSTarT Backの領域得点が高い患者は，自己効力感が低い可能性が高いといえる．痛み患者の自己効力感の測定には，Pain Self-Efficacy Questionnaire(PSEQ)［付録7参照］[94, 95]が用いられる．

自己効力感を高めるには，達成経験をすること，他者が達成している様子をみること，モチベーションが高まる声掛けをすることなどの方策があるが，恐怖回避思考を減らし自己効力感を高めることが，一部の慢性腰痛患者の治療のキーポイントであることは間違いない．

文献

1) Buchbinder R, Blyth FM et al : Placing the global burden of low back pain in context. Best Pract Res Clin Rheumatol **27** : 575-589, 2013
2) Hoy D, March L et al : The global burden of low back pain : estimates from the Global Burden of Disease 2010 study. Ann Rheum Dis **73** : 968-974, 2014
3) 厚生労働省：平成28年　国民生活基礎調査. 〈http://www.mhlw.go.jp/toukei/saikin/hw/k-tyosa/k-tyosa16/dl/04.pdf〉[参照2017-9-27]
4) Fujii T, Matsudaira K : Prevalence of low back pain and factors associated with chronic disabling back pain in Japan. Eur Spine J **22** : 432-438, 2013
5) Yoshimura N, Akune T et al : Prevalence of knee pain, lumbar pain and its coexistence in Japanese men and women : The Longitudinal Cohorts of Motor System Organ (LOCOMO) study. J Bone Miner Metab **32** : 524-532, 2014
6) Nakamura M, Nishiwaki Y et al : Prevalence and characteristics of chronic musculoskeletal pain in Japan. J Orthop Sci **16** : 424-432, 2011
7) 松平　浩，竹下克志ほか：日本における慢性疼痛の実態―Pain Associated Cross-sectional Epidemiological (PACE) survey 2009. JP. ペインクリニック **32** : 1345-1356, 2011
8) 矢吹省司，牛田享宏ほか：日本における慢性疼痛保有者の実態調査 Pain in Japan 2010 より. 臨整外 **47** : 127-134, 2012
9) Deyo RA : What can the history and physical examination tell us about low back pain? JAMA **268** : 760-765, 1992
10) Deyo RA, Weinstein JN : Low back pain : N Engl J Med **344** : 363-370, 2010
11) Suzuki H, Kanchiku T et al : Diagnosis and Characters of Non-Specific Low Back Pain in Japan : The Yamaguchi Low Back Pain Study. PLoS One **11** (8) : e0160454, 2016
12) Nakamura M, Nishiwaki Y et al : Investigation of chronic musculoskeletal pain (third report) : with special reference to the importance of neuropathic pain and psychogenic pain. J Orthop Sci **19** : 667-675, 2014
13) Koes BW, van Tulder M et al : An updated overview of clinical guidelines for the management of non-specific low back pain in primary care. Eur Spine J **19** : 2075-2094, 2010
14) National Health Committee (2004) National Advisory Committee on Health and Disability, Accident Rehabilitation and Compensation Insurance Corporation. New Zealand Acute Low back pain Guide. Wellington, New Zealand
15) Kendall N, Burton K et al (菊地臣一訳) : 日本語版 筋骨格系問題への取り組み，クリニックおよび職場での手引き，心理社会的フラッグシステムを用いた障害の特定．メディカルフロント インターナショナルリミテッド，東京，2012
16) 笠原　諭：フラッグシステムを用いた慢性腰痛の認知行動療法. Vita **33** : 36-39, 2016
17) Hoy D, Bain C et al : A systematic review of the global prevalence of low back pain. Arthritis Rheum **64** : 2028-2037, 2012
18) Henschke N, Maher CG et al : Characteristics of patients with acute low back pain presenting to primary care in Australia. Clin J Pain **25** : 5-11, 2009
19) Hestbaek L, Leboeuf-Yde C et al : The course of low back pain in a general population. Results from a 5-year prospective study. J Manipulative Physiol Ther **26** : 213-219, 2003
20) Itz CJ, Geurts JW et al : Clinical course of non-specific low back pain : a systematic review of prospective cohort studies set in primary care. Eur J Pain **17** : 5-15, 2013
21) Axén I, Leboeuf-Yde C : Trajectories of low back pain. Best Pract Res Clin Rheumatol **27** : 601-612, 2013
22) Downie AS, Hancock MJ et al : Trajectories of acute low back pain : a latent class growthanalysis. Pain **157** : 225-234, 2016
23) Schofield DJ, Shrestha RN et al : Chronic disease and labour force participation among

older Australians. Med J Aust **189**：447-450, 2008
24) Schofield DJ, Shrestha RN et al：Early retirement and the fi nancial assets of individuals with back problems. Eur Spine J **20**：731-36, 2011
25) Swain MS, Henschke N et al：An international survey of pain in adolescents. BMC Public Health **14**：447, 2014
26) Ferreira ML, Machado G et al：Factors defi ning care-seeking in low back pain— a meta-analysis of population based surveys. Eur J Pain **14**：747.e1-7, 2010
27) Hartvigsen J, Natvig B et al：Is it all about a pain in the back? Best Pract Res Clin Rheumatol **27**：613-623, 2013
28) Clauw DJ, Crofford LJ：Chronic widespread pain and fibromyalgia：what we know, and what we need to know. Best Pract Res Clin Rheumatol **17**：685-701, 2003
29) Yamada K, Matsudaira K et al：Prevalence of low back pain as the primary pain site and factors associated with low health-related quality of life in a large Japanese population：a pain-associated cross-sectional epidemiological survey. Mod Rheumatol **24**：343-348, 2014
30) Tschudi-Madsen H, Kjeldsberg M et al：A strong association between non-musculoskeletal symptoms and musculoskeletal pain symptoms：results from a population study. BMC Musculoskelet Disord **12**：285, 2011
31) Mourão AF, Blyth FM et al：Generalised musculoskeletal pain syndromes. Best Pract Res Clin Rheumatol **24**：829-840, 2010
32) Treede RD, Rief W et al：A classification of chronic pain for ICD-11. Pain **156**：1003-1007, 2015
33) Woolf CJ：What is this thing called pain? J Clin Invest **120**：3742-3744, 2010
34) 住谷昌彦，松平　浩ほか：痛みの新しい大脳メカニズムと中枢性機能障害性疼痛．ペインクリニック **35**：1191-1198，2014
35) Henningsen P, Zipfel S et al：Management of functional somatic syndromes. Lancet **369**(9565)：946-955, 2007
36) Mayer EA, Bushnell MC：Functional pain disorders：time for a paradigm shift? In：Mayer EA, Bushnell MC (ed), Functional Pain Syndromes：Presentation and Pathophysiology, IASP Press, Seattle, p531-565, 2009
37) Gierk B, Kohlmann S et al：The somatic symptom scale-8 (SSS-8)：a brief measure of somatic symptom burden. JAMA Intern Med **174**：399-407, 2014
38) 松平　浩，川口美佳ほか：日本語版Somatic Symptom Scale-8 (SSS-8) の開発：言語的妥当性を担保した翻訳版の作成．心身医 **56**：931-936, 2016
39) Matsudaira K, Oka H et al：Development of a Japanese Version of the Somatic Symptom Scale-8：Psychometric Validity and Internal Consistency. Gen Hosp Psychiatry **45**：7-11, 2017
40) Narrow WE, Clarke DE et al：DSM-5 field trials in the United States and Canada, Part Ⅲ：development and reliability testing of a cross-cutting symptom assessment for DSM-5. Am J Psychiatry **170**：71-82, 2013
41) 日本精神神経学会：精神科病名検討連絡会．DSM-5病名・用語翻訳ガイドライン（初版）．精神経誌 **116**：429-457, 2014
42) Pincus T, McCracken LM：Psychological factors and treatment opportunities in low back pain. Best Pract Res Clin Rheumatol **27**：625-635, 2013
43) Leeuw M, Goossens ME et al：The fear-avoidance model of musculoskeletal pain: current state of scientific evidence. J Behav Med **30**：77-94, 2007
44) Wertli MM, Rasmussen-Barr E et al：The role of fear avoidance beliefs as a prognostic factor for outcome in patients with nonspecific low back pain：a systematic review. Spine J **14**：816-836, 2014
45) Wertli MM, Rasmussen-Barr E et al：Fear-avoidance beliefs-a moderator of treatment efficacy in patients with low back pain：a systematic review. Spine J **14**：2658-2678, 2014
46) Pinheiro MB, Ferreira ML et al：Symptoms of depression and risk of new episodes of low back pain：a systematic review and meta-analysis. Arthritis Care Res **67**：1591-

1603, 2015
47) Pincus T, Burton AK et al：A systematic review of psychological factors as predictors of chronicity/disability in prospective cohorts of low back pain. Spine **27**：E109-120, 2002
48) Herr KA, Mobily PR et al：Depression and the experience of chronic back pain：a study of related variables and age differences. Clin J Pain **9**：104-114, 1993
49) Baumeister H, Knecht A et al：Direct and indirect costs in persons with chronic back pain and comorbid mental disorders：a systematic review. J Psychosom Res **73**：79-85, 2012
50) Tsuji T, Matsudaira K et al：The impact of depression among chronic low back pain patients in Japan. BMC Musculoskelet Disord **17**：447, 2016
51) Lipowski ZJ：Somatization：the concept and its clinical application. The American journal of psychiatry **145**：1358-1368, 1988
52) Lowe B, Spitzer RL et al：Depression, anxiety and somatization in primary care：syndrome overlap and functional impairment. Gen Hosp Psychiatry **30**：191-199, 2008
53) Matsudaira K, Konishi H et al：Potential risk factors of persistent low back pain developing from mild low back pain in urban Japanese workers. PloS One **9** (4)：e93924, 2014
54) Nickel R, Egle UT et al：Somatisation predicts the outcome of treatment in patients with low back pain. J Bone Joint Surg Br **84**：189-195, 2002
55) Fujii T, Oka H et al：Association between somatic symptom burden and health-related quality of life in people with chronic low back pain. PloS One **13**(2)：e0193208, 2018
56) Matsudaira K, Palmer KT et al：Prevalence and correlates of regional pain and associated disability in Japanese workers. Occup Environ Med **68**：191-196, 2011
57) Vargas-Prada S, Coggon D et al：Descriptive Epidemiology of Somatising Tendency：Findings from the CUPID Study. PLoS One **11**(4)：e0153748, 2016
58) Fujii T, Matsudaira K et al：Factors associated with fear-avoidance beliefs about low back pain. J Orthop Sci **18**：909-915, 2013
59) Matsudaira K, Hara N et al：Comparison of physician's advice for non-specific acute low back pain in Japanese workers：advice to rest versus advice to stay active. Ind Health **49**：203-208, 2011
60) Waddell G, Newton M et al：A Fear-Avoidance Beliefs Questionnaire(FABQ)and the role of fear-avoidance beliefs in chronic low back pain and disability. Pain **52**：157-168, 1993
61) 松平 浩，犬塚 恭ほか：日本語版Fear-Avoidance Beliefs Questionnaire(FABQ-J)の開発―言語的妥当性を担保した翻訳版の作成．整形外科 **62**：1301-1306, 2011
62) Matsudaira K, Kikuchi N et al：Psychometric properties of the Japanese version of the Fear-Avoidance Beliefs Questionnaire(FABQ). J Orthop Sci **19**：26-32, 2014
63) Anon. The Back Book, 2nd ed, The Stationery Office, London, 2002
64) George SZ, Fritz JM et al：The effect of a fear-avoidance-based physical therapy intervention for patients with acute low back pain：results of a randomized clinical trial. Spine(Phila Pa 1976) **28**(23)：2551-2560, 2003
65) Lohnberg JA：A review of outcome studies on cognitive-behavioral therapy for reducing fear-avoidance beliefs among individuals with chronic pain. J CIin Psychol Med Settings **14**：113-122, 2007
66) Sullivan MJL, Bishop S et al：The pain catastrophizing scale：development and validation. Psychol Assess **7**：524-532, 1995
67) 松岡紘史，坂野雄二：痛みの認知面の評価：Pain Catastrophizing Scale日本語版の作成と信頼性および妥当性の検討．心身医 **47**：95-102, 2007
68) Driscoll T, Jacklyn G et al：The global burden of occupationally related low back pain：estimates from the Global Burden of Disease 2010 study. Ann Rheum Dis **73**：975-981, 2014
69) Kuijer PP, Verbeek JH et al：An Evidence-Based Multidisciplinary Practice Guideline to Reduce the Workload due to Lifting for Preventing Work-Related Low Back Pain.

Ann Occup Environ Med 26 : 16, doi : 10.1186/2052-4374-26-16, 2014
70) Coenen P, Gouttebarge V et al : The effect of lifting during work on low back pain : a health impact assessment based on a meta-analysis. Occup Environ Med **71** : 871-877, 2014
71) Hoogendoorn WE, van Poppel MN et al : Systematic review of psychosocial factors at work and private life as risk factors for back pain. Spine (Phila Pa 1976) **25** : 2114-2125, 2000
72) Pincus T, Burton AK et al : A systematic review of psychological factors as predictors of chronicity/disability in prospective cohorts of low back pain. Spine (Phila Pa 1976) **27** : E109-120, 2002
73) Waddell G, Burton AK : Occupational health guidelines for the management of low back pain at work : evidence review. Occup Med (Lond) **51** : 124-135, 2001
74) Matsudaira K, Konishi H et al : Potential risk factors for new onset of back pain disability in Japanese workers : findings from the Japan epidemiological research of occupation-related back pain study. Spine (Phila Pa 1976) **37** : 1324-1333, 2012
75) Matsudaira K, Konishi H et al : Potential risk factors of persistent low back pain developing from mild low back pain in urban Japanese workers. PLoS One **9** (4) : e93924, 2014
76) Matsudaira K, Kawaguchi M et al : Assessment of psychosocial risk factors for the development of non-specific chronic disabling low back pain in Japanese workers-findings from the Japan Epidemiological Research of Occupation-related Back Pain (JOB) study. Ind Health **53** : 368-377, 2015
77) Kawaguchi M, Matsudaira K et al : Assessment of potential risk factors for new onest disabling low back pain in Japanese workers : findings from the CUPID (cultural and psychosocial influences on disability) study. BMC Musculoskelet Disord **18** : 334, 2017
78) Shiri R, Karppinen J et al : The association between smoking and low back pain : a meta-analysis. Am J Med **123** : 87.e7-35, 2010
79) Shiri R, Karppinen J et al : The association between obesity and low back pain : a meta-analysis. Am J Epidemiol **171** : 135-154, 2010
80) Mork PJ, Vik KL et al : Sleep problems, exercise and obesity and risk of chronic musculoskeletal pain : the Norwegian HUNT study. Eur J Public Health **24** : 924-929, 2014
81) Nilsen TI, Holtemann A et al : Physical exercise, body mass index, and risk of chronic pain in the low back and neck/shoulders : longitudinal data from the Nord-Trondelag Health Study. Am J Epidemiol **174** : 267-273, 2011
82) Glassman SD, Bridwell K et al : The Impact of Positive Sagittal Balance in Adult Spinal Deformity. Spine (Phila Pa 1976) **30** : 2024-2029, 2005
83) Airaksinen O, Brox JI et al : European guidelines for the management of chronic nonspecific low back pain. Eur Spine J **15** [Suppl 2] : S192-300, 2006
84) 菊地臣一(和訳監修)：慢性非特異的腰痛管理—ヨーロピアンガイドライン. Europian Spine Journal (2006) 15 (Suppl 2) : S192-S300). コンテント・エド・ネット, 2008
85) Hill JC, Dunn KM et al : A primary care back pain screening tool : identifying patient subgroups for initial treatment. Arthritis Rheum **59** : 632-641, 2008
86) 松平　浩, 菊池　徳ほか：日本語版STarT (Subgroupin for Targeted Treatment) Backスクリーニングツールの開発—言語的妥当性を担保した翻訳版の作成. J Musculoskeletal Pain Res **5** : 11-19, 2013
87) Matsudaira K, Oka H et al : Psychometric properties of the Japanese version of the STarT Back Tool in patients with low back pain. PLoS One **11** (3) : e0152019, 2016
88) Matsudaira K, Oka H et al : The Japanese version of the STarT Back Tool predicts 6-month clinical outcomes of low back pain. J Orthop Sci **22** : 224-229, 2017
89) Low back pain and sciatica in over 16s : assessment and management. NICE guideline [NG59] Published date : November 2016 1.1 Assessment of low back pain and sciatica
90) Maher C, Underwood M et al : Non-specific low back pain. Lancet **389** (10070) : 736-

747, 2017

91) Linton SJ, Nicholas M et al : Development of a short form of the Örebro Musculoskeletal Pain Screening Questionnaire. Spine (Phila Pa 1976) **36** (22) : 1891-1895, 2011

92) Hill JC, Whitehurst DG et al : Comparison of stratified primary care management for low back pain with current best practice (STarT Back) : a randomized controlled trial. Lancet **378** : 1560-1571, 2011

93) de Moraes Vieira EB, de Góes Salvetti M et al : Self-efficacy and fear avoidance beliefs in chronic low back pain patients : coexistence and associated factors. Pain Manag Nurs **15** : 593-602, 2014

94) Nicholas MK : The pain self-efficacy questionnaire : Taking pain into account. Eur J Pain **11** : 153-163, 2007

95) Adachi T, Nakae A et al : Validation of the Japanese version of the pain self-efficacy questionnaire in Japanese patients with chronic pain. Pain Med **15** : 1405-1417, 2014

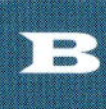

腰痛の定義

1 痛みの定義── 歴史と臨床的意義を踏まえて

17世紀のデカルト以来，急性痛であるか慢性痛であるかにかかわらず痛みは感覚的経験のひとつであり，その程度は組織損傷の程度におおむね一致すると考えられてきた．この前提は現代医学教育まで受け継がれ，腰痛分野でも椎間板，椎間関節，仙腸関節，筋(筋膜)といった個々の組織損傷を探求することに対し，多くの専門家が力を注いでいる．

一方，Fordyce(1968年)は，学習理論である「オペラント条件づけ」(後述)という概念を慢性疼痛管理に導入し，「痛み自体」と「痛みの存在を周囲に示す随意的な行動」とを明確に区別し，後者を「痛み行動」と命名した[1]．痛み行動とは，顔をしかめたり腰に手をあてたりする，すぐ横になる，鎮痛薬を服用する，医療施設を受診する，仕事や学校を休む，といった随意的な行動，すなわちオペラント行動の総称であり，痛み感覚とは一線を画す疼痛治療学ではたいへん重要な概念である．Loeser(1982年)は，侵害刺激(nociception)，疼痛感覚(pain)，苦悩(suffering)，痛み行動(pain behavior)からなる痛みの多層的モデルを提唱した(図1)[2]．苦悩は，身体的な痛み(苦痛)とは分けて考えるべき中枢での否定的な情緒反応であり，苦悩の表現として痛み行動が助長する可能性がある．

これらを受けて，国際疼痛学会は痛みを「不快な感覚的・情動的体験である」と定義し，感覚のみならず心理的に不快な情動的体験を重要視している[3]．特に，慢性痛では，患者の不快な情動的体験と痛み行動を把握しアプローチすることが不可欠である

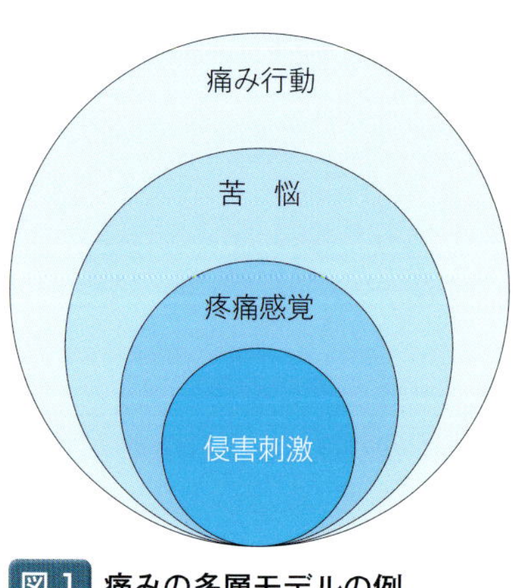

図1 痛みの多層モデルの例

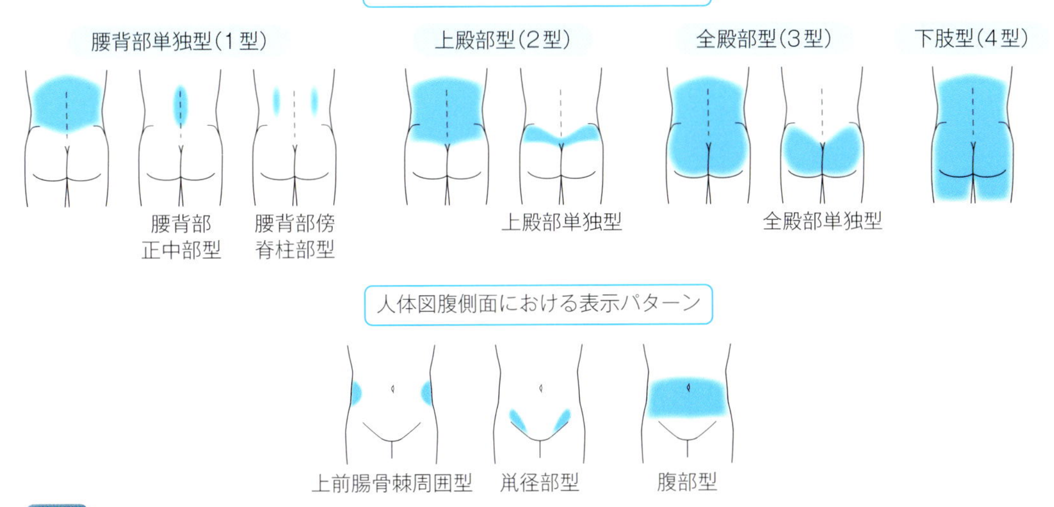

図2 腰痛とはどこの部位の痛みをいうか？

(文献4より引用)

が，整形外科医に対する現状の医学教育では，圧倒的にこのことが欠如している．

個人的には，腰痛も，特に難治化した非特異的腰痛に関しては，「腰部の不快な感覚および脳での不快な情動(苦悩)がもたらす痛み行動」と定義したい．ここで改めて，fear-avoidanceモデルとyellow flag(p006参照)を見直していただきたい．ぎっくり腰を代表とする急性非特異的腰痛を発症した患者に対しては，可及的速やかに痛み感覚を制御しつつ患者に安心感を与え，不快な情動および痛み行動を強化させないことが治療目標となる．

一方，ドクターショッピングをしている慢性非特異的腰痛の患者に対しては，すでに強化されてしまっている苦悩と痛み行動を軽減させることが必要であり(認知行動的アプローチ)，痛み感覚の制御はあくまでもその一手段である．医療者側が，頻回のブロック治療やオピオイドの使用など痛み感覚の制圧にやっきになればなるほど，患者は自主性を失い痛み行動を強化させる可能性が高いことを肝に銘じる必要がある．

2 疫学的研究をするうえでの定義

a ▶腰痛はどこの部位？

以前筆者は，“どこが痛ければ腰が痛いと表現するか”を，患者と整形外科医に調査したことがある．その結果，患者・医師とも，殿部や下肢を含む人と含まない人，腸骨稜あたりの上殿部のみを示す人，鼡径部を含む人がおり，患者・医師とも，恐らくは個々の体験に基づき，イメージする場所は様々であった(図2)[4]．筆者はこの調査以降，研究を行う際には，「腰」はどことするかを明確に定義する必要性があることを学んだ．肋骨下縁から下殿溝(下殿部のひだ)までの範囲を「腰」の場所と定義(図3)し，

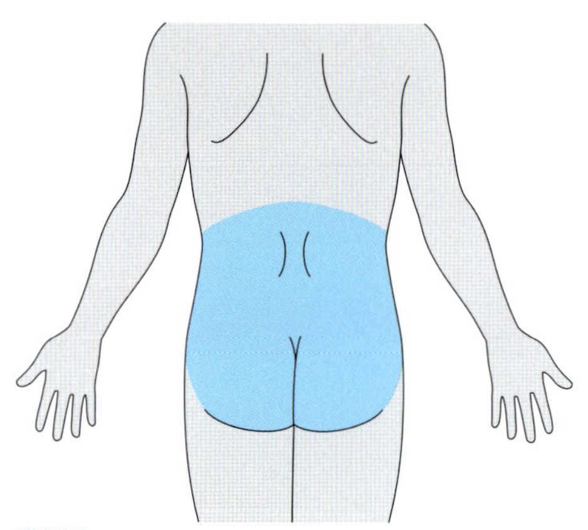

図3 腰の定義

肋骨下縁から下殿溝(下殿部のひだ)までの範囲(青色).

坐骨神経痛(下肢痛)を伴った場合も含むとことわったうえで，これを図示して調査を行うことが疫学研究では推奨されている[5]．しかしながら，非特異的腰痛ではなく，神経症状を伴う腰椎椎間板ヘルニアや腰部脊柱管狭窄症を対象に研究を行う場合には，殿部痛は神経痛(神経障害性疼痛)由来[6]，つまり下肢痛である可能性が高いことに配慮する必要がある．

一方，日常診療では，個々の患者と医師の考える腰痛部位が異なることによる見逃しや誤診のリスクを回避するため，患者の痛み部位を具体的に指で示してもらうべきである．

b ▶ 推奨される腰痛エピソードの定義

前述したように「肋骨縁の下方から下殿溝の上方にかけて局在する疼痛，筋緊張，あるいは硬直」と図示しことわったうえで，「この1ヵ月(4週間)に1日より長く続いた痛みがあったか」，それが「日常生活に支障をきたしたり，いつも行っていることができなくなるくらいの痛みを経験したか」，つまりdisabilityも勘案し問う方法が推奨されている[5]．単なる軽い腰痛を経験する人はとても多く，重症度を規定しないと有訴率が非常に高くなってしまい，よりその実態を把握したい社会的損失に直結するdisabilityを伴う腰痛保有者を把握できなくなってしまうからである(p003，図2参照)．

c ▶ 急性か慢性か？ 再発は？

腰痛はその持続する期間から，急性腰痛，亜急性腰痛，慢性腰痛に分けられるが，急性と亜急性を発症から何週(4週あるいは6週とする場合が多い)で分けるかの見解は統一されていない．筆者は，臨床現場において真の急性期は2週までと考えており，後述する不快な情動を強め中枢機能障害性疼痛に移行させないためには，2週以内の過剰医療にはならいないよう配慮した適切な鎮痛が極めて重要である．

一方，慢性腰痛は3ヵ月(あるいは12週)以上とすることでおおむねコンセンサスが得られている．しかし，この慢性腰痛の定義には大きな問題がある．再発をどう考えるかという問題である．腰痛は一度発症すると，長期にわたって再発や悪化を繰り返す変動性の経過をたどることが少なくないことは前述した．この再発(再燃)を考慮すると，前述した急性，亜急性，慢性の区別を明確に行うことは不可能といわざるをえない．「腰痛がない時期がありながらも再発を繰り返すものをどう定義しどう扱うか」「どのくらい痛みがない期間があれば新たな腰痛の発生としてよいか」も今後の検討課題であるが，少なくとも1ヵ月間腰痛がない時期が続いた後に生じた腰痛を再発と定義し，われわれは調査を行ってきた．

文献

1) Fordyce WE, Fowler RS et al：An application of behavior modification technique to a problem of chronic pain. Behav Res Ther **6**：105-107, 1968
2) Loeser JD：Concept of pain. Chronic Low Back Pain, Stanton-Hicks M. Boaz RA(eds) Raven Press, New York, p146, 1982
3) IASP Subcommitee on Taxonomy, Merskey H：Classification of chronic pain. Pain **3** [Suppl]：S217, 1986
4) 松平　浩，山崎隆志ほか：腰痛とはどの部位の痛みをいうか―患者，整形外科医へのアンケートによる調査．日腰痛会誌 **7**：49-54, 2001
5) Dionne CE, Dunn KM et al：A consensus approach toward the standardization of back pain definitions for use in prevalence studies. Spine(Phila Pa 1976) **33**：95-103, 2008
6) Orita S, Yamashita T et al：Prevalence and location of neuropathic pain in lumbar spinal disorders：analysis of 1804 consecutive patients with primary lower back pain. Spine(Phila Pa 1976) **41**：1224-1231, 2016

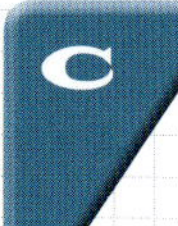

腰痛診療ガイドライン

1 なぜガイドラインが必要か？

医学知識が広範かつ膨大となったことで，専門がますます細分化され高度な医療が行われるようになった．その反動による専門分野以外の疾患を診ない・診られない医師の増加は特に地域医療で問題となり，総合診療医など患者の病態に幅広く対応できる医師のニーズが高まっている．また，専門科においても診断そして治療の変革スピードが早まり，個々の医師が多様な疾患の診療体系の変化に追随することが困難となった．

ガイドラインとは，米国医学研究所(Institute of Medicine)によると「医療者と患者が特定の臨床状況での適切な診療の意思決定を行うことを助ける目的で系統的に作成された文書」である．ガイドラインにより最新の研究結果に基づいた診療を行いやすく，地域により治療が異なるといった問題を解決する標準化が行いやすくなる．現在のガイドラインはevidence-based medicine(科学的根拠に基づく医療)により策定される．形式は，ある臨床的疑問に対する回答を行うリサーチクエスチョンあるいはクリニカルクエスチョン形式が主流である．関連する文献を収集し，吟味選択をすることにより回答内容を決定する．回答の妥当性は選択した文献の質に大きく依存するので，エビデンスレベルを同時に記載する．システマティックレビューやメタアナリシス，ランダム化比較試験がより上位のレベルとされている．なお，システマティックレビューがある基準でより客観的な記述を目指し質的結論を導き出すのに対して，メタアナリシスは元論文のデータを統計的に再解析することで量的結論を導き出す，より高度な解析を行ったものである．

ガイドラインは数多くの疾患に対して各種団体が作成するようになり，その質の担保が問題となった．現在，ガイドライン評価法としてはAGREE Ⅱ(Appraisal of Guidelines for Research and Evaluation Ⅱ)が使われることが多い[1]．AGREE Ⅱでは，複数のレビュアーが①対象と目的が厳密に記述されているか，②関連のある分野から幅広く委員か選ばれているか，また利益相反について記載されているか，③エビデンスの収集や選択方法，記載が系統立てて明確に示されているかなどの23項目を7段階で評価を行い，ガイドラインの質の高さを示すスコアを出すことができる(表1)．

2 海外の腰痛診療ガイドライン

腰痛に対して，多くの国でガイドラインが作成されてきた．2002～2010年で欧米

表1 AGREE IIによるガイドラインの評価項目

AGREE IIはガイドラインの妥当性を客観的に示すべく作られた評価法で，これら23項目を「1：まったく当てはまらない」〜「7：強くあてはまる」の7段階で評価する．

1. ガイドライン全体の目的が具体的に記載されている．
2. ガイドラインが取り扱う健康上の問題が具体的に記載されている．
3. ガイドラインの適用が想定される対象集団（患者，一般市民など）が具体的に記載されている．
4. ガイドライン作成グループには，関係するすべての専門家グループの代表者が加わっている．
5. 対象集団（患者，一般市民など）の価値観や希望が調べられた．
6. ガイドラインの利用者が明確に定義されている．
7. エビデンスを検索するために系統的な方法が用いられている．
8. エビデンスの選択基準が明確に記載されている．
9. エビデンス総体（body of evidence）の強固さと限界が明確に記載されている．
10. 推奨を作成する方法が明確に記載されている．
11. 推奨の作成にあたって，健康上の利益，副作用，リスクが考慮されている．
12. 推奨とそれを支持するエビデンスとの対応関係が明確である．
13. ガイドラインの公表に先立って，専門家による外部評価がなされている．
14. ガイドラインの改訂手続きが示されている．
15. 推奨が具体的であり，曖昧でない．
16. 患者の状態や健康上の問題に応じて，異なる選択肢が明確に示されている．
17. 重要な推奨が容易にみつけられる．
18. ガイドラインの適用にあたっての促進要因と阻害要因が記載されている．
19. どのように推奨を適用するかについての助言・ツールを提供している．
20. 推奨の適用に対する潜在的な資源の影響が考慮されている．
21. ガイドラインにモニタリングや監査のための基準が示されている．
22. 資金提供者の見解が，ガイドラインの内容に影響していない．
23. ガイドライン作成グループメンバーの利益相反が記録され，適切な対応がなされている．

に限っても非特異的腰痛のガイドラインは34個策定された[2]．多くのガイドラインで診断ではred flagへの喚起，腰痛発症早期でのX線検査を避けること，治療では運動を薦めることなどの記載で類似している（表2，3）[2,3]．red flagは悪性腫瘍，骨折，感染，そして馬尾症候群などの重篤な神経障害のスクリーニングとして用いられる（表4）[4]．

ヨーロッパの腰痛ガイドラインはCOST（European Cooperation in the field of Scientific and Technical Research）により急性・慢性に対する診療ガイドラインと予防ガイドライン，骨盤痛診療ガイドラインの4つが様々な専門家からなるグループで作成された[4〜6]．英国では多くの疾患のガイドラインを作成しているNICE（National Institute for Health and Clinical Excellence）が代表的なものである[4〜6]．2009年発表と他のガイドラインより歴史があり[7]，2016年11月に最新のガイドラインが発表された[8]．米国では米国内科医学会（American College of Physicians）と米国疼痛学会（American Pain Society）の作成したガイドラインが代表的である[9〜14]．Cochrane reviewはガイドラインとは書かれていないが，詳細な分析ときめ細かいアップデートからガイドラインと同様に使用されている．

表2 各国ガイドラインで推奨されている診断法

各国ガイドラインにほぼ共通して推奨されている診断におけるチェック事項.

- 非特異的腰痛，神経根症状など特異的疾患を除外するために病歴や身体所見，神経学的所見をとること.
- 重篤な疾患を除外するために病歴や診察によりred flagを評価すること.
- 慢性化の評価のために，平素からあるいは症状の改善がみられない場合にはリスク因子である臨床的，心理社会的，労働関連を評価すること.
- 痛みの強さとともに腰痛に関連して生じた機能障害や社会参加への制限について評価すること．妥当性のある標準的な尺度として以下が挙げられる.
  Visual analogue scale（VAS）
  Quebec Back Pain Disability Scale
  Roland-Morris Disability Questionnaire（RDQ）
  Oswestry Disability Index（ODI）
  SF-36
- 非特異的腰痛患者に杓子定規に画像検索を行わないこと.
- red flag，痛みの重篤な患者，神経障害の進行がみられるなどがあった場合には，X線，CT，MRI，骨シンチ，椎間板造影，椎間関節ブロック，電気生理学的検査，血液検査などで検索していくこと.
- 神経根障害の有無や障害度を評価する場合には身体所見と神経学的所見をとること．すなわち，筋力，知覚，深部腱反射や下肢伸展挙上テストなどの特異的テストを行う.
- 持続する腰痛と神経根症や狭窄症の症状がある患者ではMRI（無理ならばCT）検査を行い，手術や硬膜外ステロイド注射などの適応となるかを評価すること.

腰痛は症候群であるために病態ごとにガイドラインを作る方向にある．数少ない病態を分ける項目として罹患時間があり，急性と慢性を分けて作られたガイドラインは多い．外傷や労働災害，職場での腰痛[15]，妊娠などそれぞれに特化したガイドラインも作られている.

治療に関しては細分化したガイドラインが多くなっている．理学療法学会，ペイン科など診療科ごとのガイドライン，薬物治療，運動療法や認知行動療法，理学療法，手術治療[16,17]など治療ごとのガイドラインがある．また近年は坐骨神経痛を伴う腰痛を扱う研究の増加とともにガイドラインにも含まれるようになってきた[8].

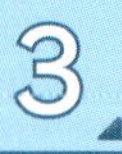

3 日本の腰痛診療ガイドライン

日本では1999年厚生省の医療技術評価推進検討会で診療ガイドラインの策定が示され，腰痛など12疾患のガイドライン作成班が作られた．その結果，厚生科学研究費補助金による21世紀型医療開発推進研究事業として，白井康正日本医科大学名誉教授らが「EBMに基づいた腰痛診療のガイドライン策定に関する研究」として2001年に作成したものが最初の腰痛診療ガイドラインといえる[18]．その後，文献の網羅的収集，レベル分けとクリニカルクエスチョンに基づいたQ&A方式が多く用いられるようになり，2008年に日本整形外科学会と日本腰痛学会により新しい腰痛診療ガイドラインが策定されることとなった.

現在の2012年の腰痛診療ガイドライン[19]の作成委員長は白土修教授（福島県立医科大学会津医療センター）で委員会は13名の整形外科医で構成された．腰椎全般に対するトリアージ（図1）とプライマリケアを取り扱っている．evidence-basedではあ

表3 各国ガイドラインで記載されている治療法

各国ガイドラインにより取り上げている治療法も異なる場合もあり，推奨の程度が異なるものもある.

治療法	推奨
● 患者教育とセルフケア	推奨
● 薬物治療	
● アセトアミノフェン，NSAIDs	弱く推奨
オピオイド，トラマドール	弱く推奨
ベンゾジアゼピン	弱く推奨
抗痙攣薬	不明
アスピリン	不明
筋弛緩薬	弱く推奨
三環系抗うつ薬	弱く推奨
● 非薬物の保存治療	
心理療法（認知行動療法など）	弱く推奨
身体活動と運動療法（運動プログラム）	推奨
● 特定のエクササイズ	（記載のあるガイドラインが限られる）
モビライゼーション	
筋力訓練	
有酸素運動	
（指導のない）歩行	
運動全般	
コアエクササイズ	
Mckenzie療法	
● 能動的リハビリテーション	推奨
● 教育的介入（腰痛教室など）	弱く推奨
簡易的個別教育	弱く推奨
多職種介入によるプログラム	推奨
心理療法と運動療法の組み合わせ	
● 徒手療法	弱く推奨
マニピュレーション	
脊椎モビライゼーション	
上記2つの組み合わせ	
マッサージ	
● 牽引	止めるべき
腰痛ベルト	不明
バイオフィードバック	止めるべきか不明
水療法	弱く推奨
ヨガ	弱く推奨
TENS	不明
超音波，電気治療，低出力レーザー	止めるべきか不明
● 侵襲的治療	
鍼	弱く推奨
Prolotherapy（注射療法）	不明
筋肉内，脊椎，硬膜外，神経根注射	
硬膜外ステロイド注射	弱く推奨
椎間関節ステロイド注射	止めるべきか不明
椎間板内ステロイド注射	
● 手術	弱く推奨

表4 危険信号（red flag）

全身性の重篤な疾患とともに脊椎での骨折，転移性脊椎腫瘍，化膿性脊椎炎などが重要な鑑別疾患である．

- 発症年齢　20歳未満または55歳超
- 最近の外傷の既往歴
- 時間や活動性に関係のない腰痛
- 胸痛
- 癌の既往
- 長期のステロイド使用
- 薬物乱用，免疫不全，HIV感染
- 栄養不良
- 体重減少
- 広範囲に及ぶ神経症状
- 構築性脊柱変形
- 発熱

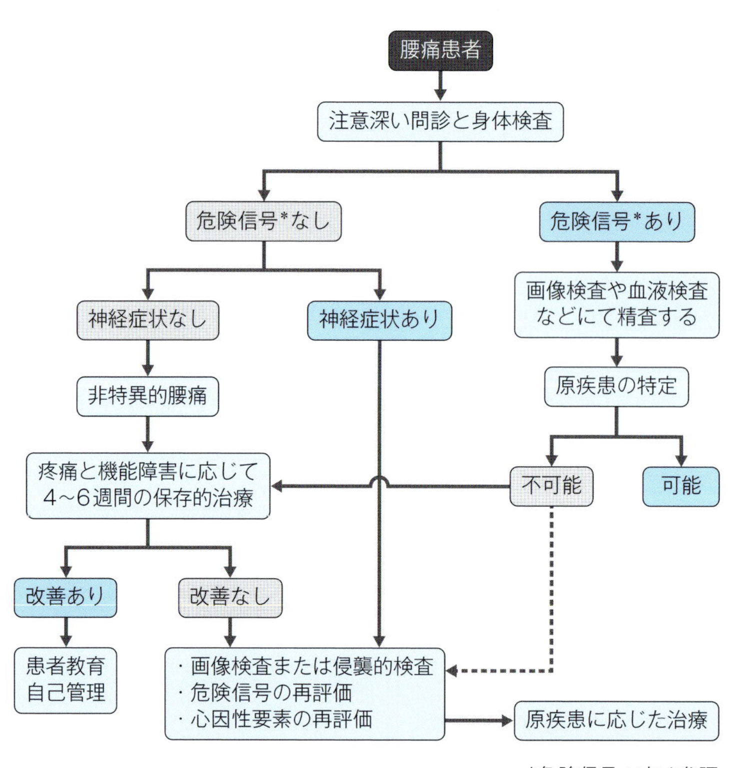

図1 腰痛患者の初診時トリアージ

（文献9，Roudsari B, Jarvik JG：Lumbar spine MRI for low back pain：indications and yield. AJR **195**：556-559, 2010を参照して著者作成）

表5 慢性腰痛に対する薬剤の推奨度

腰痛患者におけるトリアージは危険信号のチェックと脊椎の神経障害を呈する疾患の鑑別を行う．非特異的腰痛と診断しても，保存加療に反応がない場合や症状が悪化する場合には再度チェックを行うことが重要である．

	Cochrane	European	USA	UK
NSAIDs（COX-2含）	○	○	◎	○
アセトアミノフェン	/	/	◎	◎
抗不安薬	○	○	○	/
筋弛緩薬	○	○	−	/
抗うつ薬	−	○	○	○
オピオイド	○	○	○	○

◎：第一選択薬，○：第二選択薬，−：推奨なし，/：記載なし

表6 2012年腰痛診療ガイドラインのクリニカルクエスチョン

2012年腰痛診療ガイドラインのクリニカルクエスチョンは代表的な診断や治療法について臨床的疑問に対する回答というかたちで構成されている．

CQ 1．腰痛はどのように定義されるか
CQ 2．腰痛と職業との間に関係はあるか
CQ 3．腰痛は生活習慣と関係があるか
CQ 4．腰痛は心理社会的因子と関係があるか
CQ 5．腰痛の自然経過はどのようであるか
CQ 6．腰痛患者が初診した場合に必要とされる診断の手順は
CQ 7．腰痛診断において有用な画像検査は何か，またはその他に有用な検査はあるか．
CQ 8．腰痛の治療に安静は必要か
CQ 9．腰痛に薬物療法は有効か
CQ10．腰痛に物理・装具療法は有効か
CQ11．腰痛に運動療法は有効か
CQ12．腰痛に患者教育と心理行動的アプローチ（認知行動療法）は有効か
CQ13．腰痛に神経ブロック・注射療法は有効か
CQ14．腰痛に手術療法（脊椎固定術）は有効か
CQ15．腰痛に代替療法は有効か
CQ16．腰痛の治療評価法で有用なものは何か
CQ17．腰痛は予防可能か，可能であるならば有効な予防法は

るが，実行可能性と当時の腰痛診療の現状を勘案して薬物療法（表5）や代替療法へのQ&Aに対する最終的な推奨が決定された．17のクリニカルクエスチョンとその回答を骨子とする（表6）．2012年に刊行されたガイドラインはマスコミにも取り上げられ，“X線は不要”とか“腰痛の原因は心が原因”などと曲解されて，臨床医からの批判を招く状況が一部で生じた．

2016年には改訂版の腰痛診療ガイドライン委員会が発足して，新しい知見や現在の日本の医療情勢をよりいっそう勘案した改訂版を策定するべく作業が開始したところである．

column

☑ Red flagとyellow flag，青信号(blue light)(非特異的腰痛)

red flagは重篤な疾患への警鐘であるが，yellow flagは心理社会的要因への警鐘である．心理社会的要因が強い腰痛患者は痛みが強いためにQOLの低下が強いだけでなく，うつや不安などの心理的健康の悪化さらには腰痛自体の遷延と慢性化の原因となりうる．ニュージーランドは腰痛診療ガイドラインでred flagは身体的リスク因子，yellow flagは精神的リスク因子としてとらえており，誤った信念と態度，感情，家族関係，仕事関係，補償問題，医療サイドの問題を挙げている．red flag同様に早期の介入により，よりよい治療成績を挙げることが目標となっている[20, 21]．これら2つのflagがなければ重篤な問題はクリアされたこととして"青信号"としてもよいかもしれない．

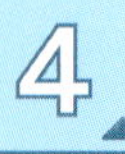

4 ガイドラインの限界

臨床医が様々な疾患の診療体系の変化に追随するためのガイドラインであるから，時代遅れにならないように定期的なアップデートが必要である．JAMAの検証では3年ごとの改訂を勧めている[22]．ただしガイドラインには，文献収集に始まり，委員による文献解析そして委員会での策定と膨大な時間と費用が必要である．

しかし，ガイドラインは使用されてこそ意味がある．実際に腰痛診療の内容への還元が十分でない，臨床での実行可能性が問題であるという報告がされるようになっている．

多くのガイドラインにred flagの類似のリストが並べられてきた．一方で，一般外来での腰痛患者で脊椎骨折は1～4％[23]，悪性腫瘍は1％以下[23]とされており，red flagはスクリーニングとしては特異度は低いと報告されている．また，一般外来の腰痛患者ではred flagのうち少なくとも1項目が陽性である患者が80％を占めるため，これらすべての患者に精密検査を行うことは医療経済的に考えられない[24～26]．現在，診断アルゴリズムで多くのチェック項目をスコアリングして，カットライン値を超えた場合により精密な診断あるいは治療を検討する疾患がますます増えている．最近の報告では脊椎骨折では高齢・長期のステロイド使用・重篤な外傷・挫傷や擦過傷の4つのうち陽性項目が多いほど骨折のリスクが高く，悪性腫瘍では癌の既往のみがリスクを上げていた[27]．現在のred flagはより精度が高く効率のよいred flagアルゴリズムが出てくるまでは，あくまで重篤な疾患を喚起するためのflagととらえてもよいかもしれない．

本来ガイドラインは，専門外の医師に簡便に標準化した診療体系を提示することを目的に作られるものである．本来医療は個別的なものであり，ガイドラインは対象とする患者の60～80％をカバーするにすぎない．しかし，医師以外の患者の関係者にとってガイドラインは最も権威のある医学バイブルと見なされるようになった．特に医療訴訟を担当する弁護士が患者に不利益をもたらした医療行為が適切でないことを示す証拠として用いるようになった．また裁判官にとっても，しばしば相反する論理を主張する医学論文群から判断するよりは，ガイドラインに準拠した判決は論理的破綻を避けることができる．いまやガイドラインは専門外の医師にとっての診療支援としての利点だけにとどまらず，個別的な医療をガイドラインから逸脱する行為として見なしてしまう欠点が目立ち始めている．個々の診療行為ではガイドラインからの逸脱部分には十分な説明と記載が必要であるし，ガイドラインを策定するにあたっては，専門医の高度な判断による一見ガイドラインから逸脱する診療を擁護できるような内容と記述が必要となったことに注意されたい．

文献

1) AGREE II日本語訳．〈http://minds4.jcqhc.or.jp/minds/guideline/pdf/AGREE2jpn.pdf〉［参照2017-8-3］
2) Pillastrini P, Gardenghi I et al：An updated overview of clinical guidelines for chronic low back pain management in primary care. Joint Bone Spine **79**：176-185, 2012
3) Koes BW, van Tulder M et al：An updated overview of clinical guidelines for the management of non-specific low back pain in primary care. Eur Spine J **19**：2075-2094, 2010
4) van Tulder M, Becker A et al：European guidelines for the management of acute nonspecific low back pain in primary care. Eur Spine J **15**[Suppl 2]：S169-191, 2006
5) Airaksinen O, Brox JI et al：European guidelines for the management of chronic nonspecific low back pain. Eur Spine J **15**[Suppl 2]：S192-300, 2006
6) Burton AK, Balagué F et al：European guidelines for prevention in low back pain：November 2004. Eur Spine J **15**[Suppl 2]：S136-168, 2006
7) Savigny P, Watson P et al：Early management of persistent non-specific low back pain：summary of NICE guidance. BMJ **338**：b1805, 2009
8) Non-invasive treatments for low back pain and sciatica.〈https://www.nice.org.uk/guidance/NG59/chapter/Recommendations#non-invasive-treatments-for-low-back-pain-and-sciatica〉［参照2017-8-3］
9) Chou R, Qaseem A et al：Diagnosis and treatment of low back pain：a joint clinical practice guideline from the American College of Physicians and the American Pain Society. Ann Intern Med **147**：478-491, 2007
10) Chou R, Huffman LH：American Pain Society；American College of Physicians. Medications for acute and chronic low back pain：a review of the evidence for an American Pain Society/American College of Physicians clinical practice guideline. Ann Intern Med **147**：505-514, 2007. Review. Erratum in：Ann Intern Med **148**：247-248, 2008
11) Chou R, Huffman LH：American Pain Society；American College of Physicians. Nonpharmacologic therapies for acute and chronic low back pain：a review of the evidence for an American Pain Society/American College of Physicians clinical practice guideline. Ann Intern Med **147**：492-504, 2007
12) Chou R, Atlas SJ et al：Nonsurgical interventional therapies for low back pain：a review of the evidence for an American Pain Society clinical practice guideline. Spine (Phila Pa 1976) **34**：1078-1093, 2009
13) Chou R, Loeser JD et al：Interventional therapies, surgery, and interdisciplinary rehabilitation for low back pain：an evidence-based clinical practice guideline from the American Pain Society. Spine (Phila Pa 1976) **34**：1066-1077, 2009
14) Chou R, Baisden J et al：Surgery for low back pain：a review of the evidence for an American Pain Society Clinical Practice Guideline. Spine (Phila Pa 1976) **34**：1094-1109, 2009
15) Kuijer PP, Verbeek JH et al：An Evidence-Based Multidisciplinary Practice Guideline to Reduce the Workload due to Lifting for Preventing Work-Related Low Back Pain. Ann Occup Environ Med **26**：16. doi: 10.1186/2052-4374-26-16. eCollection 2014

16) Fisher CG, Vaccaro AR et al：Evidence-based recommendations for spine surgery. Spine(Phila Pa 1976) **37**：E3-9, 2012
17) Groff MW：Guideline update for the performance of fusion procedures for degenerative disease of the lumbar spine. J Neurosurg Spine **21**：1-139, 2014
18) 科学的根拠(Evidence Baced Medicine：EBM)に基づいた腰痛診療ガイドライン，厚生科学研究班腰痛診療のガイドラインの策定に関する研究班，2003
19) 日本整形外科学会診療ガイドライン委員会/腰痛診療ガイドライン策定委員会(編)：腰痛診療ガイドライン2012，南江堂，東京，2012
20) Nicholas MK, Linton SJ et al：Early identification and management of psychological risk factors ("yellow flags") in patients with low back pain：a reappraisal. Phys Ther **91**：737-753, 2011
21) Kendall NA, Linton SJ et al：Guide to assessing psychosocial yellow flags in acute low back pain：Risk factors for long-term disability and work loss. Wellington, New Zealand：Accident Rehabilitation and Compensation Insurance Corporation of New Zealand and the National Health Committee：1997
22) Shekelle PG, Ortiz E et al：Validity of the Agency for Healthcare Research and Quality clinical practice guidelines：how quickly do guidelines become outdated? JAMA **286**：1461-1467, 2001
23) Williams CM, Henschke N et al：Red flags to screen for vertebral fracture in patients presenting with low-back pain. Cochrane Database Syst Rev 2013;1:CD008643
24) Henschke N, Maher CG et al：Red flags to screen for malignancy in patients with low-back pain. Cochrane Database Syst Rev **2**：CD008686, 2013
25) Henschke N, Maher CG et al：Prevalence of and screening for serious spinal pathology in patients presenting to primary care settings with acute low back pain. Arthritis Rheum **60**：3072-3080, 2009
26) Chou R, Qaseem A et al：Diagnostic imaging for low back pain：advice for high-value health care from the American College of Physicians. Ann Intern Med **154**：181-189, 2011
27) Downie A, Williams CM et al：Red flags to screen for malignancy and fracture in patients with low back pain：systematic review. BMJ **347**：f7095, 2013

II

腰痛の原因とメカニズム（とらえ方）

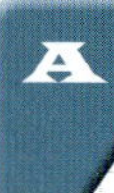

特異的腰痛

1 特異的腰痛とは？

腰痛は本来症状であり，病名としても様々な疾患を含む症候群である．そのうち特異的腰痛とは患者に障害や危険をもたらす疾患を原因とする症候群をいう．特異的腰痛は①内臓器由来のもの（表1），②脊椎由来のもの（表2）がある．脊椎由来の一部は③神経圧迫が原因となる腰痛である．

2 内臓器由来の特異的腰痛

a ▶ 動脈疾患系[1]

動脈硬化による大動脈瘤や生命予後に直結する可能性のある大動脈解離，致死的な大動脈破裂が最も重要な鑑別となる．大動脈瘤とは「大動脈の一部の壁が，全周性，または局所性に（径）拡大または突出した状態」，大動脈解離とは「大動脈壁が中膜のレベルで二層に剥離し，動脈走行に沿ってある長さを持ち二腔になった状態」をいう（図

表1 腰痛をきたす他科の疾患

腰痛をきたす内蔵器疾患は多岐に渡る．炎症性疾患，さらになんらかの腹部の占拠性病変は腰痛の原因となりうるが，大動脈解離と悪性腫瘍に注意したい．

血管系疾患
大動脈解離
神経疾患
帯状疱疹
Parkinson症候群など神経筋原性疾患
腹腔・後腹膜臓器
尿管結石
膵炎・膵癌
子宮筋腫・内膜症・子宮頚癌
前立腺癌
血液疾患
多発性骨髄腫

表2 腰痛をきたす脊椎・脊髄疾患

脊椎疾患は骨折，感染，腫瘍の他に変性疾患全般が痛みの原因となる．また体幹バランスを不良とする脊柱変形や上位の椎体骨折なども痛みの原因となりうる．

脊椎破裂骨折・脱臼骨折
病的脊椎骨折（原発性・転移性脊椎腫瘍）
骨粗鬆症性脊椎骨折（原発性・ステロイド性）
化膿性脊椎炎・椎間板炎・硬膜外膿瘍
結核性脊椎炎
腸腰筋膿瘍
脊柱変形
強直性脊椎炎・仙腸関節炎
腰椎椎間板ヘルニア
腰椎後縦靱帯骨化症・黄色靱帯骨化症
腰部脊柱管狭窄症
脊髄腫瘍・脊髄出血

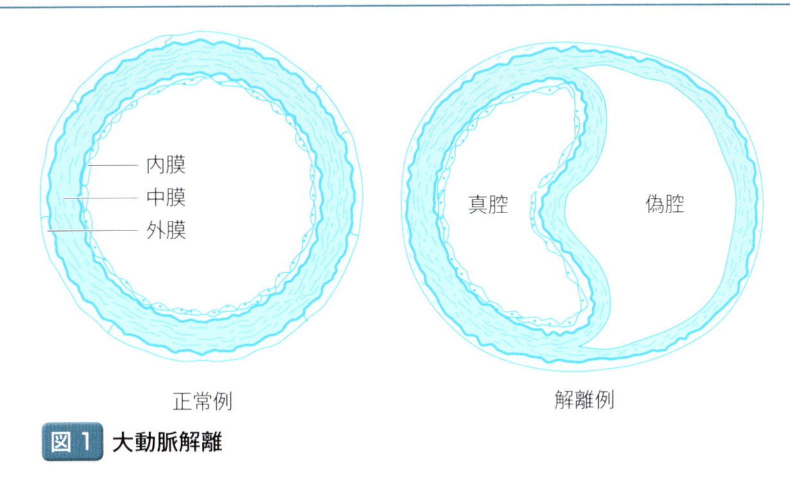

図 1 大動脈解離

1)[2]．大動脈瘤の大部分は無症状であるが，腹部の拍動性腫瘤で気づかれることがある．大動脈瘤破裂では，ほとんどの例は病院にくる前に死亡する．大動脈瘤破裂の古典的な3徴は腰背部痛，ショック，拍動性の腹部腫瘤であり，ほとんどの場合に腰痛を呈する．

急性大動脈解離では突然の強い胸背部痛から発症し，腰部へ移動することが多い．10％前後の患者，特に糖尿病患者では痛みがないことがある．上行大動脈に解離のあるStanford A型では頚部へ，解離のないStanford B型では肩甲間部への放散を示すことがある．失神や胸腹部痛，下肢冷感や脱力感なども生じる．高血圧の既往が多い．急性期に無症状で慢性大動脈解離になった例でも解離の広がりに応じた症状の進行をみる．CTで確定診断を行うが，胸部大動脈解離はX線で確認できるものも多い．

b ▸ 消化器系

消化器疾患による腰痛としては胃・十二指腸潰瘍，胆嚢炎・胆石症，膵炎，虫垂炎，血腫などの後腹膜腔内病変，悪性では膵癌，大腸癌などがある．

胃潰瘍・十二指腸潰瘍の原因としてはピロリ菌や非ステロイド抗炎症薬(NSAIDs)などがある．心窩部痛とともに吐血・下血を生じるが，同時に腰背部痛が出ることもある．胆石症は炎症を併発しなければ無症状であるが，胆嚢炎を合併すると，右季肋部痛，心窩部痛，悪心・嘔吐が出現する[3]．急性膵炎の三大症状は上腹部痛，背部痛，嘔気である．心窩部痛が多く，痛みの楽になる胸膝位，すなわち腹臥位で膝を立てた姿勢をとることもある[4]．膵癌は，一部は胆管閉塞による黄疸が出現するが，多くは進行するまでほとんど無症状である．腹痛の他に腰背部痛が出ることがある．

c ▸ 泌尿器科系

腎腫瘍，遊走腎，腎盂腎炎，腎梗塞，尿路結石，前立腺炎，前立腺癌などがある．

腎腫瘍の多くは悪性で，腎細胞癌・腎盂癌などがある．初期は特徴的な症状はないが，血尿と腹部腫瘤，側腹部から腰背部の痛みが出てくる．遊走腎は立位で腎臓が10 cm以上下垂し，腰痛や側腹部痛を生じる．腎梗塞[5]は腎を栄養している腎動脈の

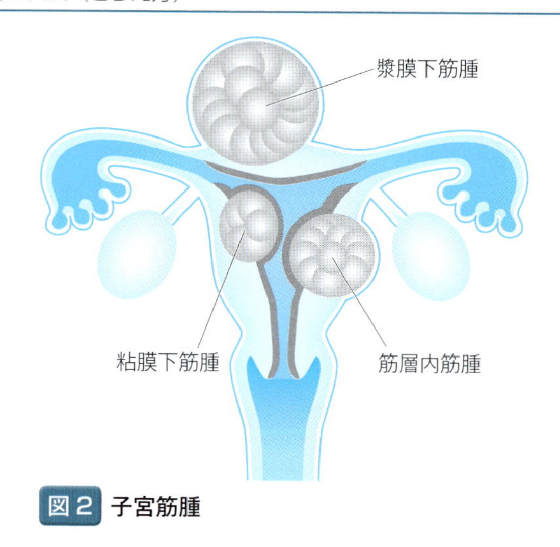

図2 子宮筋腫

塞栓であり，不整脈や心内膜炎が原因となる．急性発症であり，側腹部から腰背部痛の他に，悪寒・嘔吐・血尿などを呈する．突然の腰背部痛や側腹部痛をきたす．尿路結石は頻度の多い疾患であり，尿管の拡張と腎盂内圧の上昇により側腹部や腰背部痛，下腹部痛・鼡径部痛を生じる．血尿も合併する．自然排出を促すが，結石が大きい場合には体外衝撃波による破砕術や経皮的腎砕石術あるいは経尿道的尿管砕石術を行う場合もある．心房細動など不整脈はリスク因子で，造影CTやMRAで診断する．前立腺癌も初期は無症状であるが，排尿障害が多く，残尿感・血尿なども出現することがある．前立腺癌は骨転移しやすく，脊椎転移で腰痛をきたす．

d ▶ 婦人科系

子宮筋腫，子宮内膜症・卵巣嚢腫，生理痛・月経困難症，妊娠特に子宮外妊娠などがある．

子宮筋腫は子宮筋層である平滑筋の良性腫瘍であり，生殖女性の20～30％にみられるが，半数は無症状である．子宮腔内にできる粘膜下筋腫，外側にできる漿膜下筋腫，筋内の筋層内筋腫がある（図2）．粘膜下筋腫は過多月経など婦人科特有の症状が出やすい．漿膜下筋腫は症状が出にくいが，大きくなると周囲組織への圧迫症状としては排尿障害や便秘，腰痛をきたすことがある．子宮内膜症は子宮内膜またはその類似組織が子宮外で増殖する疾患で，20～30歳代の女性に多く不妊の原因となる．月経痛，下腹痛，排便痛，性交痛とともに腰痛がみられる．子宮内膜症の他に卵巣に生じる腫瘍で卵巣嚢腫が生じる．無症状が多いが，大きくなると圧迫症状のひとつとして腰痛が出現する．卵巣嚢腫の破裂あるいは茎捻転は激しい下腹部痛を呈する．

生理痛・月経困難症は生理に同期して症状が出る．特に月経開始の1～2週は月経前症候群として乳房の張り，吐き気・嘔吐，便秘，憂うつ感などの精神的症状とともに，下腹部痛，頭痛，関節痛，腰痛が現われることがある．50～80％の妊婦が腰痛を経験するとされる．腰痛の既往のある女性がリスクが高く．特に妊娠5～7ヵ月に腰痛が多く，産後も乳児の世話や授乳で持続する．腰痛の原因としては胎児・胎盤による体重増加と，重心の前方移動，さらに卵巣ホルモンであるリラキシンによる関節弛緩がある．

e ▶皮膚科系

帯状疱疹は水痘感染後に神経節への潜伏感染が免疫力低下により顕在化してデルマトームに一致した赤い発疹と水泡を呈する疾患である．神経痛であり，皮膚の焼けるような痛み，刺すような痛みなど激痛も多い．帯状疱疹後神経痛は典型的な神経障害性疼痛である．

column

☑ 女性と腰痛

痛みにおいて性差は明らかにあり，多くの疼痛疾患では女性のほうで頻度が高い．一般的に出産イベントをもつ女性のほうが痛みに強いという通念があり，筆者も同じ骨盤骨切り術を受けても男性患者のほうが痛がる印象を持っている．しかし男女の痛みに対するメカニズムの違いは単に性ホルモンの役割の相違だけでは説明しきれない[6]．

column

☑ 妊娠関連骨盤痛[7]

妊娠に関連して生じる骨盤痛（pregnancy-related pelvic girdle pain：PPGP）は一般的には予後良好な疾患である．骨盤輪（図3）の安定性が失われ，腸骨稜から殿溝までの骨盤骨レベルにみられる痛みであり，先述の腰椎レベルの腰痛は含まれない．

原因としては腰痛同様に体重増加や重心の前方移動などの生体力学的要因，リラキシンなどホルモン要因の他，生化学的要因，外傷，代謝，遺伝，変性などの要因が推測されている．リスク因子としてはひねるような動作の繰り返し，腰痛や骨盤痛の既往，骨盤外傷歴などがあるが，妊娠の既往や肥満などは関係ないとされている．

頻度は4～76.4％と報告により幅広いが，精密な研究では16～25％である．腰痛よりも4倍頻度が高い．

PPGPは妊娠初期から出産，そして産褥期にみられるが，妊娠24～36週が最も強く，出産とともにほとんどの患者で症状が消退する．分類は①骨盤輪症候群：恥骨結合痛と両側の仙腸関節痛，②両側仙腸関節症候群：後方骨盤部と仙腸関節部の症状，③片側仙腸関節症候群，④恥骨結合離開：前方骨盤部と恥骨結合部の症状，⑤その他，に分けられる．離開と仙腸関節痛が生じる．特徴的な5つの症状として，歩行時・片脚起立時・階段上り・寝返りの際の恥骨部痛と骨盤や腰仙部の外傷の既往が挙げられる．Patrickテスト（fabereテスト）は仙腸関節障害の代表的診断法であり，股関節屈曲，外転，外旋位による仙腸関節痛の再現をみる（図4）．その他，Gaenslenテスト（図5）など多くの誘発テストがあるが，総じて特異度は高いものの感度が低いために疑陰性を避けるためにはすべての誘発テストを行う必要がある．

画像診断は被曝のリスクのために制限が多く，MRIと超音波が主体となる．X線では2方向の他にinlet, outlet撮影が行われるが，恥骨結合の離開の程度と症状に相関はないとされている．超音波ガイド下の仙腸関節や恥骨結合部への局所麻酔薬注射による症状の再現と緩和は，関節内病変であれば高い特異度を有するとされている．

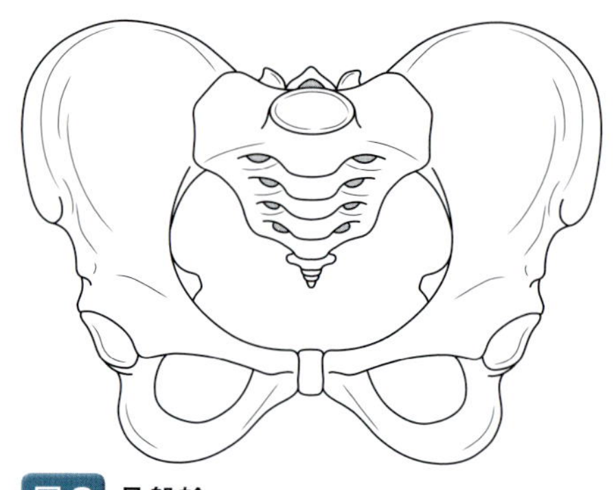

図3 骨盤輪

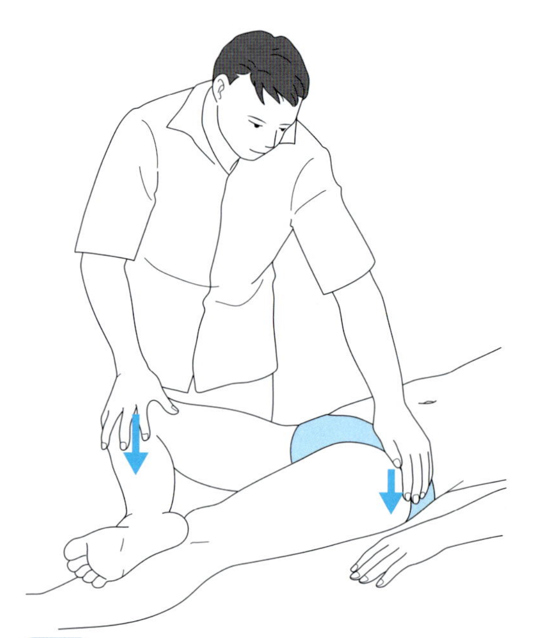

図4 Patrickテスト（fabereテスト）

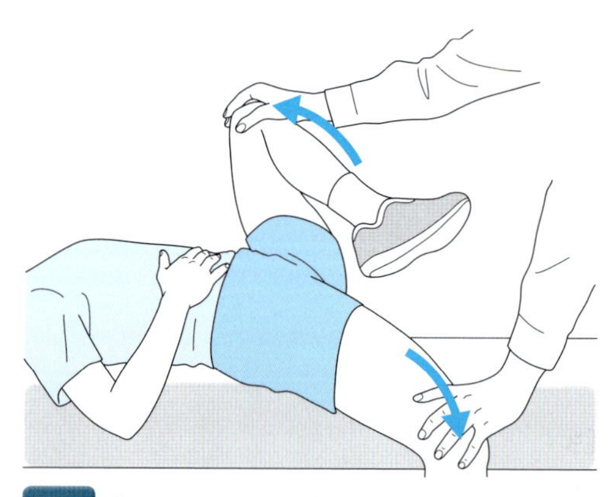

図5 Gaenslenテスト

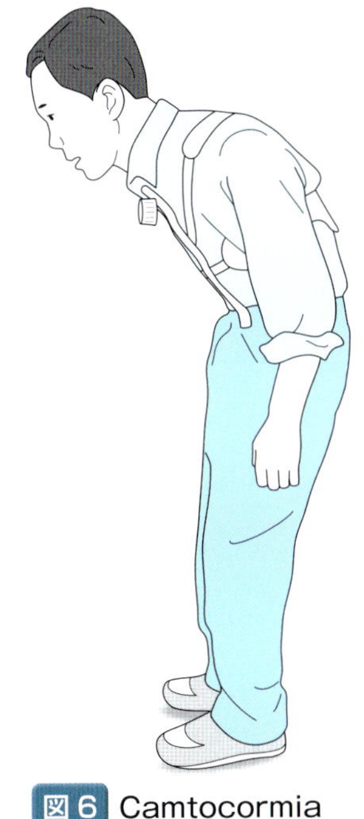

図6 Camtocormia

f ▸ 神経内科系（Parkinson病など）

脳梗塞の他，筋萎縮性側索硬化症など神経疾患，筋炎などの筋疾患により体幹の筋萎縮をきたす神経内科疾患は腰痛の原因となる．さらに姿勢調節障害をきたした場合には体の重心と体幹の不一致をきたすcamptocormiaという状態となる[8]．体幹筋のジストニアをきたすParkinson病はcamptocormiaをきたす代表的な疾患であり（図6），体幹筋に過負荷が生じるために強い痛みを訴える．主に前方傾斜をきたす場合が多く，腸腰筋のジストニアが主因と考える報告もある．薬物での姿勢改善は報告がなく，ボツリヌス毒注射による短期改善の報告のみである．

3 脊椎由来の特異的腰痛

脊椎の悪性腫瘍，感染，骨折が代表であり，脊椎専門医以外ではむしろこれらの病態に注意する．英国のNICEガイドラインでは[2]脊椎由来の腰痛として"悪性腫瘍，感染，骨折，強直性脊椎炎とその他の炎症性疾患"を挙げている[3]．これらの重篤な疾患は診断上最も重要である．

a ▸ 腫瘍性（転移含む）

脊椎腫瘍の大半はがんの転移である．中・高齢者に多い．がん罹患数の増加と並んで分子標的薬などがん治療の進歩による生命予後の改善により担がん患者が増え続けている．がんの進行期には骨転移の頻度はがんの種類によっては極めて高率である

表3 原発臓器別にみた骨転移頻度(%)

四国がんセンターの1959～1997年における剖検での頻度(%).

75%以上	乳腺と前立腺
50%以上	甲状腺と肺
25%以上	腎，頭頚部，子宮
20～25%	食道，卵巣，大腸，胃，膵臓
10～20%	胆道，肝臓，膀胱

(骨転移診療ガイドライン，p2，2015を参考に著者作成)

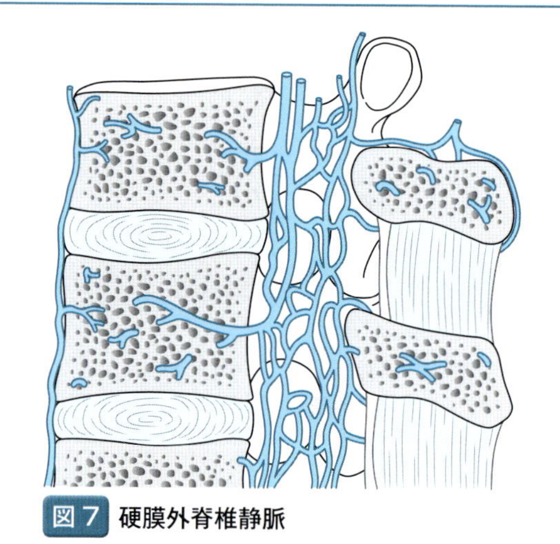

図7 硬膜外脊椎静脈

(表3)，骨転移患者の新規発生数は年15万～25万人と推測されている．さらに原発がんが診断さえされておらず骨転移で初発症状を占める患者も少なくない．したがって腰痛の鑑別としての転移性脊椎腫瘍はいっそう重要となりつつある．なお，ひらがなの"がん"は悪性腫瘍全般を示す．がんには癌(腫)と肉腫があり，癌(腫)は胃癌，肺癌，皮膚癌などの上皮系細胞に由来する悪性腫瘍であり，肉腫は白血病，悪性リンパ腫，骨肉腫などの非上皮系細胞に由来する悪性腫瘍である．骨転移は全身転移を起こした前立腺癌および乳癌患者の約70%，また，肺癌，膀胱癌および甲状腺癌患者の約30%にみられる．なお，2016年8月の米国臨床腫瘍学会ガイドラインによれば，がんサバイバーの40%が慢性疼痛をもつ．

転移性脊椎悪性腫瘍としては肺癌，乳癌，前立腺癌などが多く，他に腎癌，甲状腺癌，多発性骨髄腫，膀胱癌なども骨転移をきたしやすい．ただし2～8%の転移では原発巣が確定できず，原発不明癌として対処する必要がある．転移には胸腔や腹腔臓器からの直接浸潤とともに血行性・リンパ行性による遠隔転移がある．脊椎の硬膜外脊椎静脈(Batson静脈叢)は全身の静脈系と交通を有しており弁構造を持たないために滞留しやすく癌細胞の増殖場となる(図7)．硬膜外脊椎静脈は椎弓根基部から椎体後面で脊椎骨へ連絡しており，硬膜外とともに椎弓根基部周囲での骨転移が成立する．骨破壊をきたす脊椎転移が多い．以前は癌細胞による直接破壊と考えられていたが，癌細胞から分泌されるサイトカインにより破骨細胞が活性化して骨吸収が病的に亢進されることがわかっている．特にRANKLがキーとなるサイトカインであり，骨転移による骨破壊に対しては抗RANKL抗体が現時点では最も有効な薬物治療となっている．ほとんどの前立腺癌と一部の乳癌は造骨性変化をきたす．前立腺癌ではセリンプロテアーゼであるPSAがTGF-βを活性化し骨芽細胞の増殖を引き起こすことで骨梁が肥厚する．

骨転移は初期には無症状も多いが，進行すると局所の痛み，特に安静時痛がみられる．骨破壊が進行し脊椎骨折を生じた場合には痛みの急性増悪とともに体動痛や荷重負荷のかかる坐位や立位が困難となることも多い．脊椎骨折のエピソードに先行して

表4 骨転移の画像パターンと特徴

骨転移のMRIと骨シンチの画像パターンを示す．さらにPETが有力な検査法である．

パターン	例	MRI T1強調	MRI T2強調	MRI 造影T1	MRI 拡散強調	骨シンチ
溶骨型	肺癌 頭頚部癌 腎癌 甲状腺癌	低	高	増強	異常	集積
造骨型	前立腺癌 乳癌 消化器癌 卵巣癌	低	低	不明瞭	不明瞭	高集積
骨梁間型	肺小細胞癌など	等〜低	等	等	等	不明瞭
混合型	肺癌 消化器癌など多数	低	部分的高	部分的増強	部分的異常信号	集積

（骨転移診療ガイドライン，p6，2015より引用）

痛みの増強を訴えることもある．腰椎転移では腰痛以外にも硬膜外腫瘍の神経根への圧迫あるいは脊椎骨折による椎間孔狭窄による神経根痛や麻痺症状が唯一の症状である場合がみられる．多発骨転移の場合には高カルシウム血症を呈している場合も多い．カルシウム値が12 mg以上になると易疲労感や食欲不振，13 mg以上で思考力低下や傾眠が出現し，多尿，口渇，多飲が生じ15 mg以上では昏睡となる．

鑑別では骨粗鬆症と脊椎炎が重要である．血液所見の他に画像検索では骨シンチ，^{18}F-FDG PET，全身MRIが最も有用である．転移における画像所見の特徴を示す(表4)．針生検あるいは切開で採取した腫瘍組織による病理診断が最も確実であるが，採取量が少ない場合には確定診断に至らないこともある．

原発性脊椎腫瘍では悪性腫瘍では骨肉腫，軟骨肉腫が，良性腫瘍では脊椎血管腫，骨巨細胞腫，骨軟骨腫，類骨骨腫などがある．

b ❯ 感染性

脊椎感染症は感染の主な部位により脊椎骨では脊椎炎，椎間板では椎間板炎，硬膜外では硬膜外膿瘍と呼ばれる．中年以降の胸腰椎に多く，前2者ではしばしば腸腰筋膿瘍を併発する．

化膿性脊椎炎[9,10]では胆嚢炎やう歯など他からの血行感染，胸腹部臓器手術後感染の拡大，椎間板穿刺や硬膜外カテーテル・脊椎手術後などの医原性感染などがある．健常者が一般的な細菌感染に罹患した場合には急性症状として発熱・罹患部に一致した腰背部痛で発症するが，多くは黄色ブドウ球菌が起因菌である．逆に担癌患者や糖尿病患者などのcompromised hostでは真菌などの弱毒菌でも罹患し，日和見感染と呼ばれる．発熱などの急性炎症所見をきたさないことが多く，診断に難渋することがあり増加している．発症後3〜4週経過すると椎間板の狭小化や椎体辺縁の不整化がみられる．

結核性脊椎炎[10,11]は古代エジプト以来脊椎感染症の中心であり，脊椎カリエスと呼

表5 脊椎関節炎（ヨーロッパ分類基準）

①炎症性脊椎痛*[1]［脊椎痛（項部，背部，腰部）］あるいはその既注
または
②滑膜炎*[2]（非対称性あるいは下肢に優位）
＋
下記の少なくとも1項目を満たす場合に脊椎関節炎に分類する
1：家族歴　2：乾癬*[3]　3：炎症性腸疾患*[4]　4：尿道炎，子宮頸管炎*[5]，または急性下痢*[6]（発症1ヵ月以内）　5：左右交互の股部痛*[7]　6：靭帯炎*[8]　7：仙腸関節炎*[9]

基準に使われる定義

＊1　炎症性脊椎痛以下の5項目のうち，4つを満たす現在または既往における脊椎痛：①45歳未満の発症　②潜行性発症　③運動による改善　④朝の背部のこわばり　⑤3ヵ月以上の持続.

＊2　滑膜炎：非対称の関節炎，または下肢に優位な関節炎．既往も含める.

＊3　乾癬：医師によって診断された乾癬．現在，または，既往にある.

＊4　炎症性腸疾患：医師によって診断され，X線検査または内視鏡で確認された潰瘍性大腸炎，またはクローン病が，現在，または既往にある.

＊5　尿道炎，子宮頸管炎：関節炎発症前1ヵ月以内の非淋菌性尿道炎または子宮頸管炎.

＊6　急性下痢：関節炎発症前1ヵ月以内の急性下痢.

＊7　交互の殿部痛：両殿部に交互に起こる疼痛．既往も含める.

＊8　靭帯炎：アキレス腱または足底腱膜の付着部における自発痛．既往も含める．診察では付着部に圧痛を認める.

＊9　仙腸関節炎　グレード：0＝正常　1＝疑い　2＝軽度　3＝中程度，4＝完全骨癒合（強直）（改正ニューヨーク診断基準を採用）

（Dougados M et al：Arthritis Rheum **34**：1218-1227, 1991／浦野房三：軸性脊椎関節炎—診断からリハビリ・患者指導まで，新興医学出版，東京，2014より引用）

ばれる．抗結核剤の登場により日本での罹患者数は激減したが，日和見感染として重要な鑑別疾患として残っている．小児期の感染では治療が遅れると成長期に脊椎後弯症となる．造影MRIのT1強調画像で感染部位辺縁の強度増強があれば結核性の可能性が高い．ツベルクリン検査やクォンティフェロン検査を行うが，確定診断には生検による結核菌の同定が必要である．PCR法は迅速に判定できる点が有用である．ただし死菌でも陽性となるので，最終診断には培養が必須となる.

C ▶ 脊椎関節炎[12～17)]

脊椎関節炎はリウマチ因子が陰性で，腱付着部炎を本態とする一群である（表5）．より広義に脊椎関節症として扱われることもある．代表は強直性脊椎炎であるが，関節炎とともに脊椎炎を生じる疾患群が認識されるようになり脊椎関節炎ととらえられるようになった．欧米では関節リウマチとともに2大リウマチ疾患ととらえられており，日本においても関節リウマチと同程度の頻度であったという報告がなされている．現在では脊椎炎を主体とする軸性脊椎関節炎と四肢関節炎を主体とする末梢性脊椎関節炎という分類も作られた．初発症状としては腰背部痛や項背部痛が多い．HLA-B27陽性の頻度が高い．強直性脊椎炎，乾癬性関節炎，反応性関節炎，腸炎合併脊椎関節炎，未分化型脊椎関節炎，さらに類縁疾患として掌蹠膿疱症性関節炎（SAPHO症候群）がある．いずれも関節リウマチ類縁疾患として血清反応陰性関節炎とされていた．いずれもアキレス腱など四肢の腱付着部炎，ソーセージ様の指趾炎と

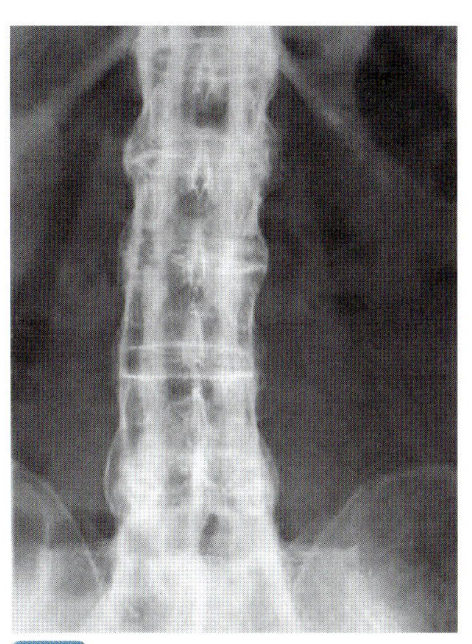

図8 Bamboo spine

ともに脊椎・仙腸関節など体幹の関節炎をきたし腰痛を生じる．さらにブドウ膜炎，腸炎なども合併することがある．

強直性脊椎炎は両側仙腸関節炎とbamboo spineと呼ばれる脊椎炎（図8）が特徴で，成人男性に多い．進行すると脊椎は後弯し一塊となって骨粗鬆化とともに体幹可動性が消失し，腰背部痛とともに体位変換や歩行に強い障害が生じる．強直性脊椎炎での脆弱性脊椎骨折は偽関節になりやすいうえに麻痺を呈しやすい．

乾癬性関節炎では手のDIP関節炎を含めた四肢関節炎が主体であるが，脊椎炎による腰痛が起きることがある．反応性関節炎では尿路感染症や細菌性腸炎の数週後に急性発症する関節炎を主体とする関節炎である．腸炎合併脊椎関節炎は潰瘍性大腸炎やクローン病に生じ，強直性脊椎炎と同様の経過をたどる場合がある．

掌蹠膿疱症性関節炎では手指・足底に生じる掌蹠膿疱症患者に生じる胸鎖関節炎が特徴的である．

d ▶ 骨粗鬆症性（脆弱性骨折）

骨粗鬆症は骨の強さを意味する骨強度の低下により骨折リスクが高くなる骨の障害である．WHOでは「低骨量と骨組織の微細構造の異常を特徴とし，骨の脆弱性が増大し，骨折の危険性が増大する疾患」と定義している[18]．当初は骨量や骨密度を中心とした定義であった．骨密度では成人若年女性の骨密度を100％としたYAM値が用いられることが多い．骨密度だけでは骨の状態を70％程度しか反映していないとして，残りの30％について骨質という概念が作られた．ただ骨質の定量評価が明確でないため，骨折の既往があることを重視した診断になっている．また海外では骨粗鬆症以上に骨折自体の生命予後・QOL障害を重視して，骨折リスク評価ツール（FRAX）が作られている．FRAXは12の質問で10年以内の骨折発生リスクを予測する[19]．

原発性骨粗鬆症の他に，薬物性や副甲状腺機能亢進症，吸収不良症候群などの続発性骨粗鬆症がある．特にステロイド骨粗鬆症は高度な骨粗鬆症になりやすく，低用量でも起こるが，プレドニゾロン換算7.5 mg/日以上は2.2倍の骨折リスクがある[20]．最新の2015年版原発性骨粗鬆症のガイドラインが発行された[21]．

2006年でも日本に1,100万人の脊椎骨折の患者がいると推定され，手関節骨折・大腿骨近位部骨折と並んで脊椎骨折が骨粗鬆症による脆弱性骨折の代表である．一般の外傷による骨折と異なり，日常生活動作でも骨折がみられることがある．また無症状に骨折する場合も珍しくない．脊椎骨折は1ヵ所の骨折で3.2倍，2ヵ所の骨折で9.8倍，3ヵ所の骨折で23.3倍の再発リスクがあるために，予防が重要である[22]．また脊椎骨折では10～20％は1年後も骨が癒合していない偽関節の状態であり，局所の異常可動性が残っていると遅発性に神経障害をきたすこともある．

脊椎骨折は骨癒合すると痛みはほとんどなくなることもあり，X線で脊椎骨の変形があっても痛みの原因とは限らない．また受傷直後では変形がなくとも骨折に伴う痛みを訴えることがあり，痛みの部位が背部正中である場合には注意を要する．MRIのT1強調低信号，STIR（short-T1 inversion-recovery）画像で高信号であれば新鮮骨折があると判断できる．偽関節ではT2強調画像で骨折部の液体貯留を高信号として認めることが多い．また仙骨骨折の報告も増えており，仙骨翼に縦走する骨折線のために骨シンチでHondaサインとよばれる所見を呈する．

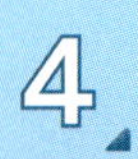

4 神経症状（神経圧迫）が主因の腰痛

a 腰椎椎間板ヘルニア

腰椎椎間板ヘルニアには国際的に統一した定義がないが，日本のガイドラインでは①腰・下肢痛を有する（主に片側，ないしは片側優位）こと，②安静時にも症状を有すること，③SLRテストは70°以下陽性，④MRIなど画像所見で椎間板の突出がみられ，脊柱管狭窄所見を合併していないこと，⑤症状と画像所見が一致すること，を提唱している[23]．有病率は1％，手術を受ける頻度は人口10万人あたり46.3人で男女比は1.6：1である．青壮年者ではSLRテストの陽性率は87％であるが，高齢者では低いために有用性が低い．画像検索ではMRIあるいは脊髄造影後CT撮影を行う．腰椎椎間板ヘルニアはprotrusion type，extrusion type，sequestration typeに大別されることが多い（図9）．

発症初期では下肢痛に平均3.5週先行して腰痛が認められる．すなわち急性腰痛の患者をみた場合には腰椎椎間板ヘルニアの初期症状である可能性を念頭に置いておく必要がある．腰痛のみで下肢痛のない腰椎椎間板ヘルニアがあり，protrusion typeに多い傾向がある[24]．

下肢痛はL4神経根症では膝前面から内側痛，L5神経根症では下腿外側から足背そして母趾への痛みなど，当該神経根のデルマトームに対応する部位に生じる（図10）．各神経根同士のオーバーラップが大きい点に留意を要する．

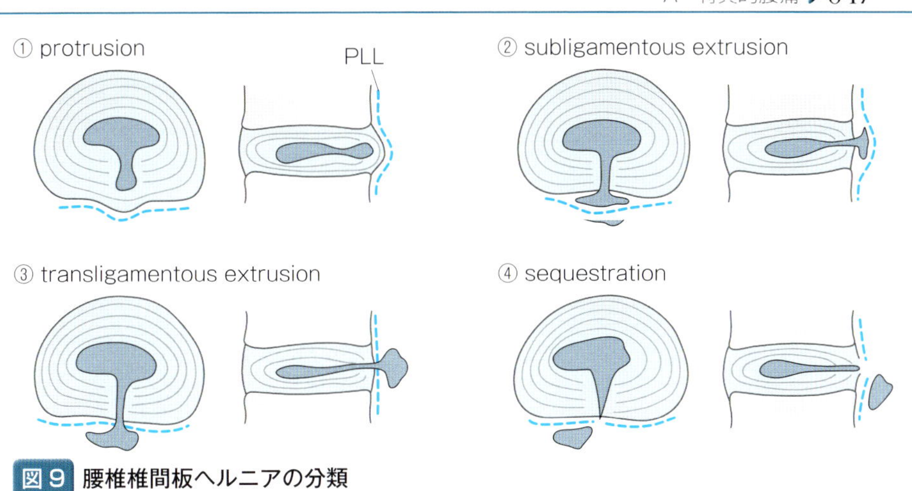

図9 腰椎椎間板ヘルニアの分類

（脊椎脊髄病用語辞典，第５版，南江堂，p117，2015より引用）

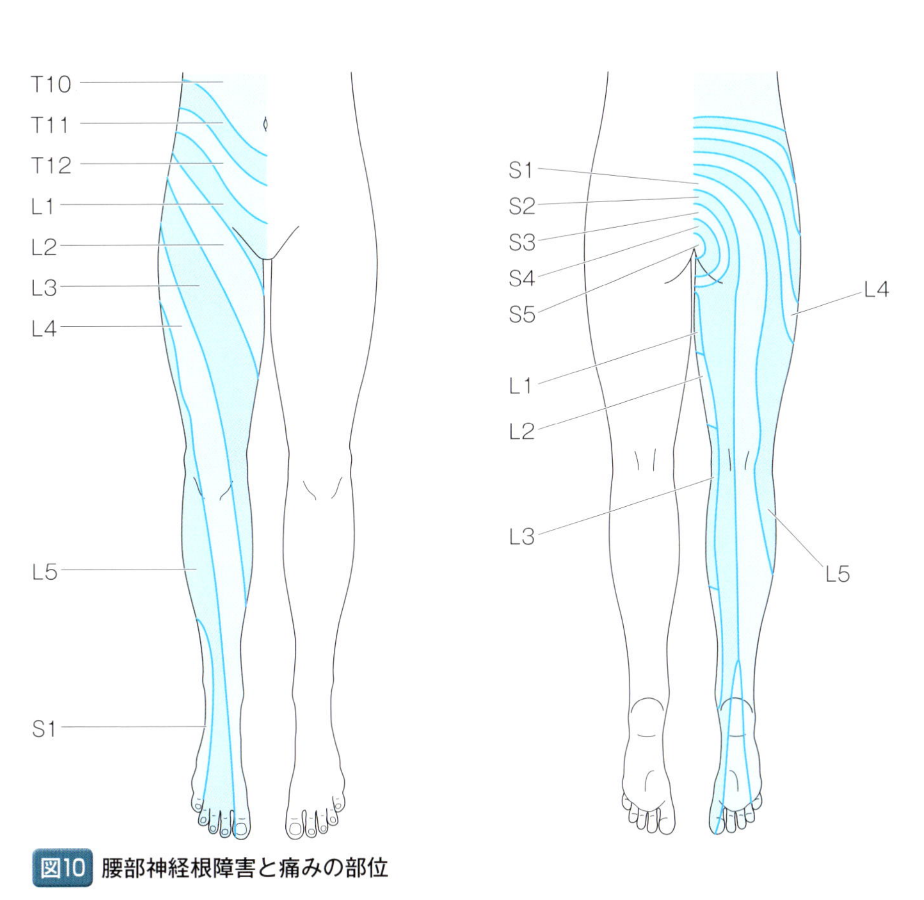

図10 腰部神経根障害と痛みの部位

b ▶ 外側腰椎椎間板ヘルニア

古典的な腰椎椎間板ヘルニアはヘルニアの8割を占めるが，狭義の脊柱管内すなわち椎弓根よりも内側でヘルニア塊が認められ症状を引き起こす．ヘルニアが存在する

表6 間欠跛行の鑑別

腰椎由来の間欠跛行と血管性の間欠跛行の鑑別点を示す．実際には両者の合併もあることに注意する．

	神経性間欠跛行	血管性間欠跛行
末梢冷感	ない	あり
痛みの部位	殿部から足底まで	腓腹部
立位による症状の変化	悪化	改善
前屈や坐位による症状の変化	改善	変化なし
足背動脈	触知可能	触知しない
足関節上腕血圧比(ABI)	正常	低下(0.9以下)

レベルの椎間孔で出ていく神経根でなく，ひとつ下の椎間孔で出ていく神経根の障害をきたす．すなわちL4/5の椎間板ヘルニアの多くはL5/Sの椎間孔から脊椎外へいくL5神経根の症状を持つこととなる．

古典的な脊柱管内の椎間板ヘルニア以外にヘルニア症状をきたす部位として，椎間孔とさらに脊椎外となる椎間孔外のヘルニア(far-lateral herniation)があり，特に後者は外側ヘルニアと呼ばれることが多い．診断がつかずmultiple operated backとして扱われてしまう症例もある．診断に有用な検査としてはMRI T2強調撮影での椎間孔とその外側レベルの傍矢状断像や前額断や神経根の走行に合わせて傾けた前額像などがある．

C ▶ 腰部脊柱管狭窄症(椎間孔狭窄や変性すべり・側弯も含む)

加齢に伴う椎間板の変性や椎間関節症，黄色靱帯の肥厚などで脊柱管の狭窄が進行して神経障害をきたすものである．腰部脊柱管狭窄症は北米脊椎学会ガイドライン(North American Spine Society Guideline：NASS guideline)の定義を日本でも脊椎脊髄病学会が翻訳したものが用いられている．症状として，殿部から下肢の症状があり，神経性跛行を呈する．運動や体位で神経性跛行が改善し，症状が改善する体位があり，画像上の狭窄所見がある，ものである．なお，殿部から下肢の症状には会陰部灼熱感などの馬尾症状を含み，神経性跛行は必ずしも間欠性でなくてもよい．また腰痛はなくてもよい．

鑑別として閉塞性動脈硬化症(arteriosclerosis obliterans：ASO)などの末梢動脈疾患(peripheral arterial disease：PAD)がある．血管性間欠跛行では姿勢による改善がないことや足関節上腕血圧比(ankle brachial pressure index：ABI)の低下すなわち上腕の血圧に比して足首の血圧が低い場合が多いが(表6)，合併例も少なくないことに留意する必要がある．内科医を含めた一般診療医を念頭に置いた診断サポートツールとして日本脊椎脊髄病学会が作成した医師診察による診断サポートツール(図11)がある．

腰部脊柱管狭窄症の症状は，中心性狭窄による馬尾症状を呈する馬尾型と脊柱管の外側にある外側陥凹や椎間孔部での狭窄による神経根型，さらに両方の症状を示す混合型がある．馬尾型は片側性の痛みよりは両下肢のしびれであり，残尿も少なくない．

評価項目		判定(スコア)	
・病歴			
	年齢	□60歳未満 □60〜70歳(1) □71歳以上(2)	
	糖尿病の既往	□あり	□なし(1)
・問診			
	間欠跛行	□あり(3)	□なし
	立位で下肢症状が悪化	□あり(2)	□なし
	前屈で下肢症状が軽快	□あり(3)	□なし
・身体所見			
	前屈による症状出現	□あり(−1)	□なし
	後屈による症状出現	□あり(1)	□なし
	ABI 0.9	□以上(3)	□未満
	ATR低下・消失	□あり(1)	□正常
	SLRテスト	□陽性(−2)	□陰性

7点以上の場合は，腰部脊柱管狭窄症である可能性が高い
ATR：アキレス腱反射，SLR：下肢伸展拳上テスト

図11 腰部脊柱管狭窄症診断サポートツール

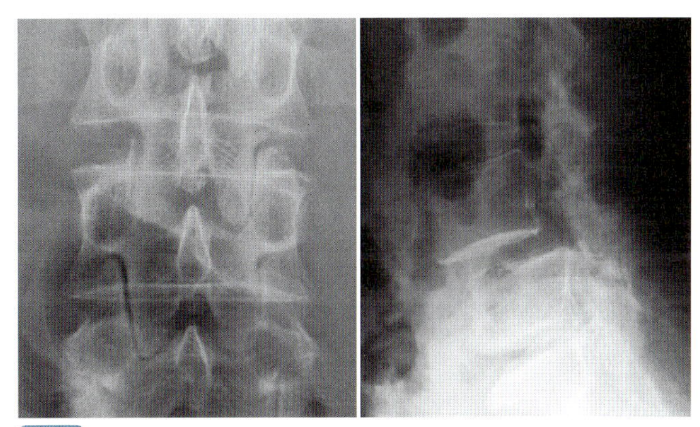

図12 腰椎すべり症患者のX線写真

進行すると会陰部の灼熱感や感覚低下，両下肢の知覚障害や運動障害，尿閉・尿失禁・便失禁といった膀胱直腸障害が出現する馬尾症候群と呼ばれる状態となり，手術適応である．神経根型は片側性で罹患神経根に一致した放散痛や筋力低下，腱反射低下を示す．一般に予後が良好であるが，後根神経節(ガングリオン)に病態が及んだ場合には強く各種薬剤・ブロックに抵抗する神経障害性疼痛を呈する場合がある．

腰椎変性すべり症は前後方向へのすべりにより生じ，中年以降の女性に多い．椎間関節の矢状面化がみられることが多く，X線で通常斜面でみえる椎間関節面が正面像でW状にみえる(図12)．腰痛そして下肢症状と狭窄症に準じた症状がみられる．

column

☑ 末梢動脈疾患(PAD)と股関節疾患に要注意

閉塞性動脈硬化症(ASO)はメタボリック症候群などによる生活習慣病のひとつである．末梢動脈がアテローム性動脈硬化によって血流不全となり，下肢の痛みやしびれ，潰瘍や壊死を起こす疾患である．現在，Buerger病などを含めて末梢動脈疾患(PAD)と呼ばれることが多い．実際は全身の血管病変を有することも多く，脳血管障害や心筋梗塞などを発症するリスクも高い．足関節上腕血圧比(ABI)が代表的な診断法で他に足趾上腕血圧比(toe brachial index：TBI)がある．PADは血管性間欠跛行を呈し，腰部脊柱管狭窄症による間欠跛行との鑑別が重要であるが，腰部脊柱管狭窄症にPADが7～26％程度合併している．またPADは全身動脈硬化の一環であることが多く，循環器内科との連携が重要である．
鼡径部痛では腰椎疾患と股関節疾患の鑑別がしばしば問題となる．身体所見とともにX線やMRIなど画像評価を行う．股関節内への局所麻酔薬注入による痛みの改善の有無が最も有用である．

column

☑ ガングリオン・滑膜嚢腫

腰椎の画像診断の進歩とともに嚢胞性病変が指摘されることが増加している．病態が明確にならないものも多くガングリオン・滑膜嚢胞(synovial cyst)，さらに発生部位によって椎間関節嚢腫(facet cyst)，椎間板嚢腫など様々な呼称で呼ばれる．特にすべり症や不安定症など腰椎変性度の強い患者で起きやすい．圧迫性神経障害として下肢痛とともに腰痛さらには狭窄症状を訴えることがある．

column

☑ Lipomatosis[25～28]

脊柱管の広い範囲に硬膜外脂肪の増殖により神経組織への圧迫症状を呈する病態である．肥満やステロイド内服などが多い．ダイエットや運動による減量で症状が改善することが知られている．硬膜外の脂肪組織には炎症性サイトカインの遺伝子発現が多くみられ，lipomatosisにおける慢性炎症そして痛みへの関与が推測されている．

文献

1) Thrumurthy SG, Karthikesalingam A et al：The diagnosis and management of aortic dissection. BMJ **344**：d8290, 2011
2) 循環器病の診断と治療に関するガイドライン(2010年度合同研究班報告)，2011年，大動脈瘤・大動脈解離診療ガイドライン(2011年改訂版)，高本眞一班長
3) 伊藤由紀子：胆嚢結石症，胆嚢炎．門脇　孝，永井良三(総編集)，カラー版内科学，西村書店，東京，p992-994，2012
4) 八島陽子：急性膵炎．門脇　孝，永井良三(総編集)，カラー版内科学，西村書店，東京，p1008-1010，2012
5) 循環器病の診断と治療に関するガイドライン(2005～2008年度合同研究班報告)，2009年，末梢閉塞性動脈疾患の治療ガイドライン(重松宏班長)
6) Melchior M, Poisbeau P et al：Insights into the mechanisms and the emergence of sex-differences in pain. Neuroscience **338**：63-80, 2016

7) Kanakaris NK, Roberts CS et al：Pregnancy-related pelvic girdle pain：an update. BMC Med **9**：15, 2011
8) Lenoir T, Guedj N et al：Camptocormia：the bent spine syndrome, an update. Eur Spine J **19**：1229-1237, 2010
9) Kim CW, Currier BL et al：Infections of the Spine Rothman-Simeone The Spine 6th ed, Herkowitz HN, Garfin SR et al(ed), Elsevier, Philadelphia, p1513-1530, 2011
10) 馬場久敏：化膿性脊椎炎．結核性脊椎炎．標準整形外科学，第12版，松野丈夫，中村利孝(総編集)，医学書院，東京，p582-585, 2014
11) 増田彰男：結核性脊椎炎(いわゆる脊椎カリエス)．整形外科クルズス，第4版，中村耕三(監)，織田弘美ほか(編)，南江堂，東京，p295，2003
12) 藤田豊久，井上康二ほか：わが国における脊椎関節炎の有病率．日脊椎関節炎会誌 **2**：47-52, 2010
13) 浦野房三：強直性脊椎炎から軸性脊椎関節炎へ．Clin Rheumatol **26**：154-160，2014
14) Garg N, van den Bosch F et al：The concept of spondyloarthritis：where are we now? Best Pract Res Clin Rheumatol **28**：663-672, 2014
15) van Tubergen A：The changing clinical picture and epidemiology of spondyloarthritis. Nat Rev Rheumatol **11**：110-118, 2015
16) Paramarta JE, Baeten D：Spondyloarthritis: from unifying concepts to improved treatment. Rheumatology(Oxford) **53**：1547-1559, 2014
17) Khan MA：Update on spondyloarthropathies. Ann Intern Med **136**：896-907, 2002
18) Assessment of fracture risk and its application to screening for postmenopausal osteoporosis. Report of a WHO Study Group. World Health Organ Tech Rep Ser **843**：1-129, 1994
19) FRAX® 骨折リスク評価ツール．〈http://www.shef.ac.uk/FRAX/tool.jsp?lang=jp〉[参照 2017-8-18]
20) 日本骨代謝学会ステロイド性骨粗鬆症の管理と治療ガイドライン改訂委員会(編)：ステロイド性骨粗鬆症の管理と治療ガイドライン，2014年改訂版，2014
21) 骨粗鬆症の予防と治療ガイドライン作成委員会：骨粗鬆症の予防と治療ガイドライン2015年版．ライフサイエンス出版，東京，2015
22) Lunt M, O'Neill TW et al：Characteristics of a prevalent vertebral deformity predict subsequent vertebral fracture：results from the European Prospective Osteoporosis Study(EPOS). Bone **33**：505-513, 2003
23) 日本整形外科学会，日本脊椎脊髄病学会(監)：腰椎椎間板ヘルニア診療ガイドライン，第2版，南江堂，東京，2011
24) Pople IK, Griffith HB：Prediction of an extruded fragment in lumbar disc patients from clinical presentations. Spine(Phila Pa 1976) **19**：156-158, 1994
25) Noël P, Preux G et al：Epidural lipomatosis：a possible cause of back pain. Ann Phys Rehabil Med **57**：734-737, 2014
26) Fogel GR, Cunningham PY 3rd et al：Spinal epidural lipomatosis: case reports, literature review and meta-analysis. Spine J **5**：202-211, 2015
27) Fassett DR, Schmidt MH：Spinal epidural lipomatosis：a review of its causes and recommendations for treatment. Neurosurg Focus **16**(4)：E11, 2004
28) Fujita N, Hosogane N et al：Potential involvement of obesity-associated chronic inflammation in the pathogenesis of idiopathic spinal epidural lipomatosis. Spine(Phila Pa 1976), 2016

B 腰痛出現のメカニズム

1 痛みの感覚的体験の基本的メカニズム―― 侵害受容性疼痛

熱刺激，機械刺激，化学刺激，炎症といった刺激によって末梢の自由神経終末に存在する侵害受容器が活性化されて生じる痛みが，私たちが最もなじみ深い痛み感覚経験である侵害受容性疼痛である（図1）．末梢神経ではAδ線維およびC線維が刺激を伝達する役割を果たす．感覚神経終末においてTRP（transient receptor potential）チャネルを含むいくつかのイオンチャネルが感覚神経細胞に発現することにより，侵害性刺激の感知に関わる．突起が有髄のAδ線維は，侵害刺激が加わってすぐに感じる鋭い痛み「一次痛」を伝え，無髄のC線維は一次痛に続いて起こるうずき「二次痛」を伝える．痛みに関する情報は，侵害受容器から脊髄を経て大脳へと伝達される過程において，直列的につながった一次から三次までのニューロンによって中継される．侵害受容性疼痛は，生体にとって不可欠な警報といえる．椎間関節由来の痛みや椎間板の線維輪外側部由来の痛みは，基本的にこの侵害受容性疼痛としてとらえられてい

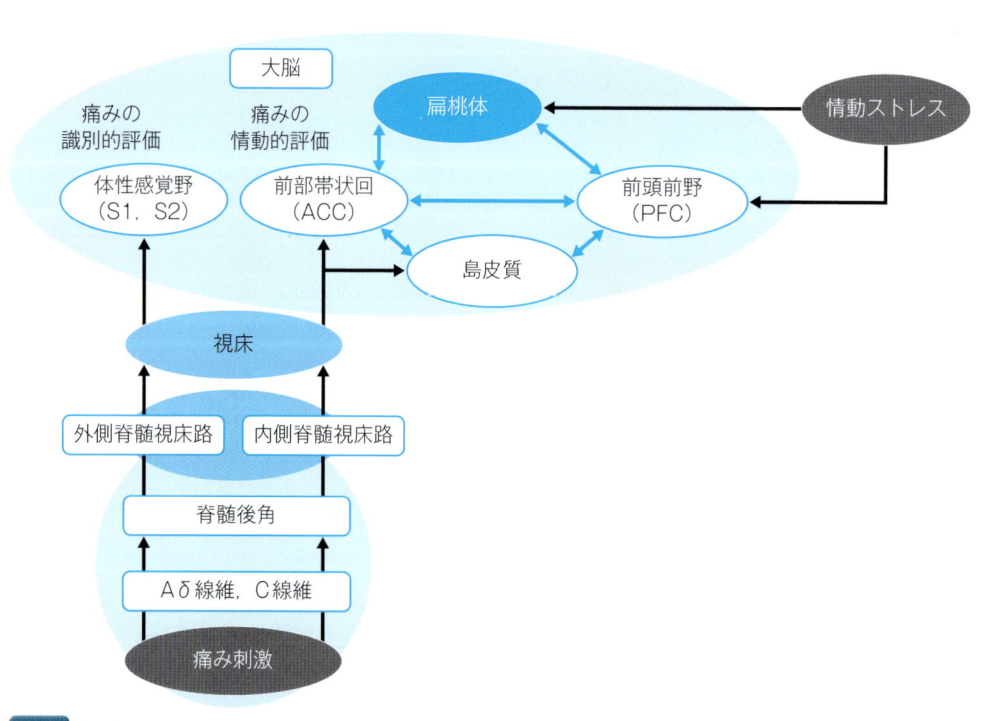

図1 侵害受容性疼痛の情報伝達経路

（中塚映政：侵害受容性疼痛．日医師会誌 **143**：S34-S35，2014より引用）

る．炎症に伴う痛み（炎症性疼痛）も，炎症性物質が感覚神経終末を興奮させることによって生じるため，侵害受容性疼痛に含まれる．

- 皮膚を代表とする末梢の痛覚に関連する受容器として，自由神経終末に侵害受容器がある．自由神経終末の細胞膜に存在する受容体には機械刺激，熱刺激，冷刺激，化学刺激に反応するものがある．
- 炎症や神経損傷のみならず不動化がトリガーとなり，脊髄後角ニューロンからグルタミン酸などの疼痛関連分子の分泌量が増し，二次ニューロンの興奮性が高まり，痛覚過敏が生じる．
- 脊髄における痛みの伝達に関係するレセプターは，痛みの情報そのものを伝達するレセプターと痛み情報を抑制するレセプターに大別される．前者には，痛み情報の伝達に重要な神経伝達物質であるグルタミン酸のレセプターがその代表であり，後者にはGABAやオピオイドレセプターなどがある．

2 代表的な腰椎由来の侵害受容性疼痛

椎間関節，椎間板（後方線維輪）および後縦靱帯，仙腸関節，さらには筋（筋膜）といった組織が，腰痛の感覚体験の起源である場合が多いと想定される．しかし，その起源と誰もが納得する根拠を持って示すことがいまだに容易ではない．結局は，非特異的腰痛の範疇とされてしまう所以である．

a 椎間関節性

関節包や関節突起の筋付着部に侵害受容器が豊富に存在することがYamashitaらの研究によって明らかになっている[1]．椎間関節とその周囲筋は比較的低い機械的閾値[2]の侵害受容器を含むため，動作や姿勢に起因するごく軽度の腰痛は，椎間関節性や筋性の可能性が高いのかもしれない．

腰椎伸展時には椎間関節への荷重負荷の増大が関節包を伸張させ，メカニカルストレスにより侵害受容器を刺激して疼痛が生じると想定される．また，椎間関節は滑膜関節であるため炎症が起きやすく，変性を基盤にした疼痛誘発が多いと想定されるものの，変性がなくてもメカニカルストレスに伴う軽微な炎症反応によっても侵害受容器が刺激されて腰痛を生じる可能性もある[3]．

脊髄神経後枝内側枝は，同一レベルとひとつ下のレベルの2つの椎間関節を支配する[4]．L4/5椎間関節であれば，L4とL3の内側枝が支配する．この分枝は傍脊柱筋，殿部，大腿外側部なども支配しているためか，これらの部位での関連痛（痛みの発生部位から離れた部位で感じられる痛み）を伴うことがあるとされる[5]．殿部や大腿外側の痛みが生じる理由としては，椎間関節の炎症は，関節外に波及し神経根や後根神経節にも影響を及ぼす可能性があることも挙げられる．また，椎間関節での炎症性疼痛（侵害受容性疼痛）が，持続的な不安定性に伴う負荷などが持続すると，自由神経終末および脊髄後角で感作が生じ，神経障害性疼痛様の過敏な疼痛を伴うステージになる可能性がある．

診察所見としては，特に高齢者で最大後屈あるいはKempの手技を行った際に誘発される片側性の腰痛で，患者自身が最強部位を示せる場合に，痛みの起源として椎間関節を疑うことになる．片側L4/5例が多く，その部位の圧痛も有力な所見とされている[6]．

b ▶ 椎間板性

椎間板背側部，後縦靱帯は洞脊椎神経に，椎間板側方（椎間孔）部は交通枝，および腹側部は傍脊椎交感神経幹により支配されている[7]．椎間板線維輪の外側1/3に感覚神経線維が存在する．よって椎間板に過度なメカニカルストレスが加わり，線維輪の損傷が外側に加わり炎症を伴えば腰痛が生じる．一方，椎間不安定性があり持続的な炎症を伴っている状態などが想定される病的な椎間板では，炎症性サイトカインが椎間板周囲に存在する自由神経終末を活性化し，その疼痛伝達神経が線維輪の内層まで入り込む可能性が，千葉大学整形外科の長年に渡る研究を主軸に指摘されてきた[8〜12]．椎間関節でも同様のことを述べたが，後方線維輪での炎症性疼痛（侵害受容性疼痛）は神経障害性疼痛様の中枢性感作（脊髄感作）を伴うステージになる可能性がある．

椎間板および後縦靱帯は機械的な有害刺激に対する感受性は低いため，比較的大きなメカニカルストレス（椎間板圧縮力や剪断力）に伴う組織障害で誘発されると考えられる[2]．

椎間板の知覚は，交通枝，交感神経幹を経てL2後根神経節に入力されると指摘されているが[8]，関連痛としては，L2デルマトームともいえる鼡径部エリアが有名である．

画像所見に関しては，椎間腔の狭小化を代表とする単純X線の変性所見のみで判断し，患者に椎間板由来の痛みであると通告することは望ましくない．

ぎっくり腰の場合，立位側面で椎間腔の後方開大がある場合は，後方線維輪への髄核の移動（線維輪の亀裂）を間接的に疑う所見といえるかもしれない（図2）．

長時間の坐位，坐位からの立ち上がり，前屈動作および中腰姿勢（軽度前屈姿勢）での片側優位であっても両側性の，特に体表よりも深部の腰痛は椎間板由来を疑う[6]．Tonosuらは，コントロールと比較した椎間板性腰痛を疑う問診情報の特徴として，坐位での腰痛，坐位から立ち上がり時の腰痛，坐位でモゾモゾ動く，洗面動作時の腰痛，前屈時の腰痛を挙げた[13]．このような腰痛が1ヵ月以上持続する場合，MRIにてHIZ（high intensity zone）およびModic type 1変化があれば，椎間板性由来の腰痛を疑う精度が高まる（図3）であろうが，残念ながら感度が高いという印象はなく，これを強調するとfear-avoidanceモデルに陥るリスクもあるので，説明の仕方には注意を要する．

column

☑ High intensity zone（HIZ）

HIZとは，MRI T2強調画像で椎間板後方，線維輪外側に生じるhigh intensityを認める所見を指す（図4）．椎間板変性は軽度〜中等度であり椎間板のbulgingまたはprotrusion typeのヘルニアに合併した所見である．1992年にAprillらが報告[14]して以来，腰痛との関連が示唆されている．

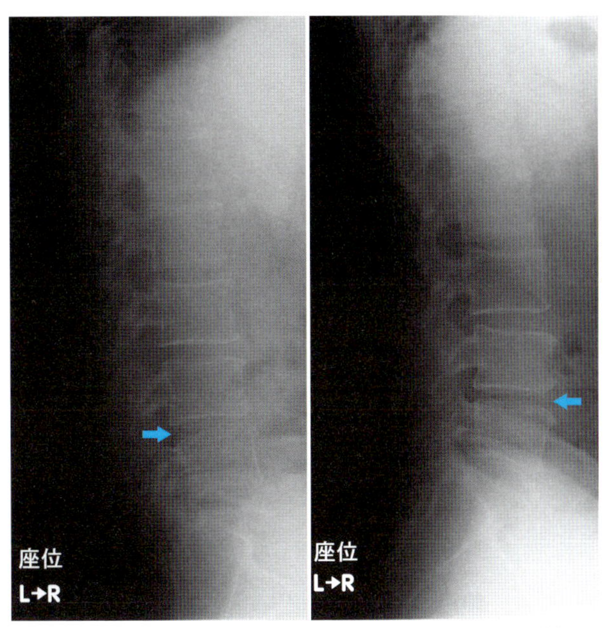

a. 治療前（L4/5の後方開大と骨盤後傾）　b. 治療後（後方開大の改善）

図2 ぎっくり腰の坐位X線像

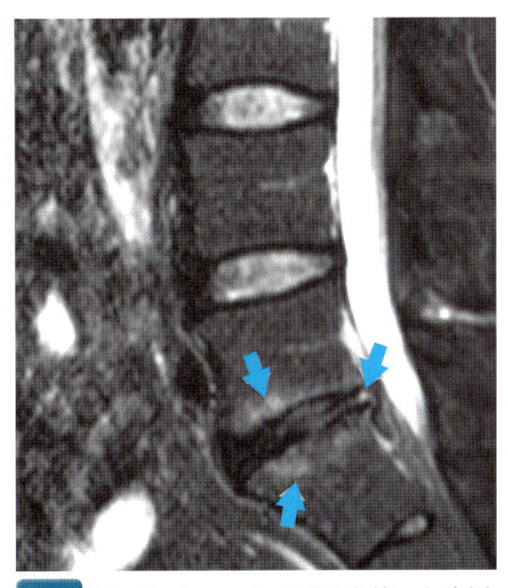

図3 Modic type 1でHIZも伴った症例

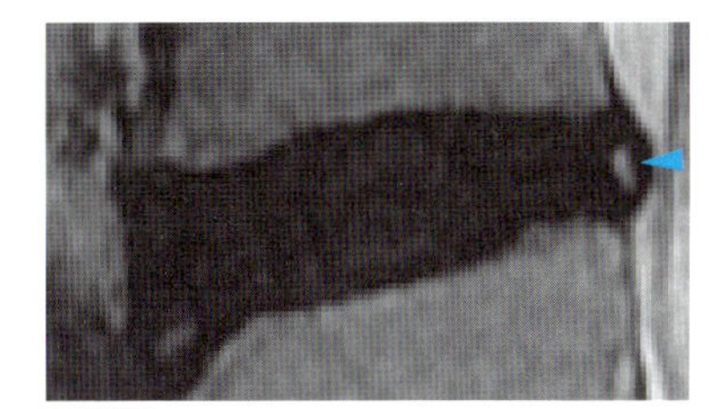

図4 High intensity zone (HIZ)

（唐司寿一先生ご提供）

われわれが，100名の勤労者の腰椎MRI・T2強調画像矢状断像を撮影し，「以前に医療機関への通院を要するほどの腰痛を生じた既往」との間に関連がある所見について検討した結果，「椎間板変性」，「椎間板膨隆」とともに「HIZ」が関連していたが，「すべり」とは関連がなかった[15]．一方，同じシリーズの10年追跡調査においてHIZも含め，腰痛と関連があった画像所見はなかった[16]．

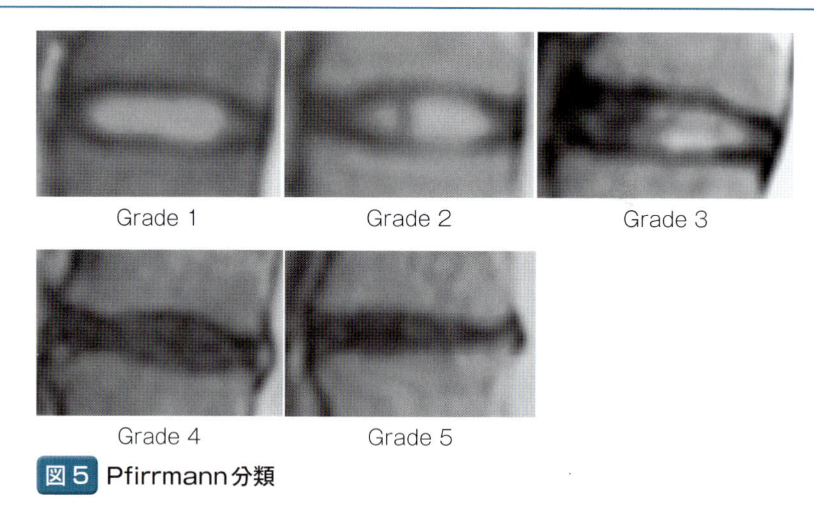

図5 Pfirrmann分類

（寺口真年先生ご提供）

column

MRIでの椎間板と椎体終板の変化

MRIにおける椎間板の変性所見はT2強調画像における椎間板の信号低下としてしばしばみられ，プロテオグリカンの濃度の低下を示しているとされている．T2強調画像矢状断を用いて変性を5段階に分類したPfirrmann分類が用いられる[17]（図5）．Grade 1は椎間板の輝度が高信号（白）である変性のない正常所見，Grade 2は，椎間板は白いが水平に黒い線がみられるもの，Grade 3は椎間板が灰色のもの，Grade 4は椎間板が灰色～黒で椎間板高がやや低下しているもの，Grade 5は椎間板が黒く椎間板高が高度に低下しているもの，と定義されている．一般臨床ではGrade 4（またはGrade 3）以上を椎間板の変性所見と判断することが多い．椎間板の変性が腰痛の原因になりうるという報告がある一方，椎間板変性と腰痛には関連がないという報告も多く，まだ議論の一致がみられていない．Teraguchiらは975名の腰椎MRIを解析し，椎間板変性単独では腰痛との関連はみられなかったが，椎間板変性と椎体終板の変性の併存は腰痛と関連していたと報告している[18]．

MRI T2 mappingという手法を用いると，Pfirrmann分類のgradeが髄核T2値を段階的に反映することが示されている[19]．さらには，MRI T1 rho mappingという軟骨変性の質的評価の指標が有痛性椎間板の診断に役立つ可能性が指摘されている[20,21]．

MRIにおける椎体終板の変性所見はModicらにより報告され，Modic changeと呼ばれている[22]．椎体終板がT1強調画像で低信号かつT2強調画像で高信号を呈するtype 1（終板軟骨の亀裂に関連し，軟骨下骨内の血流増加を反映），T1強調画像，T2強調画像でともに高信号を呈するtype 2（骨髄の脂肪変性），T1強調画像，T2強調画像でともに低信号（軟骨下骨の硬化）を呈するtype 3に分類され，変性の進行とともにtype 1からtype 2，type 2からtype 3へ進行するとされる（図6）．Jensenらのレビュー[23]によると，腰椎にModic changeがみられる割合は14％で，type 2，type 1の順に多くtype 3は最も少ない．Modic type 1は変性と椎間不安定性に伴う椎体終板の炎症所見と解釈され腰痛の原因と考えることができるが，同変化は感染性椎体・

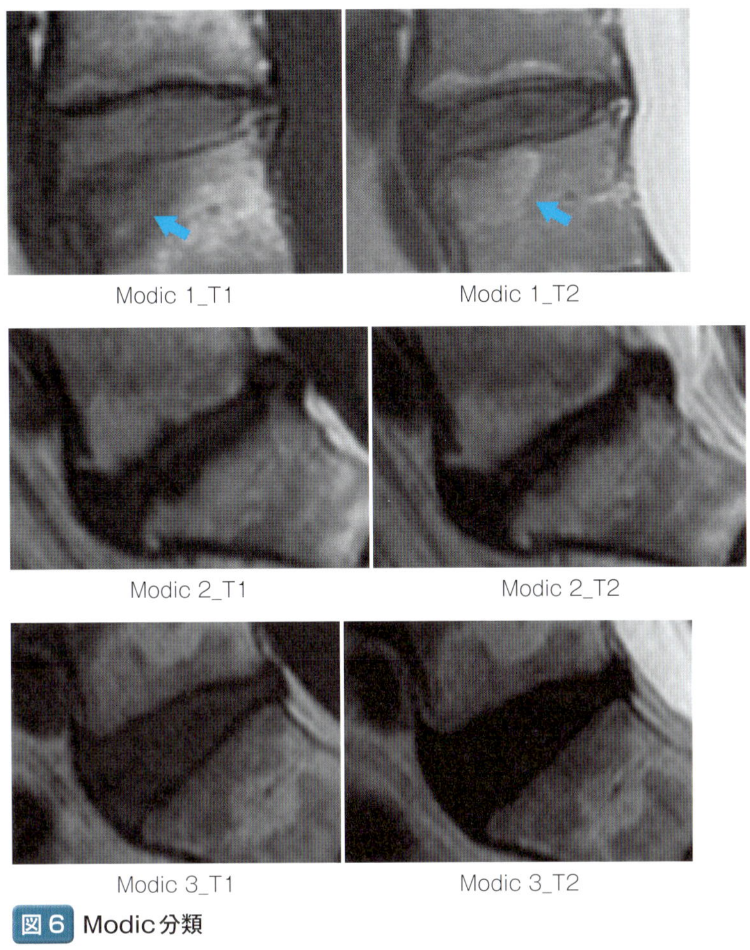

図6 Modic分類

（寺口真年先生ご提供）

椎間板炎の際にもみられるため注意を要する．これらの鑑別には血液検査やFDP-PET（現時点では保険適用外）が有効だが，Ohtoriらは MRIや血液検査所見から感染を否定されたModic type1変化を2年間追跡調査の結果，4.2％は感染であったと報告している[24]．Modic changeと思われるMRI所見の中に感染が含まれているケースがあることを念頭に置く必要がある．

column

喫煙と椎間板変性

喫煙は，椎間板変性との関連が示されているのある唯一の化学物質曝露である．喫煙と椎間板変性の関係を調べた双生児研究では，その差はわずかであったものの喫煙群のほうが非喫煙の同胞よりも有意に多く変性がみられたと報告されている[25]．

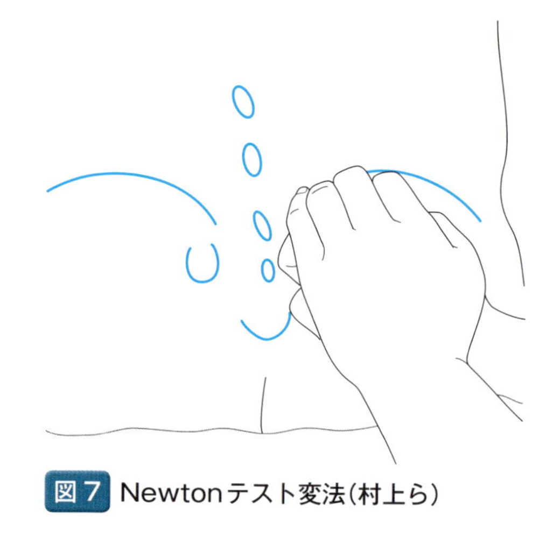

図7 Newtonテスト変法(村上ら)

c ▶ 仙腸関節性

仙腸関節は後方で強靱な骨間仙腸靱帯と後仙腸靱帯で統合されており可動性が小さいが，関節面が荷重線に対して垂直に近く，荷重に対して剪断力を生じやすい構造であり，メカニカルストレスにより関節に微小なディレンジメントが生じる可能性がある．L5より下部の軸性慢性腰痛患者の15～30％が仙腸関節由来ともいわれているが[26]，関節内と関節外由来の痛みがある．変性に伴うもの，あるいは脊椎関節炎の場合は主に前者であり，交通外傷や転倒，あるいは足の踏み外しといったちょっとした外傷や出産がトリガーとなった場合は後者が主因とされる[27]．臨床現場では，後者の関節外の症例のほうが多いと思われる．

村上は，上後腸骨棘付近の痛みが主であるが，椎間板性と同様に鼡径部，あるいは椎間関節性と同様に殿部，大腿外側部にデルマトームに一致しない関連痛が生じると報告している[28]．

上後腸骨棘付近を，痛みの最強部として指し示すことができ，腹臥位でこの部位への圧迫を加えることにより一貫して疼痛が誘発される場合(Newtonテスト変法，図7)，仙腸関節の痛みであることを疑うことができる[28]．

単純X線での仙腸関節の変性を疑う骨硬化像と痛みの関連は認められない．MRI STIR(Short-T1 Inversion Recovery)画像での関節面近傍骨や関節周辺組織像の高信号領域(図8)があれば，仙腸関節炎とする診断精度が高まる．しかし，これも臨床所見との関連に一貫性はないようである[27]．本所見は強直性脊椎炎を代表とする脊椎関節炎の早期診断に重要視されている[29]．

d ▶ 筋筋膜性

局所の有痛性の索状硬結があることを基本としたトリガーポイントを有する筋筋膜性疼痛症候群と，CWP(p007参照)の発展系ともいえる線維筋痛症のような広範囲な圧痛を有する場合もある．トリガーポイントを圧迫すると放散痛を伴ったり痛覚過敏

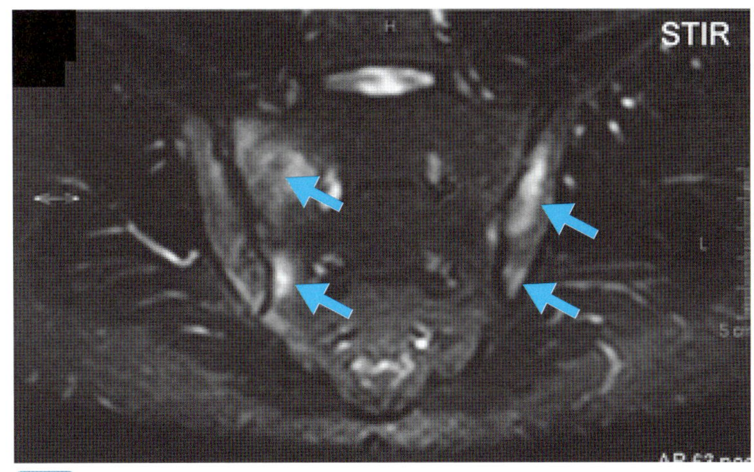

図8 MRI STIR画像

矢印：仙腸関節周囲の高信号域

（門野夕峰先生ご提供）

1. 広範囲にわたる疼痛の病歴（3ヵ月以上）
   上半身・下半身を含めた対側性の広範囲の疼痛と頚椎・前胸部・胸椎・腰椎部の疼痛，いわゆるaxial skeletal painが存在

2. 18ヵ所の圧痛点のうち11ヵ所以上に疼痛を認める
   後頭部：後頭骨下部筋付着部（左右）
   下頚部：C5～C7における横突間帯の前部（左右）
   僧帽筋：上側縁の中間点（左右）
   棘上筋：内側縁付近の肩甲棘の上（左右）
   第2肋骨：第2肋骨軟骨接合部，接合部上面のすぐ脇（左右）
   外側上顆：上顆から遠位2 cm（左右）
   殿部：外側に張り出した片側殿部を四分割した上外側（左右）
   大転子：転子窩突起の後部（左右）
   膝：関節線近傍の内側脂肪体（左右）

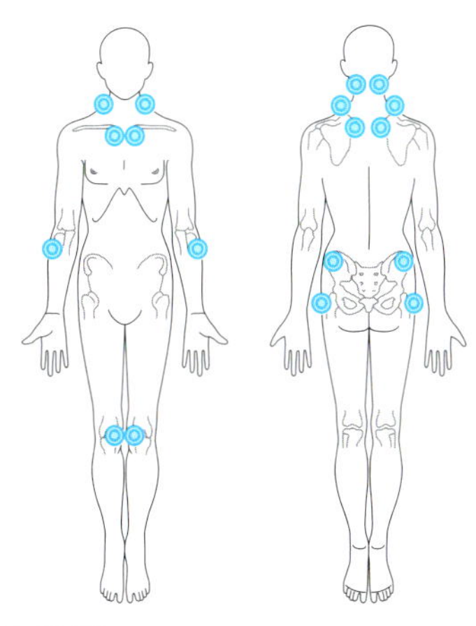

図9 旧線維筋痛症の圧痛点（米国リウマチ学会の旧線維筋痛症診断基準）

（文献32より引用）

であったりする．近年，不動化に伴い発現し炎症性メディエーターとしても機能する神経成長因子（nerve growth factor：NGF）などが痛覚過敏な遅発性筋痛の要因であることが報告されている[30]．

有痛性の索状硬結は，アンバランスな不良姿勢による筋疲労に，ストレスに伴う交感神経優位な時間が長くなることによる筋収縮や恐怖回避行動といえる腰痛ベルトを習慣化するといった腰部・殿部の不動化などが重なるなどしてできるのであろう．トリガーポイントの過敏な反応は，中枢性感作（脊髄感作）の潜在を疑う必要がある．

伊藤は，腰痛，仙骨部痛，殿部痛，骨盤痛ごとに，臨床上有用なトリガーポイントマップを提案している[31]．1990年の米国リウマチ学会線維筋痛症診断基準で提示された圧痛点[32]は，中枢機能が関与した全身的な筋の痛覚過敏があることを確認するのに活用するとよい（図9）．

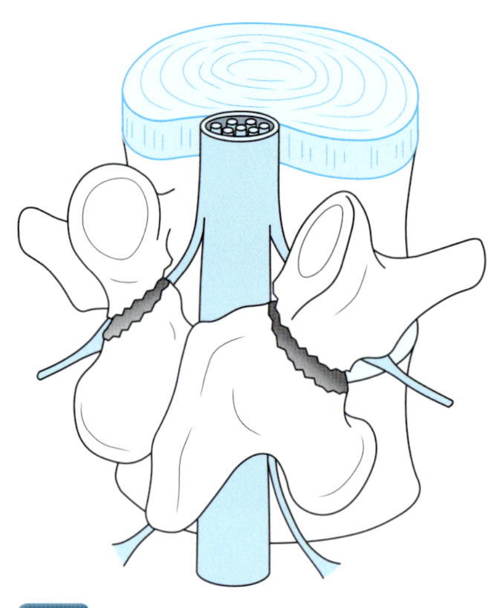

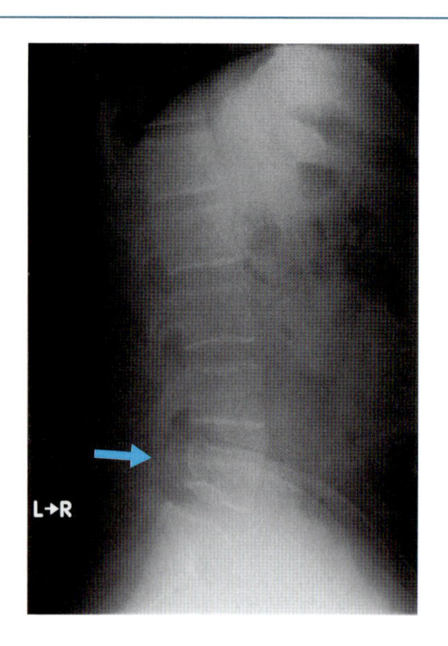

図10 腰椎分離症

e ▶ 分離症

スポーツ活動が盛んとなる10～15歳に生じる，脊椎の関節突起間と呼ばれる部位に生じる疲労骨折で，強い後屈や捻りの繰り返しで起きる．痛みは関節突起に一致して正中やや外側に強い．ある程度進行するとX線の特に斜位で骨折線が明瞭に写る（図10）．関節突起間の尾側から分離が始まるが，それ以前でもMRIによるSTIR画像で分離部に隣接した椎弓根に高信号の出現がみられる．

またすべり症への進行は脊椎の骨成熟と関連がある．小学生では椎体と椎間板の間の二次骨化核が骨化しておらず，力学的に脆弱なためすべり症に進行しやすい．また女性に頻度が高い[33]．

f ▶ 脊柱変形（後側弯）と腰痛

変性側弯症は未成年の側弯症と異なり中年以降に左右非対称の椎間板の狭小化により胸腰椎から腰椎に生じる．脊椎はすべりと回旋変形を呈するため，X線では後側弯と側方すべりがみられ腰背部にハンプを形成する．下位腰椎での非対称性の椎間板高の減少などが進行リスクとされる．またサルコペニアによる背筋筋力低下や骨粗鬆症性脊椎骨折による後弯変形なども原因と考えられている．これら様々な病態によるために総括して成人脊柱変形として扱われることが多くなっている．後弯変形自体が生命予後へ影響するとされる他，逆流性食道炎などのgastroesophageal reflux disease（GERD：胃食道逆流症）が高率にみられる．また前方注視が困難になるために，代償性の頚椎過前弯となり頚髄症を呈することもある．

進行とともにバランス不良となり，立位での強い疲労性腰痛が現れる．特に矢状面での変形すなわち後弯による前方へのバランス不良が痛みに関連が強い．主婦では肘

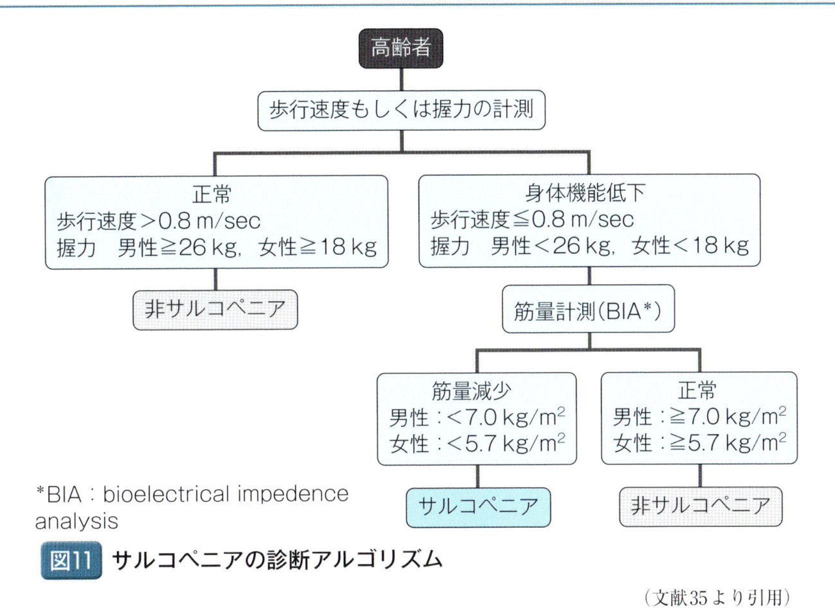

図11 サルコペニアの診断アルゴリズム

（文献35より引用）

をついて家事を行うために，肘に胼胝がみられることもある．一部の症例では椎間孔狭窄や椎弓根kinkingにより神経根痛が生じ，中心性狭窄を合併することもある．

column

サルコペニア・ロコモと腰痛

サルコペニアとロコモティブシンドロームのいずれも運動機能の低下とともに腰痛を生じる大きな一因である．

QOLの低下や痛みを生じる筋肉の衰えをサルコペニア[34, 35]と呼ぶ．筋量の減少さらには筋力の低下や身体機能の低下で診断するが，特に握力あるいはQOL低下に直結する歩行能力で判断する基準がアジア人の診断基準にも定められている（図11）．サルコペニアは骨粗鬆症との関連が指摘されている．

一方のロコモティブシンドローム（通称ロコモ）[36]は運動器の障害による移動機能の低下した状態を表す言葉である．原因には骨粗鬆症や骨折，変形性関節症などの関節疾患，腰部脊柱管狭窄症など神経障害を生じる疾患，廃用性萎縮などの筋肉の機能低下を含んでおり，サルコペニアはロコモティブシンドロームの一部であるということができる．

g ▶各種疾患メカニズムの相互関係（hip-spine syndromeなど）

人間は食事や運動などの基本的動作から芸術活動などのより高度の生活を営むに際して，前屈動作が必須である．体幹の前屈は頚椎，腰椎および股関節が特に重要であるが，前方への移動距離という観点ではより下の部位ほど有利な運動となるので，股関節と腰椎が最も働きが大きい部位となる．したがって，股関節と腰椎は前屈運動で共同的・協調的な動きを持つ一方，いずれかの機能低下はもう一方に代償負荷を増やすことになり疾患を引き起こす原因となる．これをhip-spine syndromeと呼ぶ．

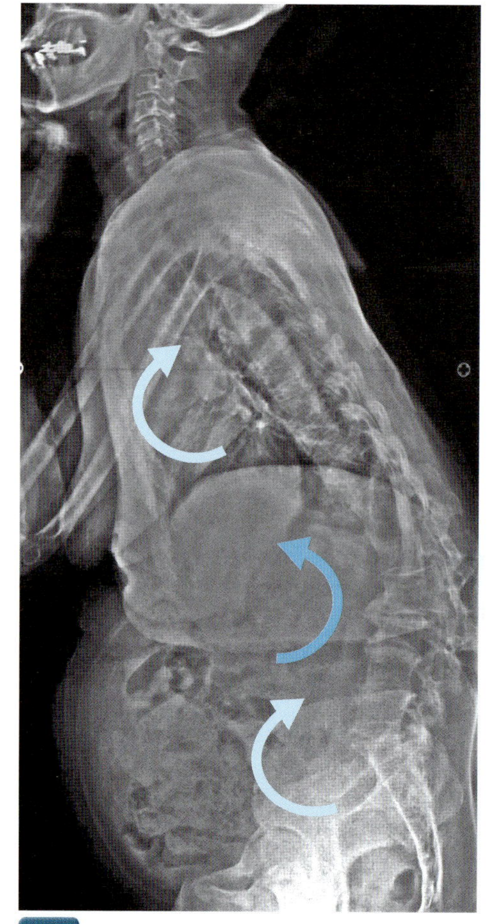

図12 腰椎変性後側弯

代償としての骨盤後捻と胸椎前弯化が生じ，痛みの原因となる．

腰椎の可動性やアライメントの変化は股関節にとどまらず膝関節や胸椎，そして頚椎にまで影響を与えることが明らかになってきた．たとえば腰椎に後弯変形が生じた場合には下方である骨盤–股関節–膝関節と，頚胸椎の上方で代償機構が働く．下方では，骨盤の後捻が生じるために股関節は伸展を余儀なくされる．上方では胸椎の前弯化が生じ，頚椎が過後弯となりやすい(図12)．

h ▶ 姿勢と腰部負担

姿勢の変化に伴うメカニズムを知っておくことは，患者教育をするうえで重要である．

腰椎の矢状面アライメントは，骨盤の前傾，後傾と関係する．骨盤が前傾すると腰椎の前弯が強くなり，椎間関節や傍脊柱筋に侵害刺激が加わる．通常，立位の持続ではこのパターンになりやすいと想像できる．一方，坐位姿勢やスマートフォンに集中した猫背姿勢などで骨盤が後傾すると腰椎前弯が減少し，背筋が伸ばされた状態での等尺性収縮が生じ，それに伴い椎間板のメカニカルストレスが増強する．骨盤の前傾には大腿四頭筋(大腿直筋)，腸腰筋のタイトネスが，後傾にはハムストリング，腹筋群のタイトネスが関与しており，腰椎アライメントの適正化にはこれらの筋ストレッチも必要である．脊椎後弯症では，バランスを保持するため背筋の持続的な収縮が筋血流低下(虚血)，内圧上昇(コンパートメント症候群)[37, 38]，そして遅発性筋痛をもたらしていると想定できる．歩容に関しては，歩幅が小さく歩行速度が遅くなる[39]．その結果，外出の頻度が減り不活動に伴う全般的な不健康にもつながる．

一方，立位で体幹を最大前屈すると，脊柱は靱帯だけで支えられ通常腰背部の筋活動はなくなる．この現象を屈曲・弛緩現象(flexion-relaxation phenomenon：FRP)と呼ぶ[40, 41]．一般に心理社会的要因が関与する慢性腰痛患者では，中枢性のmuscle spasmによりこの現象がみられなくなる可能性が高く，傍脊柱筋の不必要な緊張と活動が生じやすいことが指摘されている[42]．

column

☑ 解剖学的な原因(発痛源)の特定は難しい

椎間板の線維輪最外層と終板，椎間関節，仙腸関節には神経終末があり，それぞれ解剖学的な発痛源となりうることは間違いない．椎間板では主に腰椎の前屈負荷，椎間関節では後屈負荷，仙腸関節ではNewtonテスト，Gaenslenテスト，fabereテスト［(「II-A」図4，5(p040)参照］といった誘発テストが陽性の場合，それぞれが発痛源ではないかと臨床的には疑う．局所の注射手技による疼痛誘発やブロックにより痛みが消失するかで確定診断を試みるが，いまだエビデンスに基づいた明確な診断基準が確立されているとはいえない．同じ部位の圧痛を診断根拠とする胸腰筋膜の腸骨稜付着部炎と上殿皮神経障害の鑑別も明確とはいえない．筆者の経験上，後述する中枢機能異常がある患者は仙腸関節痛の誘発テストはすべて陽性であることが少なくない．

脊椎外科医は，椎間板造影検査での陽性所見を根拠に椎間板性腰痛と判断し，難治性の場合，椎体間固定を選択する場合がある．椎間板造影は，診断上有益とするシステマティックレビュー[43]があり，かつ固定術が奏効する場合があることも事実である．しかしCarrageeら[44]は前向き研究の結果，その疼痛誘発は偽陽性が少なくなく，心理的苦悩や恐怖回避思考のほうが活動障害を伴う腰痛を予測すると述べており，椎間板性であるかを判定できると結論づけることは難しいことも事実である．

加えて，特に椎間板と椎間関節は連動して可動するため，両者とも同時にメカニカルストレスを受けかつ不安定性を生じることがあるだろう．さらに椎間板と椎間関節の変性が進行すると，メカニカルストレスや不安定性の問題以外に矢状面バランスや筋緊張あるいは筋萎縮の問題も腰痛の関連要因として考えざるをえない後弯変形を生じる場合もある．一方，すべりや側弯を含む変性および不安定性の所見が症候性とは限らない．

また，椎間関節の支配神経である脊髄神経後枝の内側枝は多裂筋も支配するため，筋性の痛みとも判断しうる．さらには，近年，骨粗鬆症状態そのものに伴う骨粗鬆症性疼痛やサルコペニアと腰痛との関連を示唆する報告や提案もある[45, 46]．以上のことからも，解剖学的な起源を理路整然と確定することは容易ではない．

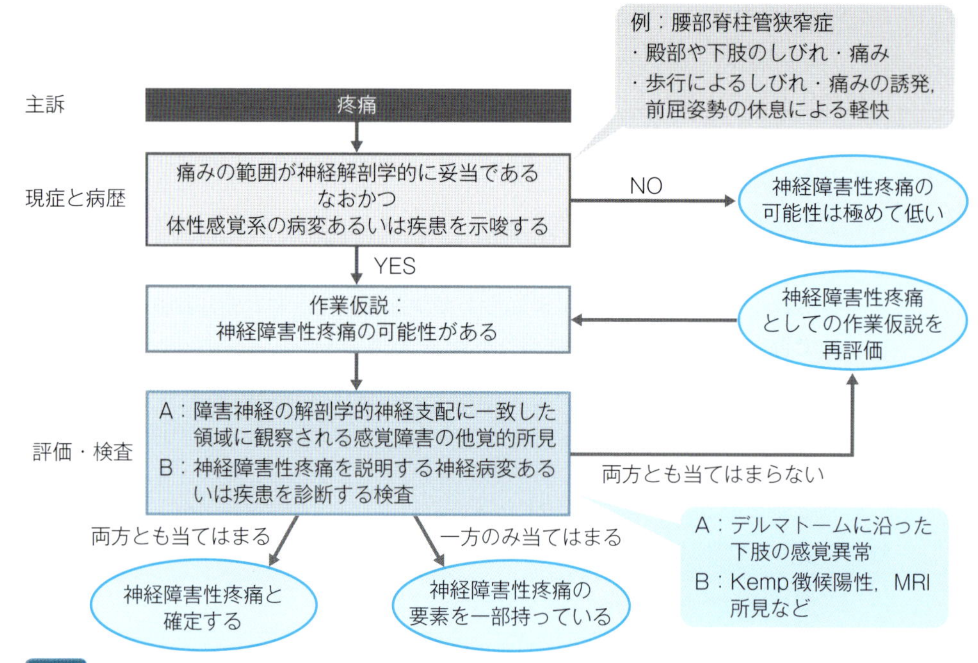

図13 神経障害性疼痛診断アルゴリズム（国際疼痛学会神経障害性疼痛分科会提唱）

（文献49より引用）

3 神経障害性疼痛

侵害受容を伴わずに知覚される痛みは生体防御系の役割を持たず病的疼痛と総称されるが，その代表が神経障害性疼痛であり，慢性疼痛の中でも重症度がより高く罹病期間が長いとされている[47]．「体性感覚神経系に影響を与える病変や疾患の直接的な結果として生じる疼痛」と国際疼痛学会（IASP）により定義されている[48]．つまり，末梢または中枢神経が損傷を受けることによって，神経系に対して可塑的な変化が生じ知覚神経の伝達が器質的・機能的に変化した状態である．具体的には，馬尾，神経根を含む末梢神経が圧迫，絞扼，切断，熱／化学的刺激，ウイルス感染，高血糖などによって障害を受けた場合，中枢神経系が脳梗塞や脳出血，頭部外傷，脊髄損傷などによりダメージを受けた場合に生じる痛みである．神経根あるいは馬尾に影響を与えていることが明らかな症候性の腰部脊柱管狭窄症および椎間板ヘルニアも神経障害性疼痛の範疇であるが，特に姿勢に依存する神経根症状は，典型的なアロディニアを伴うような神経障害性疼痛の様相は呈しにくい．

症候性の腰部脊柱管狭窄症を例に，神経障害性疼痛の診断アルゴリズム[49]（図13）を解説したい．間欠跛行を含む下肢症状が神経解剖学的に妥当であるならば，作業仮説として腰部脊柱管狭窄症を体性感覚神経系の疾患（症状群）として想定する．そして，障害神経の解剖学的神経支配に一致した領域に観察される感覚障害の他覚所見（最も多いL5障害なら，第1・2趾間，p097，表1参照）および身体所見と臨床検査

[Kemp徴候(p094，図11参照)陽性を含む姿勢による下肢症状の誘発および腰部MRIで神経解剖学的に妥当な異常所見]があれば，神経障害性疼痛の範疇ということで確定する．2016年には，特に研究面において神経障害性疼痛であることの曖昧さをなくすため，図13の評価・検査が，A→Bと両者を満たすことが求められる一方向性となった[50]．

一方，Pain DETECT[51, 52]などの神経障害性疼痛のスクリーニングツールを用いると典型的な腰部脊柱管狭窄症では，神経障害性疼痛の判定となる場合は少ない．注意すべき点は，診断アルゴリズムにて神経障害性疼痛と判定されれば，スクリーニングツールで否定的，つまりたとえ侵害受容性疼痛の範疇だったからといって神経障害性疼痛でないと判断するべきではない．整形外科のプライマリケアで遭遇する典型的な症候性の腰痛脊柱管狭窄症は，神経症状が体位・姿勢に依存することが，従来ペイン科で扱う帯状疱疹後，糖尿病性，視床痛や脊髄損傷後といった古典的・標準的な神経障害性疼痛とは異なる．帯状疱疹後神経痛や脊髄損傷後疼痛ではヒリヒリ，チクチク，電気ショックのような発作痛など，スクリーニングツールで感度がよい症状が一般的であるが，腰部疾患では遊離/脱出型ヘルニアの急性期(p096，図15参照)，後根神経節が近い椎間孔狭窄・外側ヘルニア(p097，図16参照)，椎間板ヘルニア(膨隆)と上関節突起でインピンジされている神経根症状(p094，図12参照)，あるいは重度の馬尾徴候以外は，このような症状が現れにくい．

もうひとつの注意点は，神経障害性疼痛のスクリーニングツールは，炎症性疼痛などの遷延，さらには心理的ストレスが影響した不快な情動の影響などによる神経系の過剰興奮，易興奮性(末梢性および中枢性感作の状態)を感度よく検出しうることである．臨床的には神経障害性疼痛の治療薬がこのような機能異常にも奏効することがあるため，Pain DETECTなどのスクリーニングツールは，従来は侵害受容性・炎症性疼痛としてしか考えられなかった変形性関節症や関節リウマチ，あるいは椎間関節性や椎間板性の腰痛などで，神経障害性疼痛様の病的疼痛の要素を含む症例か，中枢機能障害性疼痛の要素を伴っている可能性があるかを判断するのに役立つといえる．さらには，後述する患者の痛み行動が顕著なことを反映していることにすぎない可能性も念頭に置く必要がある．

4 心因性疼痛

a ▶ プロローグ

古典的な疼痛のとらえ方は，物理的ストレスが侵害受容器により感知された，つまり疼痛刺激の生物学的反応という単純な理解である．これはbiomedical modelと呼ばれ，多くの脊椎外科医にとっては，生物学・解剖学をベースとする医学教育を受けた下地に圧迫物を除去する手術治療を行う実感が加わって，このモデルが強固な確信となっている．しかし，腰痛治療に関わる脊椎外科医は，成果を上げてきた手術治療が無効などころか，時には状況をより悪化させることを知っている．こうした患者の特徴として，心理的要因が大きいと判断されることがあり，こうした場合に心因性疼

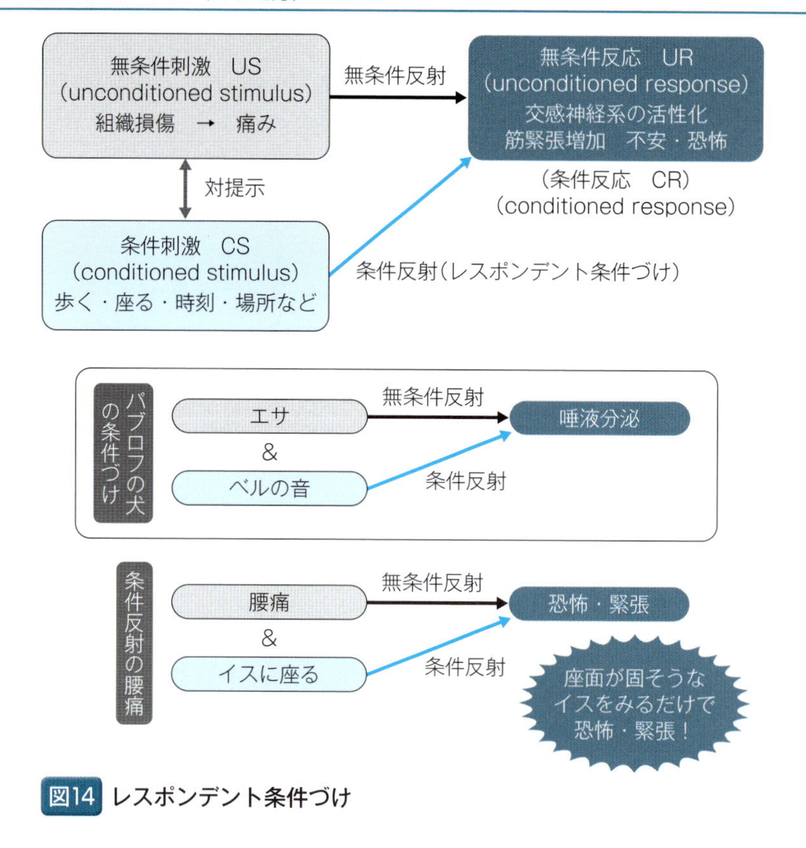

図14 レスポンデント条件づけ

痛という用語が用いられてきた[53].

一方，線維筋痛症など器質的要因が同定できない疾患群の治療に携わってきた専門家たちは，早くから心理社会的要因に着目し，biopsychosocial model を提唱した．現在では，純粋な biomedical model は，侵害刺激が生じたほんの一部の急性痛にしか適用されないと考えられている[53]．ここでは，心理学的観点からの心因性疼痛に関するメカニズムを解説する．なお，「心因性疼痛」という用語はすでに死語となりつつあり，患者にとって歓迎されない響きであり，臨床現場では用いるべきではない．

b ▶ 慢性痛の心理生物学的モデル

1）レスポンデント条件づけ（図14）

中腰で重い荷物を持ち上げた際に発生したぎっくり腰では，たとえば椎間板の後方線維輪における組織損傷により急性痛（侵害受容性疼痛）を生じるが，その結果，即時的に交感神経系の活性化に伴う全身的な筋緊張が生じ，不安や恐怖などの情動反応も喚起される．この反応は学習されたものではなく，刺激によって自動的に引き起こされる生理的で反射的な反応であり，これを無条件反応（unconditioned response：UR）と呼ぶ．この無条件反応を誘発する刺激を無条件刺激（unconditioned stimulus：US）と呼ぶ．有名なパブロフの犬の条件反射の実験でいえば，肉片という無条件刺激（US）を提示された犬が，無条件に唾液を分泌するのが無条件反応（UR）である[54].

腰痛経験者は，すでに記憶として腰痛が脳内に存在しており，実際の侵害刺激がな

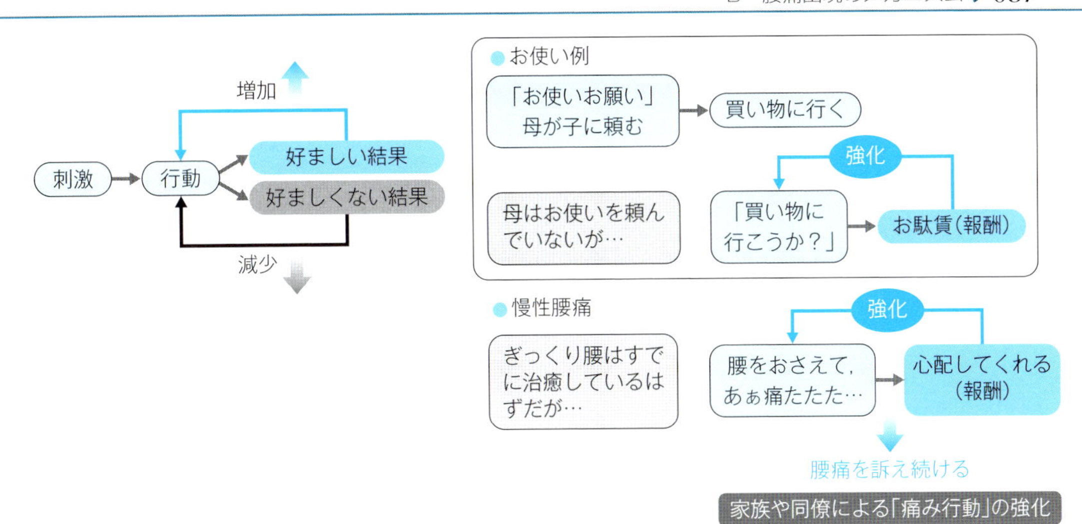

図15 オペラント条件づけ・オペラント行動
行動は，行動の結果によって生起頻度が変化する．

（文献54を参考に著者作成）

くても，「中腰で重そうな荷物を持つ写真」をみるという視覚情報だけで不快感を訴え，不快な情動体験としての腰痛を感じることが知られている[55]．ぎっくり腰を経験すると，痛みを誘発した持ち上げ動作に対して不安を感じ緊張するようになってしまう場合があるが，「中腰で重そうな荷物を持つ写真」をみたり，腰痛発生時に座り，さらに痛みが悪化した体験をしてしまった坐面が固そうな椅子をみたり，あるいはその椅子に座ることを想像したりすることが条件刺激（conditioned stimulus：CS）となり，不快感や筋緊張といった条件反応（conditioned response：CR）［筋緊張の増加］を誘発するようになる．このようなプロセスをレスポンデント条件づけと呼ぶ．パブロフの犬の例でいえば，肉片と対提示したベルの音が条件刺激（CS）にあたり，このベルの音で誘発された唾液分泌が条件反応（CR）である．

腰痛経験者では，CRとしての筋緊張が頻繁に引き起こされているうちに血管収縮が起こり，傍脊柱筋での虚血や低酸素状態に伴いブラジキニンなどの発痛物質が放出され痛みを生じ，それによってさらに筋緊張，血管収縮を招くという悪循環パターンが形成される可能性がある[54]．この筋緊張の出現部位には症状特異性があり，前腕などにストレス刺激を与えた際にも腰痛患者では脊柱起立筋が選択的に緊張し，顎関節症患者では咀嚼筋の緊張が増加するとされている[56]．

2）オペラント条件づけ（図15）

人間の行動は，大きく分けてレスポンデント行動とオペラント行動に大別される．レスポンデント行動とはいわゆる反射と呼ばれる行動で，行動の原因が時間的には“行動の前”にある．「梅干しをみると唾液が出る」がその代表であり，腰痛患者の場合は，前述した腰に悪そうな映像をみて，不快感や脊柱起立筋の緊張が強まることである．

一方，オペラント行動とは自発的に起こす学習性の行動のこと指し，その行動を促し強化する原因が，時間軸的には“行動の前”ではなく“行動の後”にある[57]．ある行動をした後に周囲から褒められるとその行動は増え，逆に叱られると行動が減るといったことである．つまりオペラント行動とは，「行動後にプラスの結果が得られれば行動の頻度は増え，マイナスの結果になると行動は減少する」ものであり，こうした環境との相互作用の中で行動を起こしたり行動が変化したりする仕組みを「オペラント条件づけ」と呼ぶ[58]．従来，心因性疼痛といわれてしまう患者では「疾病利得」が強化因子となり，痛み感覚とは独立して「痛み行動」が増えるパターンが多い．痛み行動はオペラント条件づけで形成・維持される[54]．

3）痛み行動

「痛み」は客観的な測定が難しい主観的な感覚といえ，痛みの存在を周囲に知らせるための行動を通して他者の痛みを推し量っている．このように患者が痛みを表現することに関連する一連の行動が「痛み行動」と総称され，顔をしかめる，うめき声をあげる，腰に手を当てる，足を引きずって歩く，杖や車いすなどを使う，薬を飲む，病院を受診する，学校や仕事を休む，ドクターショッピングをする，労災保険を請求する，訴訟を起こす，といった様々な行動が含まれる[59]．

通常は痛みがあることの必然として「痛み行動」を取るわけであるが，痛みを訴えたときには家族（significant othersという）が優しくしてくれるという報酬が強化因子となって痛みの訴えが増加し，さらにオペラント行動としての痛み行動が強化される．さらに痛み感覚の制圧を目指したオピオイドの使用，頻回のブロック治療といった疼痛治療それ自体が，痛み行動を強化して治療期間を長期化し，苦悩が増え，患者を過剰医療や失職，社会からの疎外へと導く可能性がある[60]．

4）疾病利得

疾病利得とは，患者が疾病を伴うことによって獲得する心理的・社会的・経済的利益のことである．慢性疼痛の患者では「痛み行動」によって得ることができる疾病利得とは，たとえば痛みを訴えることで周囲から心配してもらえるといった業務が減免される，家事をしてもらえるといった特別扱いしてもらえることであり，さらには生活保護や労災保険，障害年金を受給するといった経済的な利得にいたることも含む[61]．

文献

1）Yamashita T, Cavanaugh JM et al：Mechanosensitive afferent units in the lumbar facet joint. J Bone Joint Surg Am **72**：865-870, 1990
2）寺島嘉紀，山下敏彦：腰痛発生のメカニズム．MB Orthop **25**：1-5, 2012
3）Ozaktay AC, Cavanaugh JM et al：Effects of a carrageenan-induced inflammation in rabbit lumbar facet joint capsule and adjacent tissues. Neurosci Res **20**：355-364, 1994
4）Bogduk N, Wilson AS et al：The human lumbar dorsal rami. J Anat **134**（Pt 2）：383-397, 1982
5）福井晴偉：腰椎椎間関節疼痛の分析．ペインクリニック **16**：885-888, 1995
6）Suzuki H, Kanchiku T et al：Diagnosis and Characters of Non-Specific Low Back Pain in Japan：The Yamaguchi Low Back Pain Study. PLoS One **11**（8）：e0160454, 2016
7）篠原寛休：腰部椎間板障害の研究．特に椎間板内神経終末の組織学的検討．日整会誌 **44**：553-570, 1970
8）高橋　弦，大鳥精司ほか：椎間板性腰痛の基礎．日腰痛会誌 **13**：10-16, 2007
9）Freemont AJ, Peacock TE et al：Nerve ingrowth into diseased intervertebral disc in chronic back pain. Lancet **350**（9072）：178-181, 1997

10) Burke JG, Watson RW et al：Intervertebral discs which cause low back pain secrete high levels of proinflammatory mediators. J Bone Joint Surg Br **84**：196-201, 2002
11) Ohtori S, Inoue G et al：Tumor necrosis factor-immunoreactive cells and PGP 9.5-immunoreactive nerve fibers in vertebral endplates of patients with discogenic low back Pain and Modic Type 1 or Type 2 changes on MRI. Spine(Phila Pa 1976) **31**：1026-1031, 2006
12) Ohtori S, Inoue G et al：Pathomechanisms of discogenic low back pain in humans and animal models. Spine J **15**：1347-1355, 2015
13) Tonosu J, Inanami H et al：Diagnosing discogenic low back pain associated with degenerative disc disease using a medical interview. PLoS One **11**：e0166031, 2016
14) Aprill C, Bogduk N：High-intensity zone: a diagnostic sign of painful lumbar disc on magnetic resonance imaging. Br J Radiol **65**(773)：361-369, 1992
15) Tonosu J, Oka H et al：The relationship between the findings on magnetic resonance imaging and previous history of low back pain. J Pain Res **10**：47-52, 2017
16) Tonosu J, Oka H et al：The associations between magnetic resonance imaging findings and low back pain：A 10-year longitudinal analysis. PLoS One **12**(11)：e0188057, 2017
17) Pfirrmann CW, Metzdorf A et al：Magnetic resonance classification of lumbar intervertebral disc degeneration. Spine(Phila Pa 1976) **26**：1873-1878, 2001
18) Teraguchi M, Yoshimura N et al：The association of combination of disc degeneration, end plate signal change, and Schmorl node with low back pain in a large population study：the Wakayama Spine Study. Spine J **15**：622-628, 2015
19) Takashima H, Takebayashi T et al：Correlation between T2 relaxation time and intervertebral disk degeneration. Skeletal Radiol **41**：163-167, 2012
20) Blumenkrantz G, Zuo J et al：*In vivo* 3.0-tesla magnetic resonance T1rho and T2 relaxation mapping in subjects with intervertebral disc degeneration and clinical symptoms. Magn Reson Med **63**：1193-1200, 2010
21) Borthakur A, Maurer PM et al：T1ρ magnetic resonance imaging and discography pressure as novel biomarkers for disc degeneration and low back pain. Spine(Phila Pa 1976) **36**：2190-2196, 2011
22) Modic MT, Masaryk TJ et al：Imaging of degenerative disk disease. Radiology **168**：177-186, 1998
23) Jensen TS, Karppinen J et al：Vertebral endplate signal changes (Modic change)：a systematic literature review of prevalence and association with non-specific low back pain. Eur Spine J **17**：1407-1422, 2008
24) Ohtori S, Koshi T et al：Existence of pyogenic spondylitis in Modic type 1 change without other signs of infection：2-year follow-up. Eur Spine J **19**：1200-1205, 2010
25) Battié MC, Videman T et al：1991 Volvo Award in clinical sciences. Smoking and lumbar intervertebral disc degeneration：an MRI study of identical twins. Spine(Phila Pa 1976) **16**：1015-1021, 1991
26) Depalma MJ, Ketchum JM et al：Multivariable analyses of the relationships between age, gender, and body mass index and the source of chronic low back pain. Pain Med **13**：498-506, 2012
27) Jamison DE et al：Chapter 18. Procedural Interventions for Low Back Pain. Pain 2016：Refresher Courses, 16th World Congress on Pain, p151-166, 2016
28) 村上栄一：仙腸関節由来の腰痛．日腰痛会誌 **13**：40-47, 2007
29) Puhakka KB, Jurik AG et al：MRI abnormalities of sacroiliac joints in early spondylarthropathy：a 1-year follow-up study. Scand J Rheumatol **33**：332-338, 2004
30) Mizumura K, Taguchi T：Delayed onset muscle soreness：Involvement of neurotrophic factors. J Physiol Sci **66**：43-52, 2016
31) 伊藤和憲：トリガーポイントマップ―症状から治療点がすぐわかる！ 医道の日本社，横須賀，2013
32) Wolfe F, Smythe HA et al：The American College of Rheumatology 1990 Criteria for the classification of fibromyalgia. Arthritis Rheum **33**：160-172, 1990
33) 西良浩一：腰椎分離症の自然経過．脊椎脊髄ジャーナル **27**：855-864, 2014

34) Cruz-Jentoft AJ, Baeyens JP et al：Sarcopenia：European consensus on definition and diagnosis：Report of the European Working Group on Sarcopenia in Older People. Age Ageing **39**：412-423, 2010
35) Chen LK, Liu LK et al：Sarcopenia in Asia：consensus report of the Asian Working Group for Sarcopenia. J Am Med Dir Assoc **15**：95-101, 2014
36) Nakamura K, Ogata T：Locomotive Syndrome：Definition and Management. Clin Rev Bone Miner Metab 14：56-67, 2016
37) Konno S, Kikuchi S et al：The relationship between intramuscular pressure of the paraspinal muscles and low back pain. Spine (Phila Pa 1976) **19**：2186-2189, 1994
38) Takemitsu Y, Harada Y et al：Lumbar degenerative kyphosis. Clinical, radiological and epidemiological studies. Spine (Phila Pa 1976) **13**：1317-1326, 1988
39) Sarwahi V, Boachie-Adjei O et al：Characterization of gait function in patients with postsurgical sagittal (flatback) deformity: a prospective study of 21 patients. Spine (Phila Pa 1976) **27**：2328-2337, 2002
40) Allen CEL：Muscle action potentials used in the study of dynamic anatomy. Br J Phys Med **11**：66-73, 1948
41) Floyd WF, Silver PHS：Function of erectors spinae in flexion of the trunk. Lancet **257**：133-134, 1951
42) 粕谷大智，鍵谷方子ほか：慢性腰痛の表面筋電図の特徴と心理社会的要因の関係．心身健康科学 **11**：2-8, 2015
43) Buenaventura RM, Shah RV et al：Systematic review of discography as diagnostic test for spinal pain：An update. Pain Physician **10**：147-164, 2007
44) Carragee EJ, Alamin TF et al：Discographic, MRI and psychosocial determinants of low back pain disability and remission：a prospective study in subjects with benign persistent back pain. Spine J **5**：24-35, 2005
45) Orita S, Ohtori S et al：The Effects of Risedronate and Exercise on Osteoporotic Lumbar Rat Vertebrae and Their Sensory Innervation. Spine (Phila Pa 1976) **35**：1974-1982, 2010
46) 折田純久，大鳥精司ほか：骨粗鬆性疼痛と薬物治療．Mebio **32**：44-49, 2015
47) Bouhassira D, Lantéri-Minet M et al：Prevalence of chronic pain with neuropathic characteristics in the general population. Pain **136**：380-387, 2008
48) Loeser JD, Treede RD：The Kyoto protocol of IASP Basic Pain Terminology. Pain **137**：473-477, 2008
49) Treede RD, Jensen TS et al：Neuropathic pain：redefinition and a grading system for clinical and research purposes. Neurology **70**：1630-1635, 2008
50) Finnerup NB, Haroutounian S et al：Neuropathic pain：an updated grading system for research and clinical practice. Pain 157 (8)：1599-606, 2016
51) Freynhagen R1, Baron R et al：painDETECT：a new screening questionnaire to identify neuropathic components in patients with back pain. Curr Med Res Opin **22**：1911-1920, 2006
52) Matsubayashi Y, Takeshita K et al：Validity and reliability of the Japanese version of the painDETECT questionnaire: a multicenter observational study. PLoS One **8** (9)：e68013, 2016
53) 松平　浩，笠原　諭ほか：心因性疼痛－新たな視点に立った解釈と層化の実際．Dynamic diagnosisに必要な脊椎脊髄の神経症候学．福武敏夫ほか（編），三輪書店，東京，p108-115, 2017
54) 笠原　諭：病気って本当？ Geriat Med **53**：997-1000，2015
55) Shimo K, Ueno T et al：Visualization of painful experiences believed to trigger the activation of affective and emotional brain regions in subjects with low back pain. PLoS One **6** (11)：e26681, 2011
56) Flor H, Turk DC：Chronic Pain：An Integrated Biobehavioral Approach. IASP Press, Seattle, 2011
57) 舞田竜宣，杉山尚子：行動分析学マネジメント―人と組織を変える方法論．日本経済新聞出版社，東京，p297-307, 2008

58）本谷　亮：オペラント条件づけと疾病利得とはどのようなものですか？ Locomotive Pain Fronti **2**：38-39, 2013
59）小山なつ：痛みと鎮痛の基礎知識［上］基礎編―脳は身体の警告信号をどう発信するのか．技術評論社，東京，p60-61，2010
60）笠原　諭，松平　浩ほか：慢性疼痛のオペラント行動療法．ペインクリニック **38**：343-352, 2017
61）山内祐一，田中恵子：日常診療に必要な臨床心理―疾病利得．心身医療 **4**：317-323, 1992

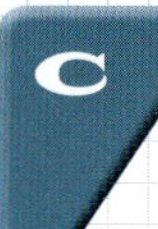

C 内因性鎮痛機構

臨床現場で遭遇することの多い腰痛の発生には，前述した侵害受容性疼痛が，初期の段階では主要因であると想定できる．これらの疼痛は炎症の消退といった修復機転が働き軽快に向かう．しかしながら，炎症が遷延化すると，感覚神経(自由神経終末)が感作され，ちょっとの動作に伴う軽微なメカニカルストレスによる侵害刺激に過敏になる．さらに疼痛が持続すると，痛みの信号(活動電位)が脊髄後角の細胞へ過度に伝達され，中枢性感作(脊髄感作)が生じ痛みの信号が増幅して伝達されてしまう可能性がある．また，痛みに対する不安や恐怖といった不快な情動が加重されると，正常では痛みの信号が脊髄レベルにおいて過剰に伝達してしまうことを抑制する内因性鎮痛機構(中脳辺縁系ドパミンシステム，下行性疼痛制御系など)の破綻をきたし，前頭前野の機能異常へ発展する(広義の中枢性感作，中枢機能障害性疼痛)．一方，大脳皮質において侵害刺激により発生したインパルスを痛みの信号として認識すると同時に交感神経系も刺激され，筋筋膜および血管の攣縮が生じうる．その結果，痛みを感じる領域の酸素欠乏をきたし，新たなブラジキニンをはじめとする発痛物質の生成が促進され，痛みが遷延化するという悪循環に陥る．

column

☑ 中枢性感作

末梢組織での持続的な痛み刺激や炎症に伴う痛覚線維の感受性の変化および異常興奮，痛覚線維細胞体の病的な変化を末梢性感作と呼ぶ．一方，末梢からの痛み刺激が持続すると，中枢神経系で神経組織が可塑的な変化を生じ，通常の侵害刺激であっても過剰に反応してしまう痛覚過敏や，触刺激でさえ痛みに感じるアロディニアが生じるようになる現象を，Woolfにより提唱された[1]中枢性感作と呼ぶ．基本的には，脊髄後角での二次知覚ニューロンの興奮性の増加，単一細胞レベルでは閾値の低下を伴った受容野の拡大，末梢からの入力に対する後角ニューロンの反応性増大を指す．電気生理学的には，それまで疼痛閾値以下であった入力が活動電位を生じさせるようになり，受容野の拡大をもたらす．行動学的には，損傷を受けていない部位の二次性痛覚過敏として示される．

1 脳と痛み

a 中脳辺縁系ドパミンシステム[2〜5]

中脳辺縁系のドパミンシステムが，抑うつ，睡眠障害とともに慢性疼痛の機序に関与していることがわかっている[6]．このシステムは，中脳の腹側被蓋野から，腹側線条体(側坐核など)，前帯状皮質，扁桃体などへ軸策を伸ばすドパミン作動性のA10神経系と呼ばれるものである．腹側被蓋野から側坐核などへ向けてのドパミン放出が鍵であり，心理学的には「快の情動系」と呼ばれる．ドパミンが側坐核ニューロンを興奮させると「快感」や「達成感」を感じる．痛みが加わったときにも，腹側被蓋野に活動電位の群発射なるものが起こり，十分なドパミンが分泌される．これをフェージックな神経活動と呼び，通常起こる脳活動である．側坐核ニューロンが興奮すると脳内のμオピオイド受容体も活性化し，下行性痛覚抑制系を解して脊髄後角レベルで侵害情報が抑制される[7]．しかし，不安，恐怖といった不快な情動は，扁桃体の過剰興奮をもたらし，側坐核に対しては抑制的に働く．その結果，腹側被蓋野ニューロンの活動は，通常作動するフェージックフェーズではないトニックな神経活動に切り替わってしまい，側坐核や前帯状皮質へ向けてのドパミン放出が乏しい状態となる．前帯状皮質の膝周囲というエリアは，セロトニントランスポーターの分布密度が非常に高く，健全な精神活動や自律神経の安定を保つのに重要な役割を担っており，さらには下行性痛覚抑制系とも連絡している．この部位へのドパミン性投射も届かなくなると，抑うつ，睡眠障害や自律神経失調，痛みに過敏な状態をもたらす．続発的に前頭前野の機能低下も生じる．加えて前頭前野と線条体の一部(側坐核など)は，目的や目標を持って行動をする(目標指向行動)ために重要な役割を果たし[8,9]，これらの機能低下は意欲のない後ろ向きの人間像を形成してしまう．今後の疼痛医療は，本システムを強く意識して患者に向き合う必要がある．

b ▶ Pain matrix

痛み体験時，脳内の様々な部位が同時に痛みを認知することに関与している．一次体性感覚皮質，二次体性感覚皮質，島皮質，前帯状回，前頭前野，視床，側坐核，扁桃体，そして下行性疼痛制御系のインターフェイスである中脳水道周囲灰白質(periaqueductal gray matter：PAG)などの部位であり，pain matrixと総称されている[10,11]．私たちが痛みを感じると想像以上に脳の広範囲な部分が同時に反応し，その反応具合により，その後の鎮痛，あるいは逆に遷延化へつながっていくという認識が，一般臨床の現場でも必要な時代になった．

c ▶ 内側系と外側系

痛みは，感覚を認識する外側系のみならず，情動に働きかける内側系があるとされている[12]．外側系に伝わる情報はまず視床に入力され，最終的には大脳皮質の体性感覚野で痛み感覚として認識される．一方，内側系に伝わる情報は，扁桃体，前帯状回，島皮質といった情動に強く関わる部位に入力され不快な感覚として認識され，中脳辺縁系ドパミンシステムや自律神経系の機能異常をきたすなどして難治化する．つまり，難治化した慢性疼痛ほど，内側系の活躍する割合が大きくなるといえる．

d ▶ 扁桃体[13,14]

「痛い！」と体性感覚野で感じるが，「やばい！」というニュアンスは扁桃体で感じる．扁桃体は，側頭葉内側に位置し，情動の中枢と位置づけられている．苦痛の生成基地といっても過言ではない．末梢から扁桃体へ情報が伝わる主軸は，視床を介さず脊髄後角（第一層）から橋の腕傍核を経由してダイレクトに扁桃体（中心核）へ投射される経路である（脊髄－腕傍核－扁桃体路）．

扁桃体の中でも，皮質内側核群の一部である中心核（外側外包部）が痛みと負の情動を結びつける主役とされており，この部分の興奮は，炎症を代表とする末梢からの強い侵害性のインパルスがなくても，恐怖・不安といった「やばい！」系の負の情動として痛みが知覚される．侵害受容性扁桃体とも称される所以である．

急性痛を慢性化させないためには，扁桃体を過剰に興奮させないことが大切であり，急性非特異的腰痛の治療介入の基本として「安心感を与えること」と各国のガイドラインに明記されていることや，恐怖回避思考，破局的思考が最も重要な予後規定因子であることもうなずける．一方，慢性痛の治療では，扁桃体の興奮を鎮めることがとても重要であり，その手法に認知行動的アプローチがあるといえよう．

e ▶ 腰痛と脳の代表的な知見

慢性腰痛の予後は脳機能で予測する時代へ突入していることを実感させる腰痛と脳の代表的な知見を紹介したい．Apkarianらは，2004年に慢性腰痛患者では健常者と比べ前頭前野の灰白質体積が減少し，萎縮の程度が痛みの期間と相関することを報告した[15]．Seminowiczらは，長期に腰痛を訴えていた患者では，左側の背外側前頭皮質（dorsolateral prefrontal cortex：DLPFC）の体積減少がみられるが，適切な治療で腰痛が改善するとその萎縮が回復するという報告をした[16]．本知見は，2015年夏のNHKスペシャル「腰痛治療革命」で紹介され話題になった．DLPFCは扁桃体や内側前頭前野の興奮を抑えるブレーキ役のようである．さらにその後は，“内側前頭前野と側坐核の機能的結合（機能的な結びつきの強さ）”と“扁桃体”がキーワードである印象を持っている．Balikiらは，亜急性期の“内側前頭前野と側坐核の機能的結合の強さ”が，1年後の慢性化を81％の確かさで予測することを2012年に報告した[17]．その後，同研究グループが，3年に渡り腰痛が持続した患者では，背内側前頭前野／扁桃体／側坐核の間の線維が肥大しその機能的結合も増強していること，さらには扁桃体の容積減少が，初診時からみられる危険因子であることを2016年に報告した[18]．また，Jiangらは，慢性腰痛患者では，安静時における扁桃体と他の脳内ネットワークの機能的結合が強まっていて，その傾向は破局的思考が強い患者ほど顕著であることを2016年に報告している[19]．

2 下行性疼痛制御（調節）系[20～23]

末梢での痛み情報（侵害刺激）は，Aδ線維，C線維などの一次ニューロンを介して脊髄後角に達し，脊髄後角において二次ニューロンへ伝えられ，さらに上位中枢へと情報伝達される．この脊髄後角における一次ニューロンから二次ニューロンへの情報伝達は，下行性疼痛制御系の働きによって大きく修飾を受けている．下行性疼痛制御系は，大脳皮質から脳幹を経て，脊髄後角に投射している神経系であり（図1），その

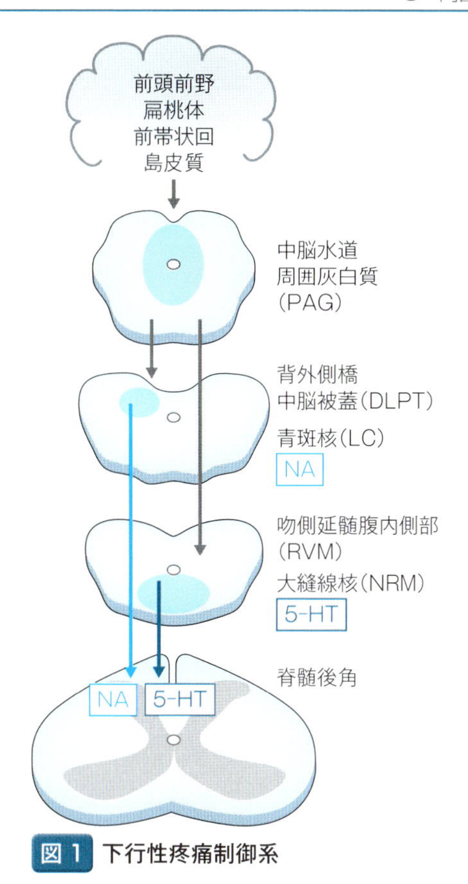

図1 下行性疼痛制御系

機能は，PAGによってコントロールされている．たとえば，PAGを電気刺激すると，無麻酔でマウスの開腹手術が可能であったことがReynoldsの研究[24]によって明らかになった．このPAGは，痛みによる不安や不快感をもたらす中脳辺縁系(扁桃体，前帯状回など)や，前頭前野，島皮質などからも幅広く入力を受けており，内因性のオピオイド鎮痛に加え様々なストレスによる生体反応の調整にも重要な役割を果たしている．PAGは，大脳皮質，前帯状回などの前脳と下位脳幹の間に位置しており，解剖学的にも機能的にも重要なインターフェイスであるといえる．

脳幹から脊髄後角へ投射する下行性疼痛制御系には，主に2つのニューロンが関与しているといわれている．ひとつは，橋(背外側橋中脳被蓋，dorsolateral pontomesencephalic tegmentum：DLPT)の青斑核(locus coeruleus：LC)から投射されるノルアドレナリン作動性ニューロンである．LCは下位脳幹に位置し，ノルアドレナリン系神経細胞を多く含む神経核で，下行性鎮痛に大きく関与している．

もうひとつは，吻側延髄腹内側部(rostroventromedial medulla：RVM)の大縫線核(nucleus raphe magnus：NRM)に存在する，セロトニン(5-HT)作動性ニューロンである．RVMはPAGからの直接的な制御を受けており，脊髄後角に投射する痛みの下行性調節の最終中継点となっている．5-HTの下行性線維はRVMから脊髄後角に至り，PAGと同様に，内因性鎮痛にとって重要な役割を担っている．RVM

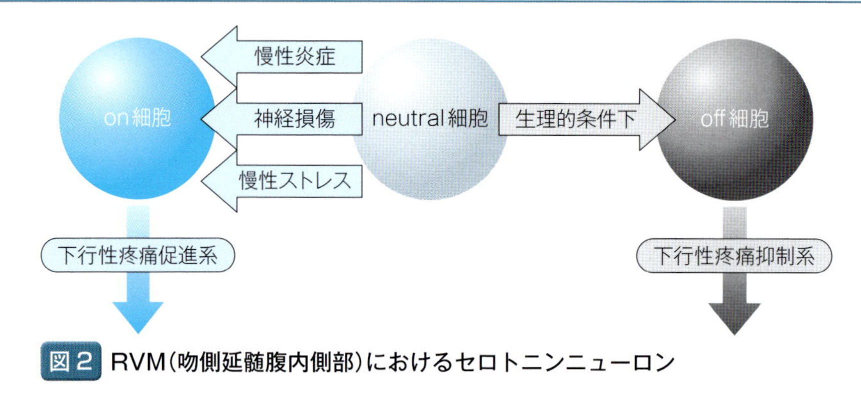

図2 RVM(吻側延髄腹内側部)におけるセロトニンニューロン

には，機能的な性質から，on細胞，off細胞，neutral細胞と呼ばれる細胞が存在している．RVMの5-HTニューロンは，脊髄後角に直接働くと同時に，このon細胞，off細胞を介して間接的にも作用する．neutral細胞は，病態によってoff細胞，on細胞へとフェノタイプを変化させる可能性が指摘されており，前者の活動は下行性疼痛抑制，後者の活動は下行性疼痛促進の役割を担う[25]（図2）．たとえば，炎症や神経損傷，ストレスなどは，neutral細胞をon細胞へと機能変化させるため，痛みを促進するように作用する．したがって，RVMへの刺激は，痛みの増強や維持にも関与することが知られている．不安，破局的思考，恐怖，うつといった負の情動は，PAGよりも上位にある扁桃体などの領域の過剰な興奮を引き起こし，PAG-RVM系を介した，全身の痛覚過敏に一役買っている可能性が高い．このように，PAG-RVM-脊髄後角系は，従来考えられていた痛みの抑制(鎮痛)のみならず，痛みの増強のメカニズムも有している．RVMは生体の状態によって変化し，脊髄後角細胞の興奮性を調整することから，state-dependent control[26]とも称されている．

このように下行性疼痛制御系の主な経路として，ノルアドレナリン系とセロトニン系があり，三環系抗うつ薬やデュロキセチンが慢性痛治療に用いられてきた．鎮痛にはノルアドレナリン系がより重要と考えられているが，セロトニン系の作用は相乗効果をもたらすとされている[27]．

それと同時に，慢性痛におけるGABAを介した鎮痛メカニズムも存在する[28]．その代表が青斑核での作用である．青斑核からはノルアドレナリン作動性ニューロンが脊髄後角に伸びているが，この神経はGABA神経によって抑制性の支配を受けている．Ca^{2+}チャネル$\alpha 2\delta$リガンドは，GABA性神経終末に作用してGABAの放出を減少させる．GABAの減少によって，ノルアドレナリン作動性ニューロンが活性化することで，脊髄後角での痛覚情報の伝播が抑制される．もうひとつの経路は，脊髄後角におけるアセチルコリン作動性の介在ニューロンである．通常の状態では，脊髄においてα2受容体にノルアドレナリンが結合しても，アセチルコリンの放出は起こらない．一方，神経損傷が起きた状態では，ニューロンが変性し，α2受容体刺激によってアセチルコリンが放出される[29]．アセチルコリンは，GABA神経を活性化するため，脊椎後角における疼痛伝達が減ぜられる．すなわち，本来のα2受容体活性による鎮痛作用の他に，アセチルコリンを介した鎮痛作用が加わる．

column

✓ Default mode network (DMN)

脳には，何もしていないときに活動レベルが高く，なんらかのタスクが集中し始めると活動レベルが下がる領域が存在する．この部位をdefault mode network (DMN)[30, 31]と呼び，内側前頭前野がその中核と考えられている．内側前頭前野は中脳水道灰白質(PAG)と結合しており下行性疼痛抑制系を賦活する．痛みの情動に関与する島皮質とDMN，特に内側前頭前野の結合の強さと慢性腰痛の痛みの程度と相関することが指摘されている．慢性腰痛患者ではDMNの活動が低下しており，PAGをはじめとする下行性疼痛制御系の機能低下を起こしていることが報告されている[32]．また，慢性腰痛患者では，安静時のPAGと脳内疼痛調整ネットワークの機能的な異常があることも示唆されている[33]．

3 形態学的異常でなく機能的異常を主軸とした腰痛のとらえ方[34~36]

画像所見にみえる変性を主とする形態学的異常ばかりを重視するのではなく，これまで述べていた中枢の機能的異常(dysfunction：言い換えれば，可逆的な不具合)に加え，運動器の機能的異常という概念も取り入れ，腰痛をとらえることを推奨している．具体的には，腰痛を「脊椎を主とする運動器と脳，両方のdysfunctionが共存した状態」と規定している(図3)[33~35]．すなわち，「不良姿勢に伴うメカニカルストレスが，運動器(脊椎)の不具合(椎間板内や椎間関節，あるいは仙腸関節の微小な不適合とこれらに伴う軽微な炎症，背筋の筋緊張・疲労・阻血など)をもたらし，痛みに対する不安，恐怖を含む様々な心理社会的ストレスが，中脳辺縁系ドパミンシステムの異常といった脳機能の不具合を起こすことがある．脳機能の不具合の反応・結果として，抑うつや自律神経失調に伴う身体化(反応性の筋攣縮や局所の阻血，腰痛はその一症状)が現れやすくなる．加えて，下行性疼痛制御系の機能異常および中枢性感作(痛覚過敏)の状態に発展しうる」というとらえ方である．なお，運動器の機能異常を臨床現場で取り入る際に，後述するmechanical diagnosis and therapy (MDT)[36~38]が役立つ．

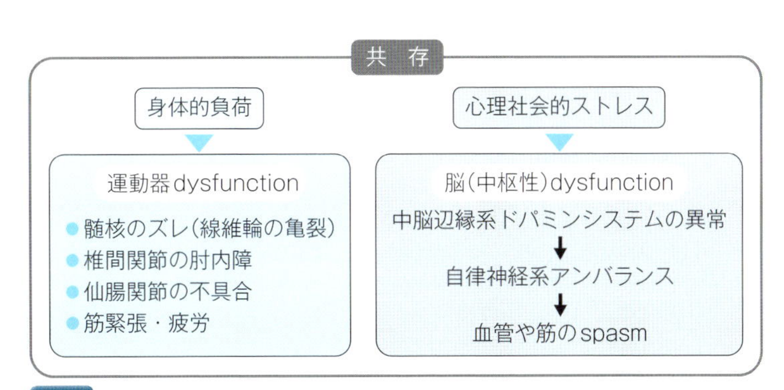

図3 筆者が提案する腰痛の基本コンセプト

運動器と脳の両方のdysfunctionが共存した状態.

文献

1）Woolf CJ：Windup and central sensitization are not equivalent. Pain **66**：105-108, 1996
2）Wood PB：Mesolimbic dopaminergic mechanisms and pain control. Pain **120**：230-234, 2006
3）半場道子：脳からみた慢性疼痛―Mesolimbic dopamine systemを中心に．脊椎脊髄 **24**：565-569, 2011.
4）半場道子：慢性疼痛と脳②．Pract Pain Manag **2**：38-43, 2011
5）半場道子：慢性疼痛と脳③．Pract Pain Manag **3**：114-120, 2011
6）Finan PH1, Smith MT：The comorbidity of insomnia, chronic pain, and depression: dopamine as a putative mechanism. Sleep Med Rev **17**：173-183, 2013
7）Eippert F, Bingel U et al：Activation of the opioidergic descending pain control system underlies placebo analgesia. Neuron **63**：533-543, 2009
8）Sesack SR1, Grace AA：Cortico-Basal Ganglia reward network：microcircuitry. Neuropsychopharmacology **35**：27-47, 2010
9）Schwabe L, Höffken O et al：Preventing the stress-induced shift from goal-directed to habit action with a β-adrenergic antagonist. J Neurosci **31**(47)：17317-17325, 2011
10）Melzack R：From the gate to the neuromatrix. Pain[Suppl 6]：S121-126, 1999
11）仙波恵美子：第4章 痛みと脳．痛みの集学的診療：痛みの教育 コアカリキュラム．日本疼痛学会，痛みの教育コアカリキュラム編集委員会(編)，真興交易医書出版部，p43-52, 2016
12）Inui K, Wang X et al：Pain processing within the primary somatosensory cortex in humans. Eur J Neurosci **18**：2859-2866, 2003
13）加藤総夫，高橋由香里：痛みと負の情動―「有害事象に対する応答システムとしての痛み情動」試論―ペインクリニック **33**：387-394, 2012
14）Veinante P, Yalcin I et al：The amygdala between sensation and affect：a role in pain. J Mol Psychiatry **1**：9, 2013
15）Apkarian AV, Sosa Y et al：Chronic back pain is associated with decreased prefrontal and thalamic gray matter density. J Neurosci **24**(46)：10410-10415, 2004
16）Seminowicz DA, Wideman TH et al：Effective treatment of chronic low back pain in humans reverses abnormal brain anatomy and function. J Neurosci **31**：7540-7550, 2011
17）Baliki MN, Petre B et al：Corticostriatal functional connectivity predicts transition to chronic back pain. Nat Neurosci **15**：1117-1119, 2012
18）Vachon-Presseau E, Tétreault P et al：Corticolimbic anatomical characteristics predetermine risk for chronic pain. Brain **13**：1958-1970, 2016
19）Jiang Y, Oathes D et al：Perturbed connectivity of the amygdala and its subregions with the central executive and default mode networks in chronic pain. Pain **157**：1970-1978, 2016
20）Kwon M, Alt in M et al：The role of descending inhibitory pathways on chronic pain modulation and clinical implications. Pain Pract **14**：656-667, 2014
21）小幡英章：下行性制御：抑制と促進―バランスが崩れると慢性痛を引き起こす．LiSA 19：484-488, 2012
22）小幡英章：痛みの下行性調節．臨床麻酔 **39**：1375-1381，2015
23）長坂泰勇，苅安佐和子ほか：慢性痛における下行性疼痛抑制経路の理解．整形外科 **68**：148-152, 2017
24）Reynolds DV：Surgery in the rat during electrical analgesia induced by focal brain stimulation. Science **164**：444-445,1969
25）Fields HL, Bry J et al：The activity of neurons in the rostral medulla of the rat during withdrawal from nexious heat. J Neurosci **3**：2545-2552, 1983
26）Fields H：State-dependent opioid control of pain. Nat Rev Neurosci **5**：565-575, 2004
27）Leventhal L, Smith V et al：Differential and synergistic effects of selective norepinephrine and serotonin reuptake inhibitors in rodent models of pain. J Pharmacol Exp Ther **320**：1178-1185, 2007
28）Gassner M, Ruscheweyh R et al：Direct excitation of spinal GABAergic interneurons by noradrenalin. Pain **145**：204-210, 2009

29）Kimura M, Saito S et al：Dexmedetomidine decreases hyperalgesia in neuropathic pain by increasing acetylcholine in the spinal cord. Neurosci Lett **529**：70-74, 2012
30）Raichle ME, MacLeod AM et al：A default mode of brain function. Proc Natl Acad Sci U S A **98**：676-682, 2001
31）Baliki MN, Mansour AR et al：Functional reorganization of the default mode network across chronic pain conditions. PLoS One **9**(9)：e106133, 2014
32）Yu R, Gollub RL et al：Disrupted functional connectivity of the periaqueductal gray in chronic low back pain. Neuroimage Clin **6**：100-108, 2014
33）松平　浩：新しい腰痛対策Q＆A 21 非特異的腰痛のニューコンセプトと職域での予防策．(公財)産業医学振興財団，2012
34）松平　浩，小西宏昭ほか：非特異的腰痛の新たな視点に立った解釈案．ペインクリニック **34**：15-24, 2013
35）赤羽秀徳，松平　浩ほか：非特異的な範疇の腰痛における運動器(脊椎)dysfunctionの解釈とアプローチ法．ペインクリニック **34**：25-35, 2013
36）Mckenzie R, May S：Derangement Syndrome -the Conceptual Model. The Lumbar Spine Mechanical Diagnosis and Therapy. 2nd ed, Spinal Publications New Zealand, Waikanae, p149-165, 2003
37）Mckenzie R, May S：Derangement Syndrome -Management Principles. The Lumbar Spine Mechanical Diagnosis and Therapy. 2nd ed, Spinal Publications New Zealand, Waikanae, p565-585, 2003
38）岩貞吉寛：腰痛に対する運動療法の実際：McKengie法．MB Med Reha **98**：41-50, 2008

III

プライマリケアでの対応

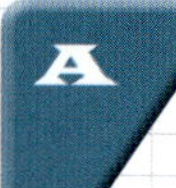

プライマリケアでの診察・検査[1,2]

1 問診，診察のポイント

- 特異的腰痛を除外することである．問診と身体検査により，red flag（危険信号）を疑う所見があり，腫瘍，感染，骨折などの重篤な疾患が疑われる腰痛，神経根症状あるいは馬尾徴候を伴う場合，そして除外的な非特異的腰痛（心配する病理のない青信号：green lightの腰痛）をトリアージとする（p005参照）．
- 安静時痛（自発痛），夜間痛，日々悪化する痛み，治療に反応せず1ヵ月以上経過した痛みの存在は，重篤な疾患の潜在を念頭に置く必要がある．

＊脊椎転移の初発症状は腰痛（殿部痛を含む）が半数を占め，胸椎転移例の初発症状が腰痛である例も少なくない[3]．

＊脊椎転移例では肺癌が最も多く，これと前立腺癌，多発性骨髄腫で全体の約50％を占める[4]．

＊夜間痛を含む安静時痛が，寛解・増悪を繰り返す場合には，脊髄・馬尾腫瘍を疑う．馬尾腫瘍では，臥位で疼痛が増悪し立位で軽快する場合があるので注意を要する．

- 癌既往，体重減少，コントロールされていない糖尿病などの易感染性，発熱などが危険信号である．

＊食事制限などダイエットによらない，いわゆる説明できない体重減少は，癌以外にうつ，甲状腺機能亢進症の潜在を念頭に置く．

＊立位・歩行では腰曲がり姿勢だが，仰臥位ではまっすぐ寝られて，腰痛以外に片側有意の肩痛がある場合は，Parkinson病を念頭に置く．

- 危険信号である安静時痛（自発痛）の存在は，重篤な疾患の潜在以外に，強直性脊椎炎などの脊椎関節炎も念頭に置く必要がある．強直性脊椎炎は，体幹の可動性が著しく低下しており，症状は活動により改善する．
- 物の挙上や不意の前屈といった明らかな発症機転がある場合（いわゆるぎっくり腰）は，急性非特異的腰痛と判断する．
- しかし，発症機転が明確でない場合も少なくないので注意を要する．

＊高齢者（特に女性），男女問わずステロイド使用者は，脆弱性椎体骨折を必ず念頭に置く．脆弱性骨折は，本人に自覚する明確なきっかけがなく，かつ初診時の単純X線にて不顕性も少なくない．特に高齢女性が起床時など起き上がる際に急性発症した腰背部痛を訴えた場合は，積極的に脆弱性骨折を疑い画像検査（単純X線での臥位と坐位か立位での変化のチェック，MRI）を行う．

- 非特異的腰痛と考えられる患者に対しては，全例に画像検査は必要とされないが，立位が取れる患者であれば，立位での単純X線での矢状面アライメントを確認し，姿勢指導を含む治療に役立てるのであればよいと考える.

- 動けないほどのぎっくり腰の典型例としては，後屈がほとんどできないタイプがある．立位あるいは坐位X線の側面像では，L4/5の局所後弯がみられることがあり(p055，図2参照)，左右差があっても正中深部の疼きである場合は，椎間板における後方線維輪での亀裂(そこへの髄核移動)が想起される．片側の下部腰椎の痛みである場合は，椎間関節性，あるいは仙腸関節性の障害の可能性を想起する.
- 脊椎由来の痛みがどうかの判断は，前屈あるいは後屈での制限や明確な運動時痛の有無で確認する.
- 危険信号あるいは神経症状を持つ患者には，MRIを考慮する.
- 動作や姿勢と痛みの関係が明確でない，すなわち楽な姿勢がはっきりしない場合は，脊椎以外の起源(①臓器由来，②心的ストレスに伴う機能的な身体症状)も念頭に置く.
- 運動時痛，自発痛とも明確で，危険信号がある場合は，腫瘍，感染，脆弱性骨折といった脊椎由来の見逃してはいけない病態を念頭に置く.
- 非ステロイド抗炎症薬(NSAIDs)が有効な腰痛を繰り返している40歳代までの患者では，強直性脊椎炎を代表とする脊椎関節炎を考慮し，MRI(STIR)像での仙腸関節炎の有無の確認を考慮する.

a ▶ 緊急を要する原因疾患の鑑別(大動脈疾患と特発性急性硬膜外血腫)

- きっかけのない激烈な急性発症で，腰背部の自発痛を訴える患者は，急性大動脈症候群(急性大動脈解離・大動脈瘤破裂)を念頭に置く.
- 患者は○時○分頃，急に痛くなったと指摘できる場合が多い.
- ショック症状(呼吸困難，顔面蒼白，冷汗，頻脈，意識障害)を伴いやすい.
- 解離が腸骨動脈まで進むと，下肢の動脈触知に左右が生じる.
- バイタルサインを確認し，単純胸部X線を撮影し，かつCRPを含む血液生化学検査と造影CT検査を至急オーダーするとともに，循環器系の専門医にすぐに連絡する(図1).
- 同じくきっかけのない激烈な急性発症だが，上記と違ってバイタルの著変が乏しい場合，特に下肢麻痺が生じてきている場合は，特発性急性硬膜外血腫を疑い緊急MRIをオーダーする.

＊突然の腰背部痛，頚胸部痛の出現後，進行性の下肢麻痺を伴う.

＊緊急手術も念頭に置かねばならない．遭遇するのは極めてまれではあるが，診断の遅れが予後を左右する.

b ▶ 重篤な原因疾患の鑑別(脊椎感染症や癌の脊椎転移)

- 安静時痛(自発痛)の存在は，重篤な疾患の潜在を念頭に置く必要がある.
- 癌既往，体重減少，易感染性，発熱などをチェックし，炎症反応を含む血液生化学検査と単純X線検査をオーダーする.
- 感染や腫瘍の潜在を疑う場合，MRIを至急オーダーする.

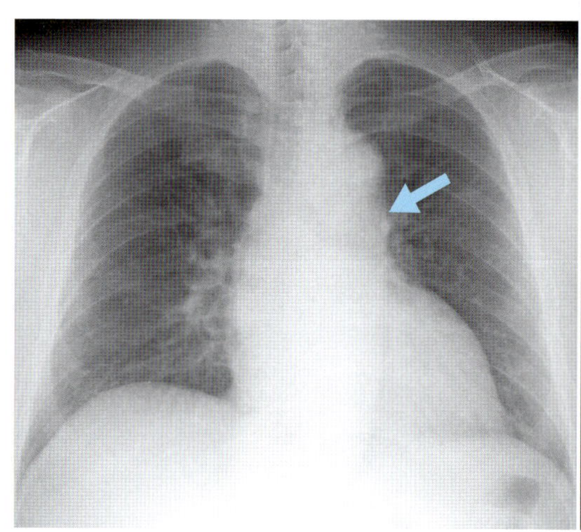

a．胸部X線での大動脈陰影の拡大

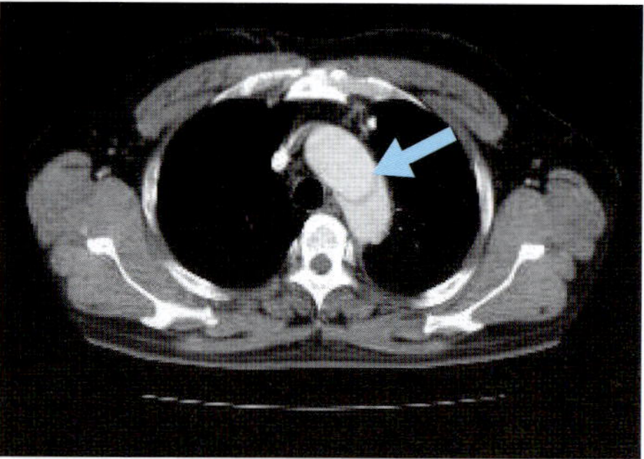

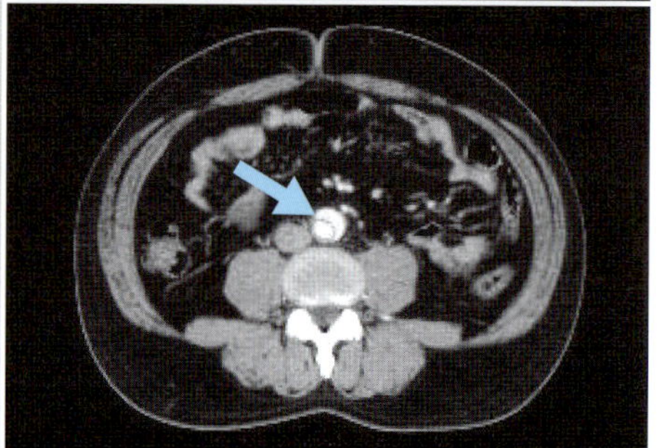

b．造影CTでの動脈解離像

図1 大動脈解離（矢印）の画像所見

C ▶ Red flagのある症例とその対応の例

ここのところ頑固な腰痛が消炎鎮痛薬を飲んでもよくならない．前かがみや寝返りで痛みは強まるが，夜寝ていても疼くことがある．腸腰筋膿瘍を疑う股関節屈曲の腸腰筋肢位ではない．糖尿病があり，インスリンを使用．結核既往もある．癌の既往はないが，最近，体重は少しだけ減っているようである．ヤコブラインの高さで，棘突起上に叩打痛あり．

➡体温のチェック．炎症反応を含む血液生化学検査と単純X線を至急オーダー．

➡体温は37.0℃：①午前中の値であり，感染の場合は夕方に高くなることが多い，②NSAIDsを使用しており，発熱がマスクされている可能性があること，③結核の場合は，高熱は出ないこと．以上から，判断材料にならない．

血液検査では，WBCの高値および左方移動はないが，CRP，血沈は軽度炎症反応を示している．X線では，L4/5椎間の軽度狭小化があり，変性変化である可能性があるが，椎体縁が軽度不整像を示している．

➡腫瘍性疾患の可能性もあるが，弱毒菌による化膿性脊椎炎あるいは結核性脊椎炎（脊椎カリエス）を疑い，MRIをオーダー．

＊40歳以上，特に男性の高齢者では，赤信号の腰背部痛疾患として多発性骨髄腫も常に念頭に置く．

＊悪性腫瘍が大腰筋へ浸潤するなどして腰仙骨神経叢が巻き込まれると，筋攣縮を起こし，有痛性の股関節屈曲固定（股関節屈曲位で伸展すると痛い）となり，悪性腸腰筋症候群と呼ばれる．

＊高熱がある場合は，腎盂腎炎の可能性を考える．

d ▸ 急性非特異性の範疇である腰痛の想起

- きっかけ（挙上動作や不用意な前屈といった明らかな発症機転）があった．
- きっかけが明確でなくても動作・姿勢との関連が明確で，痛みのまったくない楽な姿勢が必ずある．
- 上記に加え下肢症状が乏しい．

＊ただし，高齢者およびステロイド使用者の脆弱性骨折には注意！

＊高齢者では，きっかけのある急性非特異的腰痛（ぎっくり腰）の罹患は少ない．

2 非特異的腰痛であることの暫定的な判断基準

- 危険信号と腰痛の関連がないと想定できる．
- 神経症状が明確ではない（神経障害性疼痛のアルゴリズム上，神経障害性疼痛とは判断できない）．

3 フォローアップ方針

- 2週の時点で改善が乏しい場合，初診時でX線検査を行っていない場合は，赤信号の特異的腰痛を疑う所見がないかを念のため確認する目的で撮影してもよい．
- 4週間の加療をしても疼痛の改善をみない場合には，危険信号と同等に扱い精査（MRI）を考慮する．NSAIDsなどの鎮痛薬投与で一時的に症状が軽減した脊椎転移例は，MRI撮影が遅れる傾向にある[3]ので注意を要する．
- 精査後も特異的腰痛が明らかにされなかった場合には，心理社会的な評価を行う．

＊STarT Backスクリーニングツール（あるいはÖMPSQ短縮版）とSSS-8を行うとよい（付録1，3参照）．

- STarT Backスクリーニングシステム（付録2参照）で，ハイリスク群の場合（領域得点が4点以上），痛みの破局化と不安に随伴する回避行動の強化あるいはい抑うつ的な状態と判断できる．つまり，FAモデル（p011参照）の悪循環にまんまと陥ってしまった可能性が高い．

＊患者に対しては，「FAウイルスに感染した状態」と比喩的に説明するとよい．

- SSS-8が16点以上の高得点なら，なんらかの精神的ストレスに伴う脳機能，自律神経機能の異常が潜在すると強く疑える［FSS（p008参照）の状態が疑われ，末梢性のみならず中枢機能障害性疼痛を伴っている可能性が高い］．疲労感と睡眠障害の高得点および前述STarT Backにて抑うつの項目がYesなら，うつ状態を伴っていると容易に判断できる．
- 特に頚部，背部を主とする全身的な筋緊張やこりの訴え，覇気のない顔貌，痛覚過敏は，中枢性の機能異常が主因のことが多い．
- 足を引きずる，痛み部位に手をあてる，特定の動きに慎重，“痛いっ”という訴え，しかめ面（痛みを示すための表情の変化）といった痛み行動の評価も併せて行う．

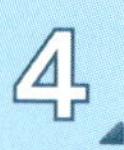

4 専門医相談のタイミング

- 大動脈疾患，脊椎腫瘍，感染性脊椎炎が疑われる，あるいは麻痺や馬尾症候群といった重篤な神経症状が明確な場合には専門医へ速やかに紹介する．

5 診察の実際

a ▶ 問診

- 部位はどこか？（示指で示させる）
  ➡片側性？（椎間関節および仙腸関節の関与を想定）
  ➡左右差があっても正中で深部（椎間板性を想定）
- いつから？
- 明確な発症のきっかけの有無は？（たとえば，無防備な前屈では後方線維輪の損傷か？）
- 殿部〜大腿遠位へ放散する痛み・しびれの有無は？
- 重篤な特異的腰痛のルールアウトとして，安静時痛（自発痛），夜間痛，日々悪化する痛み，治療に反応せず1ヵ月以上経過した痛みがないかを確認する．
- 癌既往，体重減少，高血圧，糖尿病とそのコントロール状況，発熱の有無，ステロイド使用既往を確認する．
- NSAIDs，アセトアミノフェン，プレガバリン，ミロガバリンなど疼痛診療で使用頻度の多い薬物治療の選定上，消化管潰瘍既往（有の場合，出血性だったか？）とピロリ菌は除菌済みか，心血管イベント既往および抗凝固・血栓剤の使用，喘息既往，肝障害，腎障害（eGFR），多飲習慣の有無を確認する．
  red flagがある場合，体温と棘突起の叩打痛を確認する．

b ▶ 非特異的腰痛でのコンパクトな診察の流れ

- 多忙な外来では椅子に座らせたままでもよいので，fabere（股関節の屈曲・外転・外旋），fadire（屈曲・内転・内旋）を行う（p092，図9参照）．制限が強ければ，股関節病変を疑う．軽度の左右差がある場合，仙腸関節を代表とする腰仙椎〜骨盤帯になんらかの左右不均衡があり，Mechanical Diagnosis and Therapy（MDT）［次頁column参照］では軽微な側方ディレンジメント（derangement）の可能性があると判断する．
- 椅子坐位から立ち上がる際の痛みがあるか？（椎間板性，MDTでは後方ディレンジメントを疑う）
- 立位で疼痛性側弯があるか？（片側性で体幹が傾いている場合は，椎間関節性，MDTでは側方ディレンジメントを疑う）
- 姿勢指導に活かすため，骨盤後傾の腰椎前弯減少タイプか，骨盤前傾の腰椎前弯増強タイプかを確認する．高齢男性では前者が多く，若〜中年女性および若年男性でも後者が少なからず存在する．併せて，頭部前方偏位であるかなど姿勢全体をチェックする．

- 傍脊柱筋全般の緊張が強いかを確認する．トリガーポイントを見出す努力をする．広範囲に緊張やこりの訴えがある場合は，心的ストレスに伴う影響も念頭に置き，複数個所（線維筋痛症の旧診断基準の圧痛点を利用するのが便利，p059，図9参照）の圧痛に伴う閾値低下がないかを確認する．
- （可能な場合）前屈を5回程度，反復して行ってもらう．前屈時あるいはい中間位に戻る際に痛みを訴える場合，椎間板性，MDTでは後方ディレンジメントを疑う．
- 下部腰椎をしっかり伸展してもらう．制限と最終可動域での痛み・不快感を訴える場合，椎間関節性，MDTではこの場合も後方ディレンジメントを強く疑う．
- 壁に前腕をついての側屈負荷をしてもらう．左右差がある場合，いずれかの構造物の左右不均衡があり，MDTでは側方ディレンジメントの要素があることを疑う．
- その際，上後腸骨棘を痛みの最強部として指し示す場合，仙腸関節性と想定する．胸腰筋膜の腸骨稜付着部の圧通が明確である場合は，同部位の付着部炎あるいは上殿皮神経障害の可能性を念頭に置く．

column

☑ Mechanical Diagnosis and Therapy（MDT）[5～7]：その1

椎間関節あるいは椎間板といった特定部位が起源にしろ，これらが複合的に関与しているにしろ，articular segmentのいずれかに発痛源があれば，メカニカルストレスにより疼痛が誘発される．つまり，動作や姿勢に依存する腰痛であることが明確な場合は腰への負荷（メカニカルストレス）に関わる問題があると判断でき，筆者は脊椎（運動器）dysfunction（p077参照）として包括している．このメカニカルな要素が明確な場合にターゲットを絞った診断・治療体系のひとつがMechanical Diagnosis and Therapy（MDT）である．

McKenzie法とも呼ばれているMDTは，1950年代からNew Zealand出身の理学療法士Robin McKenzieによって提唱され発展してきた．筋骨格系に生じる問題に対し，動作・姿勢に関係する症状や理学所見，力学的作用を利用した反復運動検査を行ったうえで，患者に合った対処法を導く治療体系である．本治療体系は基本的に画像所見に基づかず，椎間関節性，椎間板性といった局所の疼痛源の探求に固執するものではない．姿勢や運動器を動かすことによって得られる情報をもとに診断したうえで，治療方針を決定することが最大の特徴である．

その最も代表的かつ象徴的な診断が，腰椎の後方ディレンジメント（derangement）症候群という概念である．理論モデルとして，椎間板の知覚神経終末がみられる後方線維輪の外側1/3に達する亀裂に，変性した髄核が挟み込まれている状態を指す（図2）．繰り返すが，これはあくまでも理論モデルであり，椎間板性腰痛を前提にしたものではないことを強調しておきたい．現代人の日常生活および作業形態上，腰椎が後弯位になりがちであるため，後方ディレンジメントのパターンが多くなると想定できる．日常生活の動作や姿勢は，前屈方向に加え多少なりとも左右の不均衡が生じないほうが不思議であり，後方に加え，側方へのディレンジメントの要素を伴う場合も少なくない．

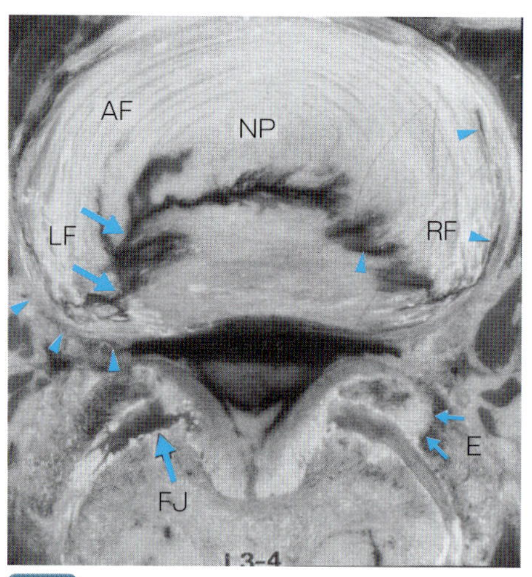

図2 腰椎の後方ディレンジメント症候群の理論モデルをイメージさせる解剖図

AF：線維輪，NP：髄核，FJ：椎間関節，E：enthesis，LF：longitudinal fisure，RF：radial fisure

（岸川陽一，作本慎一ほか：腰痛疾患のメカニカルな診断と治療．J Spine Res **7**：1005-1013，2016より引用）

後方ディレンジメントと想定される理学所見は，①後屈時の可動域制限を伴う運動時痛，②前屈反復負荷後の腰痛，③椅子から立ち上がり動作時の痛みなどがある．最終可動域を目指した反復的な伸展負荷により，症状の改善を認めれば後方ディレンジメントの診断は確定する．側屈の可動制限や疼痛を伴えば，メインは後方であっても側方ディレンジメントも伴っていると想定される．一方その頻度は少ないが，高所の物を取る際などでの不意な腰椎伸展動作がトリガーで発症した急性腰痛で前屈制限が著しく後屈制限がない場合は，前方ディレンジメント（髄核の前方への陥頓というモデル）が想定される．
結果的に，治療としては，腰椎の前弯を増強させ後方へのディレンジメントの解消を目指す腰椎伸展運動と骨盤を後傾させない姿勢指導が選択されることが多い．腹臥位での腰椎伸展運動がMcKenzie体操と呼ばれがちな所以である．

C ▶ 殿部～大腿遠位へ放散する痛み・しびれがある場合

- 症候性の腰椎椎間板ヘルニアあるいは腰部脊柱管狭窄症を想定する．
- 坐位や前かがみでの腰から殿部より遠位へ放散する痛みは，椎間板ヘルニアに伴う神経根刺激症状を疑う（p094，図12参照）．
- 逆に，坐位や側臥位といった軽度前屈み姿勢は楽で，腰椎の前弯が強まる立位持続，歩行中に下肢症状が出現・増強する場合は，腰部脊柱管狭窄症（p095，図13参照）を念頭に置く．
- 病態的には両者が合併する症例も少なからず存在する．

- L5/S1外側ヘルニアによるものも含むL5神経根由来の坐骨神経痛様の症状が多いが，典型的な椎間板ヘルニアではL5 /S1が責任高位のS1神経根症状も少なくない．
- 従来の閉塞性動脈硬化症を代表とする末梢動脈疾患(peripheral arterial disease：PAD)による虚血痛は，腓腹部痛である場合が多く，狭窄症のL5神経根症状と類似する．
- 階段歩行での荷重時に増強するわけではない膝痛は，L4あるいはL3神経根障害による症状の可能性を念頭に置く．

d 馬尾障害

- 両側下肢のしびれを代表とする異常感覚を訴える場合に疑う．
- 両側の異常感覚が，歩行時に徐々に遠位へ下行，あるいは遠位から上行，加えて逆の下肢へと広がる徴候はsensory marchと呼ばれ，腰部脊柱管狭窄症でみられる馬尾徴候を疑う所見である．
- 腰部脊柱管狭窄症でみられる馬尾徴候としては，会陰部の灼熱感を代表とする異常感覚，歩行時の尿漏れ感などがあり，これらは手術治療を考慮してよい症状である．
- 両足底のしびれなどの異常感覚も同様であるが，足底の異常感覚は，保存療法のみならず神経除圧をしても不可逆的な場合が多く[8]，術後の満足度に影響しうる[9]ことを認識しておく必要がある．
- 尿閉に至るような馬尾症候群は，腰部脊柱管狭窄症では極めてまれであり，硬膜管を著しく圧迫した脱出ヘルニアに起因する急性発症の場合が多い．その場合，発症してから速やかに手術を行う必要がある(遅くとも48時間以内を目指す)[10]．
- 両側下肢麻痺は，馬尾での障害よりも脊髄由来であることを疑う．

e 下肢痛がある場合の理学検査のコツ

- 放散する坐骨神経痛様の症状を，大腿・下腿近位で後外側，下腿遠位から足部で前面に訴える場合はL5由来を想定する(図3)．
- 明らかに下肢後面に症状を訴える場合はS1由来を想定する(図3)．高位の判断に関し，L5は母趾伸展筋力(ただしS1優位な場合もある)，S1では障害側のアキレス腱反射の低下で行う．
- 母趾伸展筋力の測定に関し，厳密な意味での長母趾伸筋(extensor hallucis longus：EHL)の測定と考えられる母趾IP関節での伸展力では正常でも徒手筋力テストによる判定で4以下になることが少なくないため，MTP関節での伸展力を測定するほうがよい[11](図4)．
- L4あるいはL3由来を想起させる荷重負荷に関連が乏しい膝周囲を主とした下肢前面痛(図3)の場合は，膝蓋腱反射の左右差の有無をチェックする．
- 深部腱反射では，左右差(障害側の低下)を見逃さないよう努める．
- 膝蓋腱反射が出にくい患者では，両手指を胸の前で組ませて引っ張る要領で上体を力ませた際に叩くとよい(図5)．
- アキレス腱反射の測定では診察台に膝立てしてもらい，検者の手掌で患者の足底を軽く押さえて重力に任せて軽く叩く方法がよい(図6)．

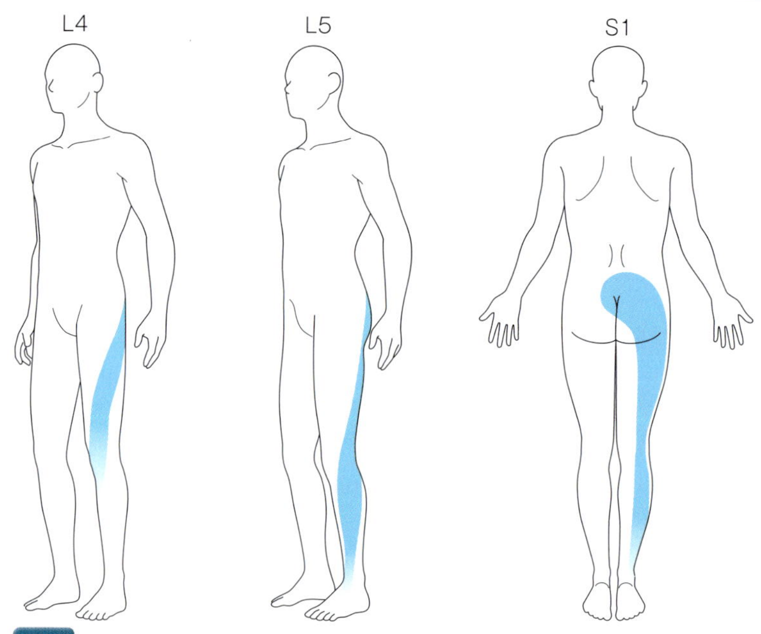

図3 下肢に症状を訴える場合の責任高位の想定

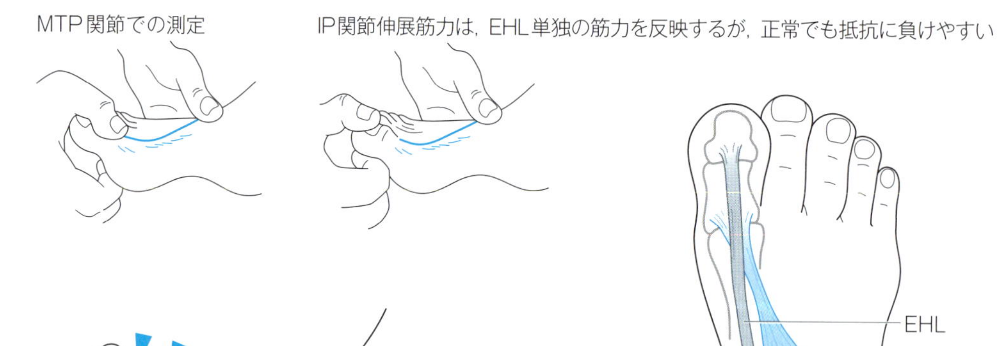

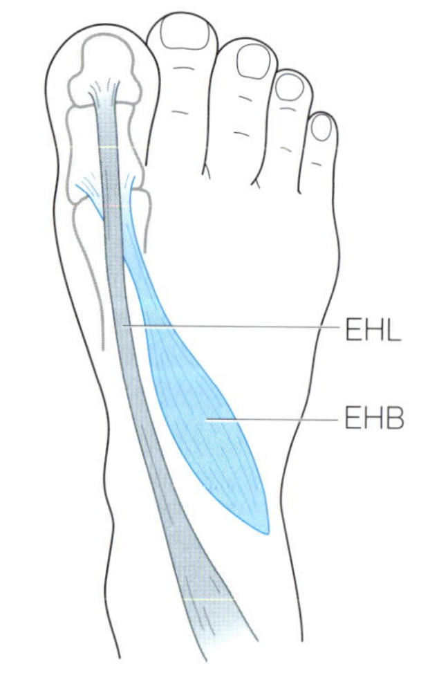

図4 母趾背屈筋力

測定はMTP関節でみるのがよい．

（文献11より引用）

- 責任レベルがL4/5であっても，脱出ヘルニアを含む高度狭窄があれば，硬膜管内でのS1障害所見としてアキレス腱反射は低下する．
- L4/5が責任レベルであることが最も多いが，たとえば，馬尾徴候を認める狭窄症

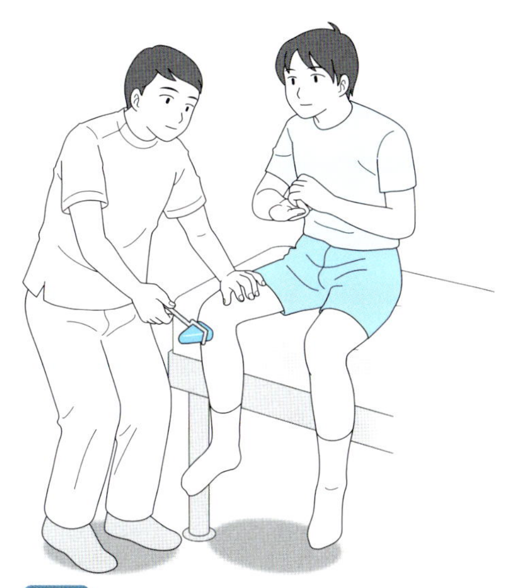

図5 膝蓋腱反射の出にくい患者に対する検査のコツ

両手を組んで力を入れさせる．

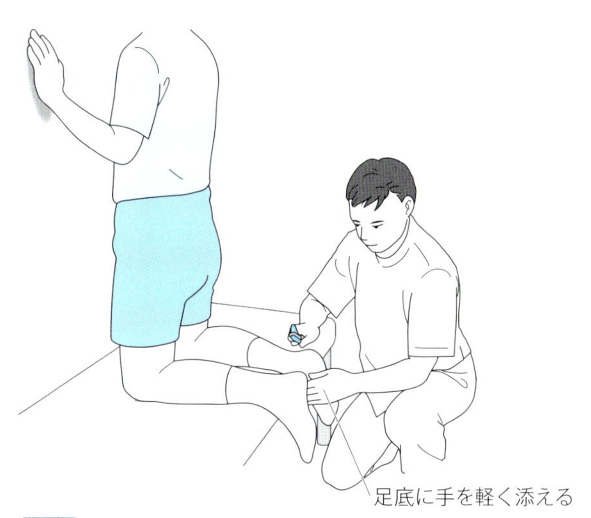

図6 アキレス腱反射の測定方法

では，L4/5の高度狭窄があり，両側のアキレス腱反射が低下あるいは消失しているのが基本的なパターンである（図7）．

- もし，馬尾障害の潜在を強く疑う症状があるにもかかわらずアキレス腱反射が低下していない場合は，脊髄症の合併を考え検査を進める．上肢症状が乏しい場合，下位頚髄病変の潜在に要注意である．
- その場で踵歩きをさせてみて，障害側のやりづらさがあれば，前脛骨筋あるいは腓骨筋力の低下があると判断する．
- 痛みや感覚障害の乏しい下垂足といった片側優位の筋力低下が主訴である場合は，

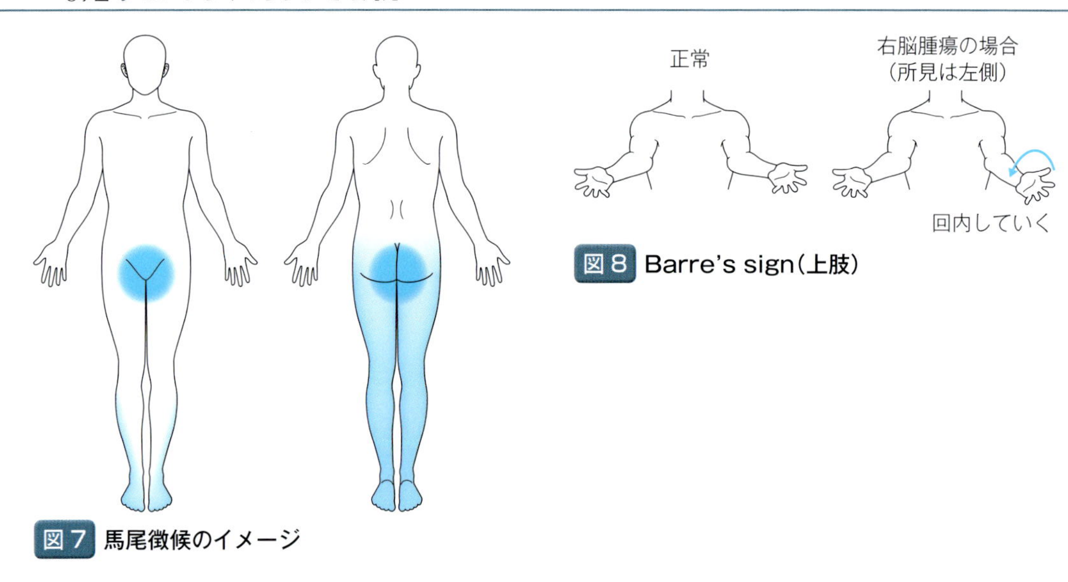

図7 馬尾徴候のイメージ

図8 Barre's sign（上肢）

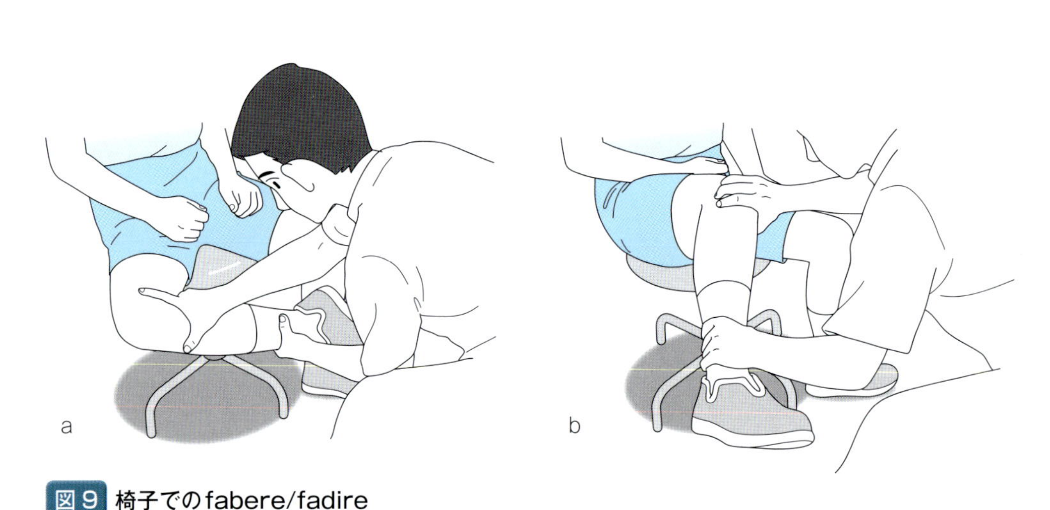

図9 椅子でのfabere/fadire

脳腫瘍や脳血管障害を念頭に置く必要がありBarre's sign（図8）をチェックする．

- 股関節疾患の見逃しを避けるためfabere（股関節の屈曲・外転・外旋），fadire（屈曲・内転・内旋）は習慣化するとよい（p040，図4参照）．可動域制限とそれに伴う疼痛がないかをチェックする（仙腸関節周囲病変を反映する場合もある）．診察時間を短縮したい場合，患者が椅子に座っている状態で行うのもよい（図9）．
- 足部動脈の触知も，特に下肢症状由来の間欠跛行がある場合は必ず確認すべきである．
- 足背動脈は，その走行から触知しにくい場合があるため後脛骨動脈で代用する．
- PADと腰部脊柱管狭窄症の合併例もあるため，ankle brachial pressure index（ABI）の把握もできる限りルーチン化するほうが望ましい．ABIが0.9以下であるとPADとして無症候でも動脈硬化はあると判断できるため，患者への啓発にもつながる．

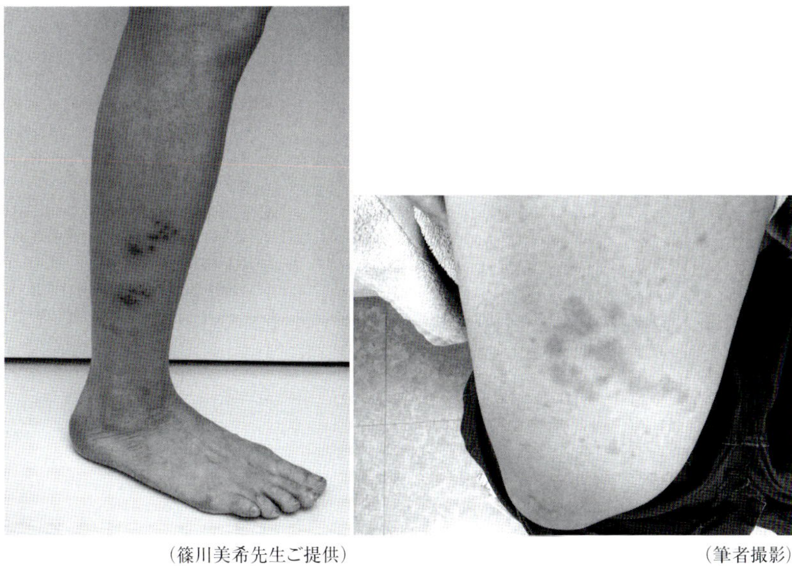
（篠川美希先生ご提供）　（筆者撮影）

図10 坐骨神経（左）および大腿神経（右）領域の帯状疱疹

column

脊柱管狭窄症と末梢動脈疾患（PAD）の合併例

脊柱管狭窄症とPADの合併例は6.7％と決して少なくないと報告されている[12]．さらに，足部動脈が触知できでもABIが0.9未満を示す場合もあり，特にPADを罹患しやすい高齢の喫煙習慣のある男性では，ABIを定期的に測定したほうがよい．ABIが0.7未満だと，ふくらはぎなどの筋肉へいく血流不足に伴う「間欠跛行」が現れるとされている．なお，症状がなくてもABIが0.9未満を示せば，PADがあると判断される．その場合，脳血管や冠動脈といった生命予後に関わる動脈硬化が漸進的に潜在している可能性を強く疑って，患者指導を行う必要がある．

f ▶ 神経症状がある場合のコンパクトな理学検査の流れ

- 坐骨神経および大腿神経領域に帯状疱疹（典型的には痛みを伴う水泡，紅斑）がないかを念のため確認（図10）．
- 立位後，その場での踵歩き，爪先歩きを3歩ずつさせ，筋力の左右差がないかを確認．
- 大腿前面，膝周囲の症状がある場合は，机を支えにしての片脚起立からの屈伸を片側3回行わせる．
- 前屈で，殿部痛より遠位の症状が再現されるかを確認（病態としては症候性椎間板ヘルニア）．
- その際，椎間孔狭窄を伴いやすい変性側弯の潜在を疑うhumpの有無も確認．
- 後屈保持で，殿部痛およびそれより遠位の症状が再現されるかを確認（病態としては症候性脊柱管狭窄症）．
- Kemp徴候の有無を確認（後方要素由来の神経根症状）（図11）．

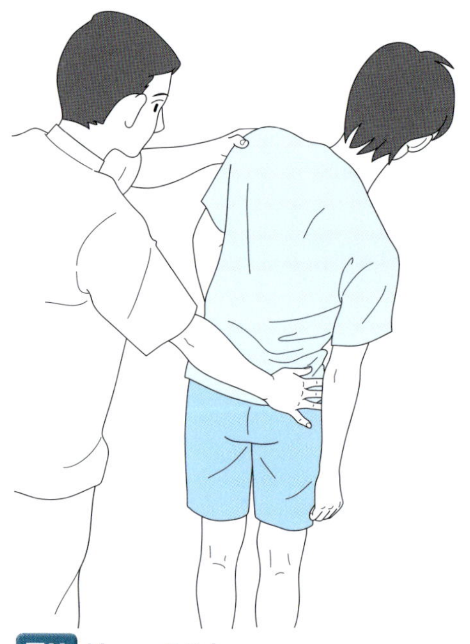

図11 Kempテスト

［菊地臣一(編)：運動器の痛みプライマリケア―腰背部の痛み，南江堂，東京，p182，2009より引用］

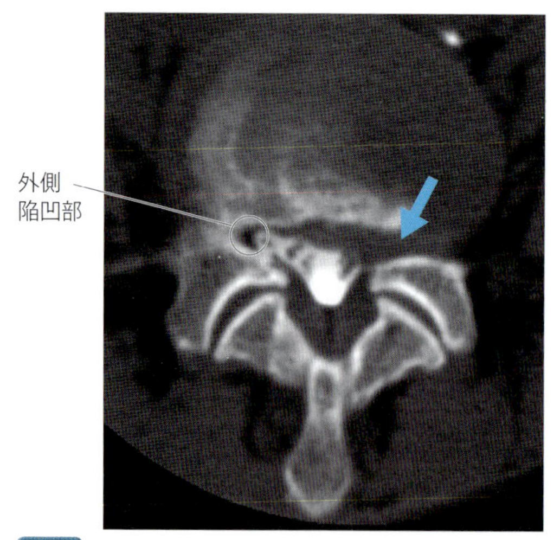

図12 椎間板ヘルニア(膨隆)と上関節突起でインピンジされている神経根症状

＊坐位で症状がないタイプ⇒L4/5外側陥凹が責任病巣であることが多い．

＊坐位や臥位でも痛みを訴える症例は，椎間板の関与(図12)あるいは椎間孔部の狭窄(図13)を念頭に置く．

＊L5分離症での分離部，嚢腫が関与することもある．

なお，下位腰痛のみの再現なら，椎間関節性腰痛の潜在を念頭に置く．

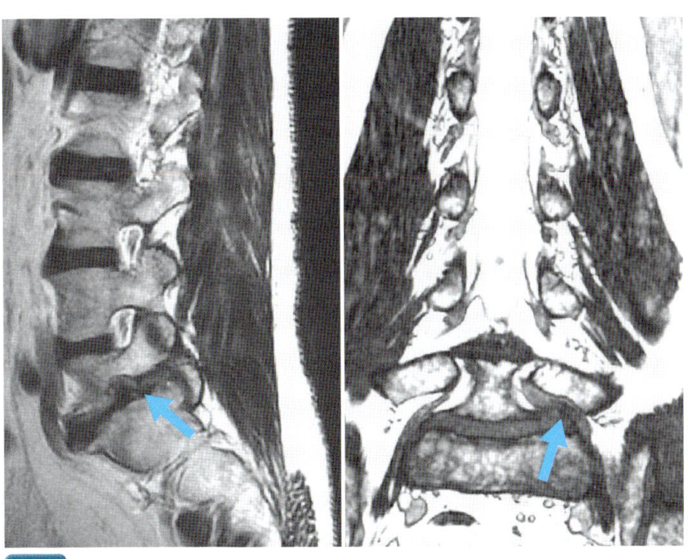

図13 椎間孔部狭窄

（高野裕一先生ご提供）

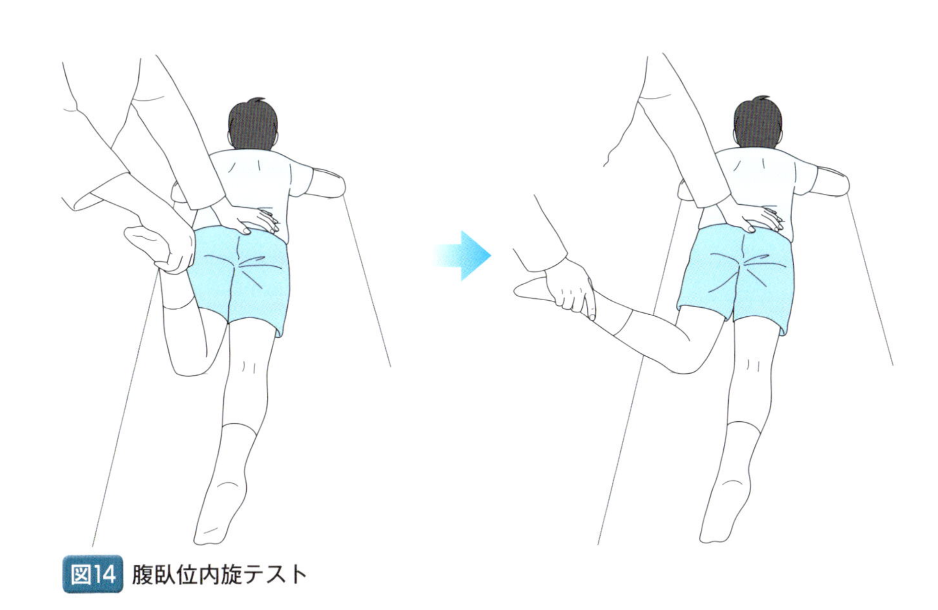

図14 腹臥位内旋テスト

- ベッドに四つん這いなどにして，アキレス腱反射の確認.
- 腹臥位になってもらい，棘突起に介達を加えることによる坐骨神経痛の再現とValleixの圧痛点を確認.
- 大腿前面，膝周囲の症状がある場合は，大腿神経伸展テスト（femoral nerve stretch test：FNST）を確認.
- 梨状筋症候群も念頭に置き，腹臥位内旋テストを行う（図14）.
- 仰臥位になってもらい，SLR（straight leg raising）テストを確認（殿部痛およびそれより遠位の症状が再現される場合は，椎間板の要素がある神経根症状があると想

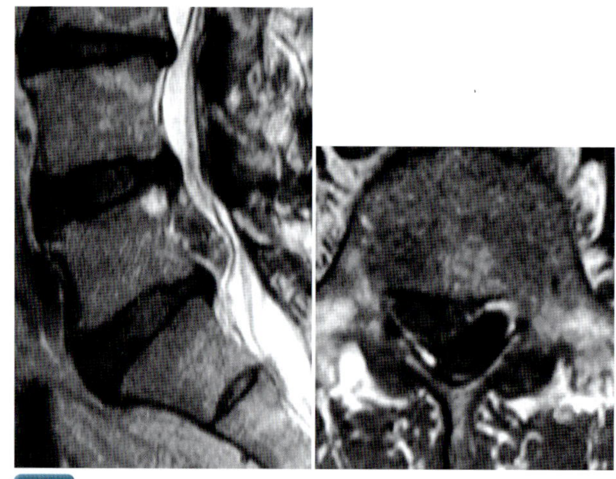

図15 L4/5レベルの尾側への遊離/脱出型ヘルニア

急性期の痛みレベルは強いが，数週後からは改善傾向，3ヵ月後には症状はほぼ消失，4ヵ月後のMRIではヘルニア像も消失．ただし，軽微な感覚障害は残存．

定する）．

＊ well-leg raising test陽性（症状のない健側下肢の挙上で，症状側の放散痛が再現）の場合は，遊離/脱出型ヘルニア（図15）の急性期である可能性を疑う．

＊ bilateral SLRでの下位腰痛出現は，椎間関節性腰痛を示唆している可能性がある．

- fabere，fadireテストを行う（制限が明確な場合は，必ずX線像で股関節の確認を！）．
- （必要最小限の）筋力検査．
- （必要最小限の）感覚検査．ただし，神経障害性疼痛の診断アルゴリズムでは，神経障害性疼痛と確定するには，障害神経根のデルマトームに合致した感覚障害の存在が必須である！（表1，p064，図13参照）
- 正しくベッドから起き上がらせ（p127，図18参照），坐位にて膝周囲痛がある患者では膝蓋腱反射を確認（図16）．
- 仰臥位でのSLR陽性例では，念のためflip test（図17）を行うとよい．

column

☑ Waddellのnon-organic sign[15, 16]（図17, 18）

- flip test：診察台に座らせ，何げなくSLRテスト陽性側の下肢を挙上する．神経根刺激症状のあるヘルニア患者では，痛みで後ろへ倒れそうになる（陽性）．疼痛が誘発されず倒れない場合（陰性），非器質性の可能性を疑う．
- skin tenderness：皮膚を軽くつまんだだけでも痛みを訴える．
- stimulation test：腰部に負荷をかけているような診察行為をするが，実際は負荷がかからない動作で痛みを訴えるか否かを観察する．これには，axial loading test

表 1　基本的な神経学的理学検査

a. 屈曲時・伸展時の痛みを確認する検査
● 前屈での腰殿部痛の出現 前方要素（椎間板）の関与を疑う ● 後（側）屈での腰殿部痛の出現 後方要素（主に椎間関節）の関与を疑う
b. 筋力検査
● 簡易的な検査 膝屈伸の力が弱い➡L2・L3・L4の障害を疑う 踵歩きの力が弱い➡L4・L5・S1の障害を疑う 爪先立ちの力が弱い➡S1・S2の障害を疑う ● 運動と逆方向に検者が抵抗をかける 足関節背屈が弱い➡L5（L4）の障害を疑う 母趾背屈が弱い➡L5（S1）の障害を疑う（図4） 母趾屈曲が弱い➡S1の障害を疑う 股関節外転が弱い➡L5の障害を疑う
c. 知覚検査（筆などを使用）
● "膝の内側からくるぶし" の知覚低下➡L4の障害を疑う ● "足背部～第1・2指の間" の知覚低下➡L5の障害を疑う ● "足底部～小指の付け根" の知覚低下➡S1の障害を疑う

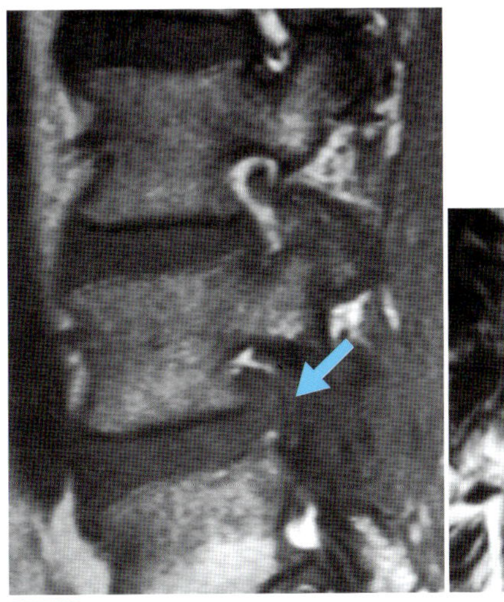
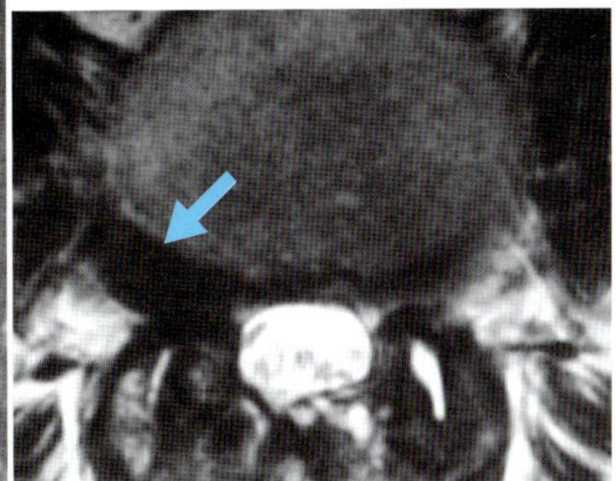

図16　L4/5 レベルの外側ヘルニア

初診時，安静時の膝周囲痛を訴え，障害側のPTRは低下（L4神経根障害）．

と rotation test がある．

筆者の経験上，過保護な母親がいる若年者には，必ず行ったほうがよい．一般臨床で有用さを感じる場面はまれであるが，痛み行動が顕著に表れているとも解釈できる．

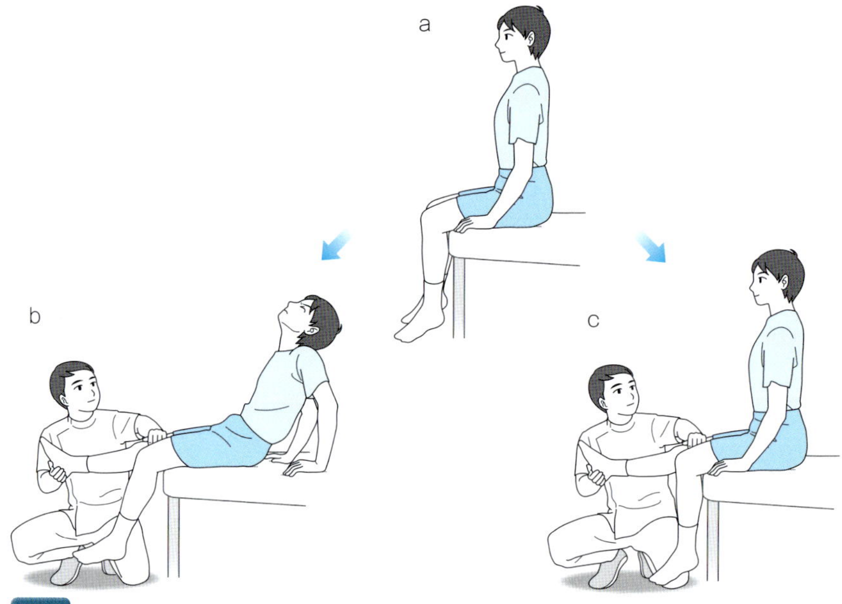

図17 Flip test

a：診察台に座らせ，何げなくSLRテスト陽性側の下肢を挙上する．
b：陽性．ヘルニアでSLRテスト陽性の患者は疼痛のため，後方に倒れそうになる．
c：陰性．疼痛が誘発されない場合は，非器質性を疑う．
（松平　浩，竹下克志：心因性疼痛—慢性疼痛に対する心理・社会的要因の把握を目的とした初期アプローチ法．脊椎脊髄 **18**：469-475，2005より引用）

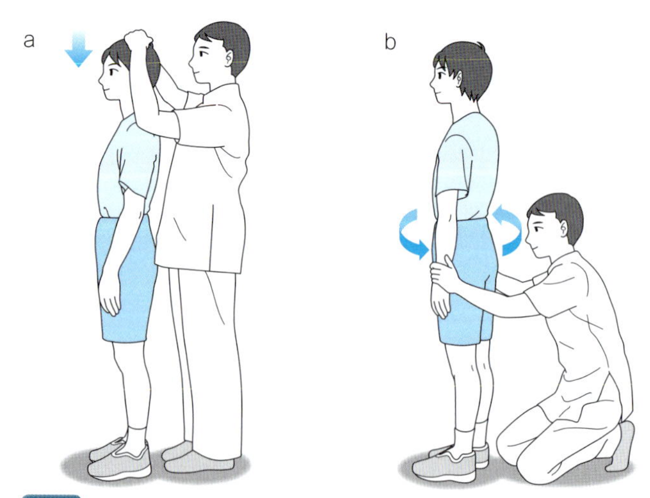

図18 Axial loading testとrotation test

a：axial loading test．立位の患者の頭を押さえる操作で，腰痛の訴えの有無をみる．この操作では腰に直接的な軸圧負荷はかからない．
b：rotation test．両肩と骨盤を同一面として回旋を行う操作で，腰痛の訴えをみる．この操作では腰は捻転せず直接的な負荷はかからない．
（松平　浩，竹下克志：心因性疼痛—慢性疼痛に対する心理・社会的要因の把握を目的とした初期アプローチ法．脊椎脊髄 **18**：469-475，2005より引用）

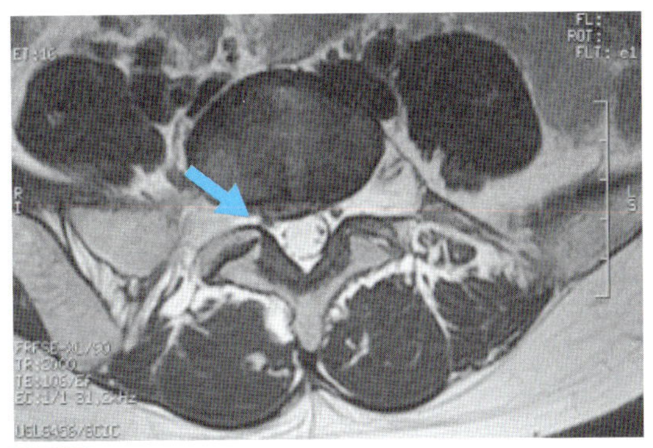

図19 サイズは小さいが難治化し手術に至ったL5/S1レベルのヘルニア

サイズは小さいが，ヘルニアと上関節突起とでS1神経根がインピンジされている．

g おさえておきたい豆知識

- 腰仙部の皮膚異常(脂肪腫や先天性皮膚洞)，足部変形があったら，脊髄係留症候群を疑う．
- 30～40歳代で，腰椎の前屈をはじめとする可動制限が著しい場合は，強直性脊椎炎をルールアウトする．特に，腰痛を繰り返しており，NSAIDsが有効な患者は要注意である．
- 乾癬性脊椎炎を見逃さないために，足趾の爪が汚くないか(爪乾癬)，アキレス腱の腫脹がないかを確認する癖をつける．
- 神経根直下のサイズが小さいヘルニアは，保存療法に抵抗し，難治化しやすい(図19)．
- 馬尾徴候は，中長期的にみて保存療法で改善する見込みは乏しいため，漫然と保存療法を続けることは勧められない[13, 14]．神経根症状は，保存的に改善しやすいが，すべりや側弯がある症例では，局所の不安定性や椎間孔部狭窄を伴いやすいため再燃・難治化し手術へ移行しやすい[13, 14]．

6 知っておきたい画像検査の意義と知識

a 単純X線

X線検査は，痛みの診断ツールとしては偽陽性が非常に多い．椎間板腔の狭小化や骨棘などの変性所見と非特異的腰痛に関連はあるが，軽微な関連でしかないといってよい．その所見を強調し恐怖回避思考を高めるデメリットのほうが大きい．変性すべりの所見や成人後に発見された分離症に対する説明も同様である．撮影を望む患者の満足度を高める意義しかないとする報告もある．よって，red flagでない場合，初診時から積極的に撮影する必要はないかもしれない．

- 安静時痛，進行性の痛みあるなどred flagを疑う場合，正面像での腸腰筋陰影が追えるか，pedicle signはないか，側面像での終板の不整像はないか，その他，仙骨，骨盤も含め溶骨性あるいは骨硬化性病変がないかを確認する．

＊転移性脊椎腫瘍により，片側の椎弓根陰影が消失しているpedicle signは，winking awl signとも呼ばれる．頻度は低いが，原発性腫瘍(巨細胞腫，Ewing肉腫など)も念頭に置く．

- 骨硬化性病変を呈する疾患は限られており，転移性であれば前立腺癌と乳癌が疑われ，原発性であれば類骨骨腫，骨肉腫，骨芽細胞腫が骨硬化像を認める．
- 骨吸収像の内部に残存した骨梁が肥厚した所見は，血管腫に特徴的である．
- 70歳以上の高齢者の急性腰痛は，脆弱性骨折を含む骨粗鬆症性椎体骨折である可能性が高いため[17]，側面像は仰伏位と立位(あるいは坐位)とも撮影し比較する．仰伏位では，クレプト像の存在に注意を払う．
- 骨粗鬆症性椎体骨折を疑う場合，疼痛部位が下位腰椎のみであっても，好発部位である胸腰移行部を必ず確認するように心がける．
- 骨粗鬆症性椎体骨折で椎体不安定性が15°以上は，神経症状発生および腰痛難治化の危険因子である[18]．
- 椎体骨折像は，骨粗鬆症性以外に転移性脊椎腫瘍に加え結核性関節炎も念頭に置く．
- 正面像で左右非対称な圧潰像がみられる場合は，転移性脊椎腫瘍を疑う．
- 原発不明癌で転移が多いのは肺癌である．
- 50歳以上，特に高齢者での多発性椎体圧潰は，積極的に多発性骨髄腫を疑う．

＊腰椎椎体は，特に下位腰椎では，長方形よりも椎体前縁がほんの少しだけ長い台形である．逆台形化していて椎体前縁の曲率が強まる，いわゆる扁平椎傾向を認めれば，いわゆる“いつのまにか骨折”を含む椎体骨折が潜在する可能性を疑う．

- 扁平椎は，転移性脊椎腫瘍，悪性リンパ腫，白血病，好酸球性肉芽腫，血管腫，Ewing肉腫，骨肉腫などでみられうる．
- 腰下肢の夜間痛がある場合は，馬尾腫瘍を疑う必要があるが，椎弓根間の距離拡大，側面では椎体のscallopingがないかをよく確認する．
- 硬膜内髄外腫瘍では，椎体や椎弓のerosion，椎弓根の菲薄化，椎間孔の拡大がみられる場合がある．
- 感染性脊椎炎の初期では，単純X線での異常所見をみつけることは極めて難しい！(だから，疑ったら速やかに炎症反応とMRIをオーダーすべき！)
- 感染から数週間が経過すれば，椎体前方の軟骨下透亮像，終板の不整，隣接する椎体の破壊像を認め，椎間腔の狭小化が観察される．

＊ペースメーカー使用，閉所恐怖症などでMRI撮影が難しい場合は，矢状面のCTで確認する．

- 結核は，病巣が増大し画像上にみられるようになるまで数ヵ月を要し，ようやく終板の不整，溶骨変化として表れる．単椎体の圧迫骨折のみの所見で診断が遅延する場合がある．結核性のほうが化膿性よりも多くの分節を侵す頻度が高い．

＊結核性では，膿瘍内に石灰化がみられることが特徴でもある．これは，化膿性にはみられない．

[その他に知っておきたいこと]

＊神経所見を疑う症状がある場合，側面像では，特に下位胸椎における黄色靱帯骨化像がないか，正面像では，椎間関節の形状を意識するとよい．L4/5まで多椎でW型（p049，図12）の場合，発育性の要素を持った脊柱管狭窄があることを疑える．

● 股関節病変の見逃しに注意を払う必要がある．fabere テストが陽性なら必ず腰椎正面像において股関節ぎりぎりまで入れて撮影するとよい．

＊前屈時の椎間後方開大が5°以上は，画像上の不安定性ありと判断するのが一般的である．ただし，腰痛との関連は乏しい．

＊椎間板縁から少し離れた部位に水平に形成される骨棘（traction spur）の存在は椎間板変性を基盤とした不安定性の存在を示唆する．

＊椎体の後方すべりは，椎間関節の亜脱臼および椎間孔の狭小化を伴う所見，つまり椎間不安定性と神経症状を伴いやすい所見という認識を持つとよい．

＊終板の硝子軟骨の一部破壊が示唆されるわずかなSchmorl結節は，椎間板変性の初期状態を反映する．
しかし，恐怖回避 / 破局的思考化を誘発するリスクを考慮すると，患者にこういった所見を強調する説明は不適切である．

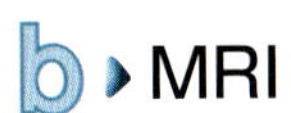

b ▶ MRI

癌の転移および多発性骨髄腫を含む脊椎腫瘍，感染，椎体の病的あるいは脆弱性骨折を疑った場合は，速やかにオーダーする．1ヵ月以上，治療抵抗性で軽快しない場合も考慮してよい．罹病期間が3ヵ月以上の慢性腰痛の場合，red flagがなくても，椎間板の不安定性，椎間関節炎，仙腸関節炎を疑う理学所見があれば，目的意識を持った撮影をするとよい．

● 脆弱性骨折を疑った場合，T2あるいはSTIRで高信号があるかを確認する．下部腰痛および坐骨神経痛がある場合は，仙骨翼の新鮮骨折がないかを確認する必要がある．骨折部が椎間孔外のL5神経根と接する位置で起こりやすいからである．

● 骨粗鬆症性椎体骨折の予後不良因子である後壁損傷の有無を確認する[19]．

● 後壁損傷がなくてもT2での限局的な高信号，あるいは同じくT2での広範囲な低信号が遷延治癒の予測因子である[20,21]．

● 神経障害がある場合，T1強調画像で直接的に圧迫構造（椎間板や骨棘，黄色靱帯）と神経根の関係をとらえるくせをつける．両者が接触しているかどうかは，通常間に介在する高信号，つまり脂肪像の消失で判断する．T1強調画像における高信号はほぼ脂肪であり，他は発症してまもない出血に限られる．両者間に高信号領域があれば，神経根との物理的接触はないと判断できる．

● 脂肪抑制T2強調画像において，単一髄節支配である多裂筋の高信号化は，最近の近傍神経根障害が高度であったことを疑う所見である．

● 軽快しない椎間板性由来の腰痛を疑う症状がある場合には，HIZとModic type 1変化がないかを確認する（p054参照）．ただし，患者には否定的な所見として伝えるべきではない（所見がなければ，「局所の強い炎症はなくてよかったですね」と話す）．

- 軸性脊椎関節炎を疑う所見がある場合，仙腸関節のSTIR画像をオーダーする（p058参照）．

7 血液（尿）検査

- 転移性脊髄腫瘍を疑った場合，非特異的ではあるが悪性リンパ腫や肝癌で上昇しやすいLDH（乳酸脱水素酵素），およびALP，Caの高値がないかに加え，炎症反応，貧血の有無を至急検査で確認する．感染性脊椎炎を疑った場合，至急で炎症反応を確認することはいうまでもない．
- 転移性脊椎腫瘍の疑いが強まった場合，血液免疫泳動（多発性骨髄腫），サイログロブリン（甲状腺癌），CEA（腺癌：大腸癌，胃癌，肺腺癌，乳癌など），シフラ（肺扁平上皮癌など），AFP（肝癌），CA19-9（膵癌，卵巣癌など），可溶性インターロイキン2受容体（悪性リンパ腫），男性ではPSA（前立腺癌），女性ではCA15-3（乳癌）とCA125（卵巣癌など）の早期検査を，年齢，性別，画像所見などを勘案し考慮する．
- 予測能が極めて高いマーカーは，血液免疫泳動の異常（多発性骨髄腫），PSA≧100 mL（前立腺癌），サイログロブリン≧1,000 ng/mL（甲状腺癌）の3つである[4]．
- 高齢者の頑固な腰背部痛では，多発性骨髄腫を念頭に置くべきである．総蛋白が正常範囲内でも，A/G比の低下，高Ca血症，Hb低下に気を払い，疑わしければ，血液免疫泳動，β2ミクログロブリン，尿中Bence Jones蛋白をオーダーする．
- 投薬治療中に皮疹が出現した場合，薬疹を疑い，好酸球の上昇をチェックする．
- NSAIDsを処方する際は，できる限りeGFR値を把握する．60未満なら基本的には使用しても短期投与にとどめ，50未満ならアセトアミノフェンや弱オピオイド，デュロキセチン，ノイロトロピンなどを使用するほうが望ましい．
- NSAIDs使用者では，Hb値のみならず，クレアチニン値と比しBUNが高値（消化管出血による腎外性因子の可能性）に留意する．
- アセトアミノフェンを使用の際は，肝機能障害に留意する．
- 片側の安静時腰痛では，尿路結石を疑い顕微鏡的血尿の有無をただちに判定する．

文献

1） 松平　浩：急性腰痛症［中村利孝（監）・整形外科分野］．今日の臨床サポート［永井良三ほか（総合編集）］，エルゼビア・ジャパン，〈https://clincalsup.jp/index.html〉
2） 松平　浩：知っておきたい腰痛診療上の知識．整形外科 **62**：1119-1127, 2011
3） 田原圭太郎，穂積高弘ほか：脊椎転移で発症した悪性腫瘍の初期臨床像および初期診断の現状．東日整災会誌 **23**：109-113, 2011
4） 穂積高弘，五嶋孝博ほか：初診時原発不明であった転移性脊椎腫瘍の原発巣の診断と治療．関節外科 **35**：12-17, 2016
5） Mckenzie R, May S：Derangement Syndrome — the Conceptual Model. The Lumbar Spine Mechanical Diagnosis and Therapy, 2nd ed, Spinal Publications New Zealand, Waikanae, p149-165, 2003
6） Mckenzie R, May S：Derangement Syndrome—Management Principles. The Lumbar Spine Mechanical Diagnosis and Therapy, 2nd ed, Spinal Publications New Zealand, Waikanae, p565-585, 2003
7） 岩貞吉寛：腰痛に対する運動療法の実際：McKengie法．MB Med Reha **98**：41-50, 2008
8） Hara N, Oka H et al：Predictors of residual symptoms in lower extremities after

decompression surgery on lumbar spinal stenosis. Eur Spine J **19**：1849-1854, 2010
9) Matsudaira K, Yamazaki T et al：Modified fenestration with restorative spinoplasty for lumbar spinal stenosis. J Neurosurg Spine **10**：587-594, 2009
10) 日本整形外科学会ほか(監)：日本整形外科学会診療ガイドライン委員会ほか(編)：CQ8．腰椎椎間板ヘルニアにおける馬尾障害では緊急手術が必要か．腰椎椎間板ヘルニア診療ガイドライン，第2版，南江堂，東京，2011
11) Hara Y, Matsudaira K et al：A comparison of muscle strength test for great toe extension. J Orthop Sci **16**：765-767, 2011
12) Uesugi K, Sekiguchi M et al：Lumbar spinal stenosis associated with peripheral arterial disease：a prospective multicenter observational study. J Orthop Sci **17**：673-681, 2012
13) Matsudaira K, Hara N et al：Predictive Factors for Subjective Improvement in Lumbar Spinal Stenosis Patients with Nonsurgical Treatment：A 3-Year Prospective Cohort Study. PLoS One 2016 Feb 10；**11** (2)：e0148584. doi: 10.1371/journal.pone.0148584. eCollection 2016
14) Fukushima M, Oka H et al：Prognostic factors associated with the surgical indication for lumbar spinal stenosis patients less responsive to conservative treatments：An investigator-initiated observational cohort study. J Orthop Sci **22**：411-414, 2017
15) Waddell G, McCulloch JA et al：Nonorganic physical signs in low-back pain. Spine (Phila Pa 1976) **5**：117-125, 1980
16) 田口敏彦：心因性腰痛．脊椎脊髄 **13**：550-554, 2000
17) 大川　淳，四宮謙一ほか：高齢者の急性腰痛症における脊椎圧迫骨折の頻度とX線診断の精度．臨整外 **37**：799-803, 2002
18) Hoshino M, Nakamura H et al：Factors affecting neurological deficits and intractable back pain in patients with insufficient bone union following osteoporotic vertebral fracture. Eur Spine J **18**：1279-1286, 2009
19) 星野雅俊：骨粗鬆症性椎体骨折に対する初期保存的治療が患者へ与える影響．整形外科 **65**：1307-1309, 2014
20) Tsujio T, Nakamura H et al：Characteristic radiographic or magnetic resonance images of fresh osteoporotic vertebral fractures predicting potential risk for nonunion：a prospective multicenter study. Spine (Phila Pa 1976) **36**：1229-1235, 2011
21) Takahashi S, Hoshino M et al：Predicting delayed union in osteoporotic vertebral fractures with consecutive magnetic resonance imaging in the acute phase：a multicenter cohort study. Osteoporos Int **27**：3567-3575, 2016

B プライマリケアでの特異的腰痛に対する治療

1 脊椎由来の特異的腰痛

a 腫瘍性（転移含む）

脊椎腫瘍の診断がついた場合は原発部位の確定を急ぎつつ，治療についても①痛みのコントロール，②麻痺の予防もしくは対応，③腫瘍自体への治療，を同時に進めていかなくてはならない．

プライマリケアでは迅速な対応が必要な状態の把握が重要で，そうした状態は①高カルシウム血症と②重篤な麻痺症状，がある．①高カルシウム血症による意識障害や記銘力低下などの症状がみられる場合には一般的に生理食塩水による補液でカルシウムの尿排出を促し，エルシトニンの点滴静注を行う．通常は40エルカトニン単位を1日2回朝晩に筋肉内注射または点滴静注とする．悪性腫瘍が原因の場合にはビスホスホネート（ゾレドロン酸）4 mgを15分以上かけて点滴静注を行う．また高度の腎不全をきたしている場合には血液透析を行う．②重篤な麻痺症状とは対麻痺や四肢麻痺，膀胱直腸障害を指す．腰痛が強く体動困難な場合ほど，麻痺の有無に注意する．圧迫性病変であれば早期の圧迫解除による麻痺の回復が期待できるので，手術治療や放射線治療の適応について専門医に相談する必要がある．なお，未治療の前立腺癌ではホルモン治療で麻痺が劇的に回復することが多い．

腫瘍による骨破壊は痛みとともに病的骨折を生じることがある．痛みは放射線治療で緩和可能であるが，力学的脆弱性は残るために脊椎不安定性すなわち病的骨折のリスクを抱えることになる．病的骨折を起こすリスクを予測するツールとしてSpinal Instability Neoplastic Score[1]は転移部位，体重免荷による痛み緩和の有無，腫瘍の性状や大きさなどでスコアリングすることでリスク評価とともに手術適応まで評価を行おうとするものである（表1）．

放射線治療は腫瘍増殖のコントロールと痛みの緩和に有効である．近年はサイバーナイフや強度変調放射線治療（intensity modulated radiation therapy：IMRT）などによって腫瘍へより正確に高い線量を照射することが可能になっている．また，エネルギーがより強く正常組織へのダメージも少ない照射の重粒子線治療も骨盤や頭頸部腫瘍などで使用されている．

手術治療は根治を目指した腫瘍切除とそれ以外の緩和を目的とした手術がある．根治切除は腫瘍が限局性かつ良性の場合に適応となる．悪性の場合には腫瘍内への切り込みは腫瘍の播種のリスクがあるので最小限にする必要があり，total *en bloc* spondylectomy（TES）と略称される比較的難易度の高い手術となる．

表1 脊椎不安定性スコア

脊椎不安定スコアによって力学的強度，痛みによる患者へのインパクト，部位の重要性などから手術適応を判断する．

臨床・画像所見	スコア
脊椎における位置	
接合部(後頭部-C2，C7-T2，T11-L1，L5-S1)	3
可動部(C3-C6，L2-L4)	2
準固定部(T3-T10)	1
固定部(S2-S5)	0
横臥位での疼痛緩和もしくは労作時の疼痛	
あり	3
なし(時々疼痛はあるが上記と無関係)	1
疼痛なし	0
骨転位の性状	
溶骨性	2
混合	1
造骨性	0
脊椎の位置関係	
亜脱臼/椎体のずれ	4
元々の変形(後弯，側弯)	2
正常	0
権体圧壊	
>50%の圧壊	3
<50%の圧壊	2
圧壊はないが>50%の病変	1
上記以外	0
脊椎の後外側への進展(椎間，椎弓根，肋骨脊柱角の骨折や腫瘍置換)	
両側	3
片側	1
なし	0

上記スコアの合計

スコア	分類	
0～6	安定	
7～12	保留	不安定に進行する可能性あり
13～18	不安定	外科的処置を考慮

(文献1を参考に著者作成)

b ▶ 感染性

原則は抗生物質による保存治療を行う．起因菌を同定し感受性の高い抗生物質の選択が成否を分けるため，抗生物質未使用で脊椎感染症を強く疑う場合には血液培養や生検が可能な施設への紹介が望ましい．起因菌が同定できない場合には一般的に頻度の高い黄色ブドウ球菌を想定して第一世代のセフェム系を使用する．ただし院内感染などで原因菌の分布が把握できている場合にはよりヒット率の高い抗生物質の使用もあり得，たとえばMRSAを想定したバンコマイシンの使用などもありうる．感染が沈静化し，炎症反応が陰性化してからも数ヵ月は抗生物質の投与を続けたほうがよい．

表2 米国2015年の脊椎関節炎の治療ガイドライン

NSAIDsによってコントロールできない場合はTNF阻害薬の治療を行う流れとなっている．

- 活動性の強直性脊椎炎の成人患者ではNSAIDsの使用を強く推奨
- NSAIDsでも活動性の強直性脊椎炎の成人患者ではTNF阻害薬の使用を強く推奨
- 活動性の強直性脊椎炎の成人患者では炎症性腸炎や繰り返すぶどう膜炎を合併していなければ，TNF阻害薬であればどれでもよい
- 炎症性腸炎の成人患者ではエタネルセプトよりもTNF阻害のモノクローナル抗体製剤の使用を強く推奨
- 活動性のある強直性脊椎炎の成人患者ではステロイドの全身投与は行わないように強く勧告
- 活動性のある強直性脊椎炎の成人患者では理学療法を強く推奨
- 活動性のある強直性脊椎炎で進行した変形性股関節症がある成人患者には，人工関節手術を強く推奨
- X線所見のない軸性脊椎関節炎の成人患者で，NSAIDsでも活動性のある患者にはTNF阻害薬を条件つきで推奨

一方の手術治療は感染巣の準切除であり，抗生物質治療を強力に補完する役割がある．敗血症や複数の併存疾患などで麻酔のリスクが高い場合は難しいものの，膿瘍や比較的サイズの大きな感染巣で抗生物質治療単独では治療期間の遷延化が危惧される場合には積極的に行ってよい治療である．

感染自体がいったん沈静化しても，患者の安静度を上げた途端に感染が再燃することは珍しくない．脊椎インストゥルメンテーションは感染巣の脊椎の動きを止める“不動化”により，感染の早期終息に役立つ．また保存治療後に椎間板や脊椎骨の破壊のために脊椎の不安定性や変形が生じている場合には痛みや麻痺などが問題となる例も多く，そうした場合にも脊椎インストゥルメンテーションの適応となる．最近は低侵襲を目的として経皮的椎弓根スクリュー固定(percutaneous pedicle screw fixation：PPS)が広く行われるようになった．インストゥルメントは金属という異物であり，感染巣では死腔の増加や金属表面でのバイオフィルムの形成により局所の感染持続の原因となりうるために，原則は感染巣とは接触のない部位に設置する．ただし結核など弱毒菌では多くの臨床結果から感染巣にもインストゥルメントが使用されるようになっている．

c ▶ 脊椎関節炎

薬物治療とともに運動，理学療法や患者教育などを行う．乾癬性脊椎炎では皮膚に対する治療が，腸炎合併脊椎関節炎では腸炎に対する薬物治療が必要となる．2015年のAmerican College of Rheumatology(ACR)による治療ガイドライン[2]では，強直性脊椎炎に対して表2のような治療を骨子として掲げている．

d ▶ 骨粗鬆症性(脆弱性骨折)

新鮮脊椎骨折は保存治療を原則とし，疼痛の緩和と骨粗鬆症薬(表3)の投与を開始する．エビデンスは少ないものの装具やギプス固定は痛みの軽減とともに偽関節や変形の悪化を減らす可能性のある治療である．硬性コルセットは患者のコンプライアンスが低いこと，ギプス固定は施行に医療者の多大な技術と経験が必要な点が普及を妨げており，軟性装具が最も使用されていると思われる．保存治療では1～2割程度が

表3 主な骨粗鬆症薬
骨折のある患者ではテリパラチド，デノスマブ，ビスホスホネートが重要な薬剤となる．

カルシトニン薬(急性期の疼痛に対して)
ビスホスホネート
副甲状腺ホルモン薬 テリパラチド
デノスマブ
活性型ビタミンD
選択的エストロゲン受容体モジュレーター(SERM)

遷延治癒や偽関節になるので，痛みが遷延する場合にはまず骨折が治癒していないことを想定して診療にあたる必要がある．ヒト副甲状腺ホルモン(ヒトPTH)製剤は骨粗鬆症薬の中で数少ない骨形成作用がある薬剤である．四肢や脊椎の骨折に対する癒合促進作用もあるとする報告が増えつつあるので，遷延治癒や偽関節の場合には骨粗鬆症薬の中でもPTH製剤の使用が望ましい．

特に痛みの強い椎体骨折の場合にはリン酸カルシウム骨セメントを注入する手術が行われることがある．当初は注入だけを行う椎体形成術(vertebroplasy：VP)であったが，ランダム化比較試験でその有用性が疑問視され，現在は整復操作ののちに骨セメントを注入する後弯矯正術(kyphoplasty：KP)が広く行われるようになっている．ただし椎体破壊の強い症例や椎体変形を生じた症例，遅発性麻痺の症例では適応外とされ，通常の脊椎(矯正)固定術が必要となる．

2 神経症状が主因の腰痛

a 椎間板ヘルニア(外側ヘルニアも含む)

腰椎椎間板ヘルニアの特に下肢症状は2～3ヵ月で自然軽快することも多いので，薬物による保存療法を行う．腰痛に対しては短期であれば非ステロイド抗炎症薬が，経過が長引くようならCOX-2選択薬や弱オピオイド，抗うつ薬などに変更する．下肢痛が主体の場合にはプレガバリン，抗うつ薬あるいは弱オピオイドを処方する．また，痛みが強く夜間痛やADL障害がみられるときにはブロック治療を併用する．激痛でブロックを含めた保存治療に抵抗する症例は手術治療の適応となる．手術によって腰痛が軽快する症例もある．直視下，顕微鏡下，内視鏡下に後方からのラブ変法によりヘルニア塊を摘出する．

column

生物学的製剤の可能性[3～5)]

生物学的製剤とは生物あるいは生物が産生する物質から作られた薬全体を意味する．関節リウマチへのTNF阻害薬，抗IL-6受容体抗体など劇的な効果をもたらした治療薬として広く使われ始めたため，生物学的製剤といえば現在はサイトカインに対する作用を有する薬を指すことが多い．サイトカインは免疫や炎症などの体内調節に重要な役割を果たす．痛みでは炎症の関与が多いことや，神経障害性疼痛においてもその発症や持続への関与が推測されている．したがって生物学的製剤が次世代の疼痛薬となる可能性は十分にある．
サイトカインの一種で，神経の発達・維持に重要な役割がある神経成長因子（nerve growth factor：NGF）の抗体は変形性膝関節症の痛みを軽減する作用が示された[6]．無腐性骨壊死の発生例などがあり一時は治験を中止したが，現在はさらに慢性腰痛などにも治験が行われている模様である．
腫瘍壊死因子TNFαは代表的な炎症性サイトカインで，関節リウマチや感染，骨粗鬆症など多くの疾患での関与がある．IL-6阻害薬も関節リウマチで広く使われているが，臨床研究で腰痛や神経根痛でその有効性が報告されている[7〜9]．

b ▶ 腰部脊柱管狭窄症（椎間孔狭窄や変性すべり・側弯も含む）

腰部脊柱管狭窄症に対する薬物治療としてはプロスタグランジン製剤（リマプロスト）[10, 11]と抗痙攣薬（ガバペンチノイド）[12]がランダム化比較試験で有効性が示されている．神経障害性疼痛の要素を含む疾患であり，三環系抗うつ薬やトラマドール，オピオイドなども有効である可能性がある．また以前よりこむら返りに芍薬甘草湯が，しびれには牛車腎気丸が有効であるといわれている[13]．

神経根痛による症状が主体の場合，神経根ブロックが行われる．通常は透視下に再現痛を確認して局所麻酔薬とステロイドを神経根周囲に注射する．なおステロイドの効果については賛否が分かれている．また，狭窄症全般の症状に対して仙骨硬膜外ブロックや硬膜外カテーテルによる腰椎硬膜外ブロックが行われることがある．ブロック治療は場合によっては高い効果があり，症状が強いあるいは内服薬の効果が乏しい場合に施行されることが多い．一方で神経根損傷や硬膜外ブロックによる症状悪化のリスクもあるため，安易に頻用すべきではないと考えている．

腰部脊柱管狭窄症は前屈で症状が軽減する病態であることが多く，運動療法の中心である歩行の実践が難しいために，薬物治療で改善が不十分な場合は手術もやむをえないという考えは強い．日本のガイドラインでも運動療法はエビデンスなしとされていた．しかし最近，手術適応程度の狭窄症患者の一部は保存療法で手術と同等の改善が得られたとする報告[14]があった．神経根型の患者割合などバイアスの可能性があるものの，運動療法の可能性を示したことは大きい．

主として除圧手術となる手術治療の有効性は示されている[15]．運動機能が改善しても術後も神経障害性疼痛の残存する症例は多いために薬物療法や運動療法[16]は行っていく必要がある．

変性すべりの治療は狭窄症に準じてよいが，除圧術よりも固定術が行われる傾向がある．

変性側弯症ではバランス不良からくる痛みであり，痛みは保存療法に抵抗性であることが多い．変性側弯の進行にはロコモティブシンドロームの影響は大きいと予想されており，運動療法は側弯の発生そして進行の予防に有効な可能性は高い．ただし現時点では手術療法のみがエビデンスをもった有効性を有している．

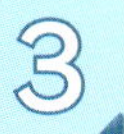

分離(すべり)症(主に若年者について)

分離症は骨折であり，初期であれば保存療法で骨癒合が期待できる．クラブ活動や体育の授業は休ませるとともに装具を処方する．伸展そして回旋による疲労骨折なので，伸展制限と回旋制限が可能な硬性装具が必要で，骨癒合のために少なくとも数ヵ月は運動から遠ざかることが必要である．ただし，いったん骨癒合が得られても，運動動作を元に戻せば再発する可能性がある．したがって，運動時間の調整とともに下肢特に股関節のストレッチと筋力強化，さらにスポーツ活動時の姿勢矯正などを理学療法士と協力しながら進めていく必要がある．

一方，慢性期となり偽関節となった場合には骨癒合は期待できない．有症状で活動に支障のある場合には手術療法を行う．骨接合術であり，スクリューやフック，ワイヤーなど各種固定法が報告されている．

成人となると椎間板変性も加わって分離すべり症となっていることが多く，椎体間固定と椎弓根スクリューによる後方固定術が行われることが多い．

文献

1) Fisher CG, Dipaola CP et al：A novel classification system for spinal instability in neoplastic disease: an evidence-based approach and expert consensus from the Spine Oncology Study Group. Spine(Phila Pa 1976) **35**(22)：E1221-1229, 2010
2) Ward MM, Deodhar A et al：American College of Rheumatology/Spondylitis Association of America/Spondyloarthritis Research and Treatment Network 2015 Recommendations for the Treatment of Ankylosing Spondylitis and Nonradiographic Axial Spondyloarthritis. Arthritis Care Res. doi: 10.1002/acr.22708, 2015
3) de Oliveira CM, Sakata RK et al：Cytokines and pain. Braz J Anesthesiol **61**：255-259, 260-265, 137-142, 2011
4) Lees JG, Duffy SS et al：Immunotherapy targeting cytokines in neuropathic pain. Front Pharmacol **4**：142, 2013
5) Ellis A, Bennett DL：Neuroinflammation and the generation of neuropathic pain Br J Anaesth **111**：26-37, 2013
6) Lane NE, Schnitzer TJ et al：Tanezumab for the treatment of pain from osteoarthritis of the knee. N Engl J Med **363**：1521-1531, 2010
7) Ohtori S, Miyagi M et al：Epidural administration of spinal nerves with the tumor necrosis factor-alpha inhibitor, etanercept, compared with dexamethasone for treatment of sciatica in patients with lumbar spinal stenosis：a prospective randomized study. Spine(Phila Pa 1976) **37**：439-444, 2012
8) Freeman BJ, Ludbrook GL et al：Randomized, double-blind, placebo-controlled, trial of transforaminal epidural etanercept for the treatment of symptomatic lumbar disc herniation. Spine(Phila Pa 1976) **38**(23)：1986-1994, 2013
9) Ohtori S, Miyagi M et al：Efficacy of epidural administration of anti-interleukin-6 receptor antibody onto spinal nerve for treatment of sciatica. Eur Spine J **21**：2079-2084, 2012
10) Matsudaira K, Seichi A et al：The efficacy of prostaglandin E1 derivative in patients with lumbar spinal stenosis. Spine **34**：115-120, 2009
11) Onda A, Kikuchi S et al：Limaprost alfadex and nonsteroidal anti-inflammatory drugs for sciatica due to lumbar spinal stenosis. Eur Spine J **22**：794-801, 2013
12) Yaksi A, Ozgönenel L et al：The efficiency of gabapentin therapy in patients with lumbar spinal stenosis. Spine **32**：939-942, 2007

13）植松義直：腰部脊柱管狭窄症に対する薬物療法の有効性―リマプロストと漢方の使用経験をふまえて．医と薬学 **67**：263–270, 2012
14）Delitto A, Piva SR et al：Surgery versus nonsurgical treatment of lumbar spinal stenosis：a randomized trial. Ann Intern Med **162**：465–473, 2015
15）Weinstein JN, Tosteson TD et al：Surgical versus nonsurgical therapy for lumbar spinal stenosis. N Engl J Med **358**：794–810, 2008
16）Kroll HR：Exercise therapy for chronic pain. Phys Med Rehabil Clin N Am **26**：263–281, 2015

C プライマリケアでの非特異的腰痛に対する治療

1 非特異的な範疇の急性腰痛に対する初期治療

a 最低限かつ最も重要な務め

- 心配する特異的疾患が関与している可能性は乏しく，予後が良好であることを説明し，患者に安心感を与える．
- 単純X線を撮影しても，椎間板腔の狭小化や骨棘，すべりといった所見を，決して強調してはならない．つぶやくだけでも，潜在的に悲観脳(p147，column参照)の要素を持つ人は，不安と恐怖が強まり，扁桃体が興奮し続け，恐怖回避思考・行動の強化および内因性鎮痛機構の異常に伴う痛覚過敏につながるリスクが高まる(p072，「Ⅱ-C．内因性鎮痛機構」参照)．「よくある年齢相応の変化はあるが，重篤な疾患を疑う所見はなさそうなので安心してください」と説明する．20歳代の椎間板変性であっても，「珍しくない」と説明したほうがよい．

＊2015年のNHKスペシャル腰痛治療革命の恐怖回避思考を減らす目的の映像(稲波脊椎・関節病院 稲波弘彦先生ご出演分)でも用いられたデータであるが，JBJSに発表された初期のMRI研究では，20～39歳でも34％，40～59歳では約6割(59％)，60歳以上では9割以上が，無症候性のヘルニアを含む椎間板変性を伴っていたとするデータが紹介された[1]．「腰痛がない健康な人の4人に3人は検査をすれば画像(MRI)上の椎間板ヘルニアを持っている」[2]と説明しうる質の高い有名な報告もある．近年の12研究を分析したシステマティックレビューでも，MRI所見と将来の腰痛には一貫して関連がないと報告されている[3]．

- 痛みの範囲内で普段の活動を維持するよう指導する．

＊「痛くても，ベッドでの安静は2日まで．安静のしすぎは，心身ともに有害であり，再発もかえって増える」と説明．

- 非ステロイド抗炎症薬(NSAIDs)単独か筋弛緩薬を併用，あるいは特に高齢者においてはアセトアミノフェンの処方を考慮．

b NSAIDs[4, 5]

1）NSAIDsの使用にあたっての基礎知識

細胞膜リン脂質より遊離したアラキドン酸は，シクロオキシゲナーゼ(COX)の働きによって，プロスタグランジン(PG)などの生理活性物質に代謝される．COXを阻害するNSAIDsは，炎症・疼痛のメディエーターとされているPGE_2やPGI_2の産生などを伴う炎症性疼痛があると判断できる場合が，原則的な使用適応である．可動域

表1 NSAIDs使用の際に留意すべき有害事象出現の危険因子と薬物相互作用（チェックリスト）

	消化管障害	心血管イベント	腎機能障害	喘息	薬物相互作用
既往歴および合併疾患	● 潰瘍の既往（特に出血の既往） ● 重篤な全身性疾患に伴う活動性低下 ● *H. Pylori*感染	● 心血管イベントの既往 ● 高血圧 ● 糖尿病 ● 慢性腎臓病 ● 末梢血管障害	● 高血圧 ● うっ血性心不全 ● 腎不全（eGFR）	● 喘息の既往（特にアスピリン喘息）	
他剤の使用	● 糖質ステロイド ● 抗血栓・凝固薬 ● ビスホスホネート製剤		● 利尿薬 ● ARB・ACE阻害薬		● ワルファリン ● ジゴキシン ● ニューキノロン系抗菌薬 ● メトトレキサート
生活習慣	● 喫煙 ● 飲酒	● 喫煙			
徴候および症状	● ディスペプシア				

青字：高齢者に多くみられる項目

（文献4，5を参考に著者作成）

制限が強い急性非特異的腰痛（ぎっくり腰）は，よい適応であろう．その主たる使用目的は，急性期の生理的な炎症性疼痛を早期に鎮痛させ，慢性化を予防することであることを患者へ明確に伝えるべきである．

＊COXのアイソザイムであるCOX-2は，炎症関連細胞を中心に発現しているが，COX-1は一般的に多くの細胞に構成的に発現し，COX-1により産生されるPG類は臓器の血流を維持し胃粘膜保護作用を有するなど生体防御に働いているため，COX-2阻害薬の使用頻度が増えている現状にある．

＊炎症性要素が乏しい，あるいはすでに炎症は沈静化している生理的疼痛，つまり炎症の関与が乏しい侵害受容性疼痛に対しては，特にNSAIDs使用リスクを持ち合わせている症例には，アセトアミノフェンおよび弱オピオイドがよい適応となる．

＊NSAIDs使用リスクを持ち合わせている急性腰痛の症例には，疼痛軽減にも役立つとされる筋弛緩薬を処方するのもよいが，眠気を伴いやすいことを十分に説明する必要がある．運転する機会がある患者には，処方しないほうが無難である．

＊感染が疑われる炎症性疼痛に関しては，診断が確定する前にNSAIDsを使用すると，診断上重要なサインである発熱をマスクしうるので注意を要する．診断確定前に鎮痛を主目的にNSAIDsを使用せざるをえない場合は，解熱作用の乏しいロルノキシカムを用いるとよい．

2）留意すべき副作用と相互作用およびその対策

消化管障害（特に出血性潰瘍），心血管イベント（心筋梗塞，脳卒中など），腎機能障害，アスピリン喘息は発症すると重篤であり，NSAIDsは危機管理をしっかり行いつつ処方すべきである．さらに，いくつかの薬物相互作用にも注意を払う必要がある．これらを網羅した留意すべき副作用出現の危険因子と薬物相互作用に関するチェックリストを表1にまとめた．日常診療時での問診時に活用いただきたい．

表内の青字は，高齢者で多くみられる項目であり，高齢であることが複数の副作用などの発生の最も重要な危険因子になっていることは想像に難しくない．消化管障害と腎機能障害では，高齢であること自体が独立した重要な危険因子である．特に独歩が難しい，活動性が低い高齢者には禁忌という認識でいるほうがよい．

＊機能性ディスペプシア：器質的病変がないにもかかわらず，食後のもたれ感，少量の食事での満腹感，みぞおちの痛みや焼けるような感じといった上腹部症状が6ヵ月以上続くこと．

a) 消化管潰瘍リスクの観点から[6)]

- NSAIDs上部消化管潰瘍高リスク群（潰瘍の既往，特に出血性潰瘍歴あり，ステロイドの併用あり，抗血栓・凝固薬の併用あり，65歳以上で重篤な全身性疾患の合併のある活動性が低い高齢者，合併がなくても75歳以上）に対しては，アセトアミノフェン（1回量 500～1,000 mg，1日3～4回，ただし多飲習慣，肝機能障害がある患者では避ける），あるいはCOX-2阻害薬（セレコキシブ1日量200～400 mg，急性期で疼痛レベルが強い場合，初回の処方時のみ400 mgを選択してもよいが，保険病名は外傷によることが明確な腰部挫傷や腰椎捻挫とする）にプロトンポンプ阻害薬（PPI）（エソメプラゾール20 mg，NSAIDs投与時における胃潰瘍または十二指腸潰瘍の再発抑制との保険病名が必要）を処方．
- 高リスクではないが，高齢（75歳未満），*H.pylori*感染，ビスホスホネート製剤使用，ヘビースモーカー，飲酒量が多いことに加え機能性ディスペプシアを有する場合（中リスク群）は，アセトアミノフェン（前述），あるいはCOX-2阻害薬（前述），あるいは非選択的NSAIDsにPPI通常量，あるいはミソプロストールを400μg～600μg（分2～3）で使用（NSAIDsの長期投与群にみられる胃潰瘍および十二指腸潰瘍との保険病名が必要）の併用を考慮する．前述項目を2つ有する場合は，そうするほうが望ましい．

＊PPI併用は，近年の報告から，非選択的NSAIDsによる下部消化管リスクを低減できない可能性が高いばかりか小腸粘膜病変（びらん）の発生を高めるリスクがある[7)]ことを知っておく必要がある．

＊非選選択的NSAIDs＋PPIよりも，セレコキシブのほうが上部のみならず下部消化管のイベント発症率は低下し，臨床的に重大な貧血の発症率の差が顕著である[8)]．

＊一方，ミソプロストールは，小腸潰瘍の抑制に役立つ可能性がある[9, 10)]．

＊しかし，ミソプロストールは通常量の1日量800μg（分4）だと下痢を生じる頻度が非常に高い．潰瘍治療として使用する場合は800μgが望ましいが，予防投与の場合は，400μg～600μg（分2～3）でも有効とする知見がある[11)]．前述した小腸粘膜病変発生のリスクを考慮すると，特に便秘傾向の患者にはミソプロストール併用を選択するほうが望ましい．

- 消化管潰瘍リスクに関し，低リスク群（危険因子なし，年齢では，心血管既往イベントおよび腎機能低下のない65歳未満）には，従来の非選択的NSAIDsを定期処方．ただし，短期投与（5日以内）にとどめる．

＊健常ボランティアを対象とした二重盲検試験によると，ロキソプロフェンはセレコキシブと2週の投与で比較し，有意に潰瘍（明瞭な深さを持った径3 mm以上の粘

膜欠損)の発生が多かった(27.6% vs. 1.4%)と報告されている[12].

b) 腎機能障害リスクの観点から[13]

- 高齢になるほど予備能が乏しくなっている．その他，コントロール不良の高血圧，うっ血性心不全の存在およびその治療薬としての利尿薬とアンジオテンシンⅡ受容体拮抗薬(ARB)およびアンジオテンシン変換酵素阻害薬(ACE)の使用は，NSAIDsにより腎不全リスクが高まる．特に半減期の長い薬物に，その傾向が強くみられることに留意する必要がある．
- 中等度の腎機能低下と想定される推算糸球体濾過量(eGFR)が60未満の場合，外用薬以外のNSAIDsの安易な継続は慎むべきである．
- このような患者にどうしてもNSAIDsを使用せねばならない場合は，半減期が短いロキソプロフェンを代表とするプロピオン酸系，半減期は短くないものの酸性NSAIDsの中では比較的腎毒性が低いスリンダクが代表的な選択肢とされてきたが，その根拠は極めて乏しい．
- セレコキシブは，他のNSAIDsと比較し腎機能低下をもたらすリスクが低い可能性がある[14, 15]．ただし，1/3～1/2で開始し副作用のないこと確認しつつ増量するなど慎重な経過観察を要し，可及的に短期間にとどめるほうが望ましい．
- eGFRが50未満の場合，あるいはARBやACEと利尿薬を使用している場合は，肝機能障害，多飲酒に留意しつつアセトアミノフェンの短期使用，あるいは弱オピオイドの使用，あるいは腎機能正常者と同量投与が可能なワクシニアウイルス接種家兎炎症皮膚抽出液を優先したほうがよいだろう．

c) 心血管イベントの観点から

- 一概に心血管イベントといっても，心筋梗塞，脳卒中，血行再建術施行，入院を要する不安定狭心症，心血管死と多元的な概念であるとともに，その危険因子も，高血圧，糖尿病，慢性腎不全，末梢動脈疾患(下肢の動脈閉塞，頚動脈肥厚など)など生活習慣病を多く含む．
- 心血管イベントの危険因子がある患者へNSAIDsを投与せざるをえない場合は，イブプロフェンとジクロフェナクは避けたほうがよい[16]．
- 単なる心血管イベントのリスクではなく，すでにイベント既往がある人に対するNSAIDsの使用は極力回避することが望ましい．
- ナプロキセンがNSAIDsの中では比較的リスクが低いとされてきたが[17]，近年，安全性を主要評価項目とした大規模臨床試験データの分析により，セレコキシブのリスクが非選択的NSAIDsに対して非劣勢であることがN Engl J Medに報告された[18]．
- さらに，前述した胃腸障害や腎機能障害のリスクも勘案すると，ナプロキセンよりもセレコキシブのほうが，特に高齢者においては有利と考えられる．
- 心血管イベントの観点からは，アセトアミノフェンの安全性が高い．

d) 喘息既往の観点から

- アスピリン喘息の既往がある場合，喘息発作が頻回にある患者にはアセトアミノフェンも含め禁忌とすべきである．喘息既往があり，最近発作がなくアスピリン喘息の既往もない場合は，その可能性を十分説明したうえで，発生率が低いセレコキシブ(慎重投与)を選択する．

＊アスピリン喘息とは，アスピリン，その他のNSAIDs，アセトアミノフェン，コハク酸エステル型ステロイドの使用ばかりでなく食品添加物，防腐剤などへの曝露直後から2時間以内に鼻汁過多，鼻閉喘息発作が起こるものを指す．

- 喘息既往があり，最近発作がなくアスピリン喘息の既往もない場合は，その可能性を十分説明したうえで，発生率が低いとされるセレコキシブの選択は一手段と考えるが，あくまでも慎重投与の範疇である．

e) NSAIDsの注意すべき相互作用

- ワルファリンとの併用は抗凝固作用を増強する．NSAIDsの血小板凝集抑制作用が加わるので，出血のリスクが高まる．前述したが，特に高齢者では出血性消化管潰瘍のリスクが高まるので，併用は原則禁忌とすべきである．
- ジゴキシンとの併用は，NSAIDsによりジゴキシンの排泄が遅れ中毒を生じる可能性があり，特に高齢者では腎機能が低下していることが少なくないため注意を要する．
- ニューキノロン系抗菌薬とアスピリンを除くNSAIDsとの併用時には，非常にまれではあるが痙攣が誘発されうる．臨床現場で使用頻度の多いレボフロキサシンについては，これも使用頻度の多いフェニル酢酸系とプロピオン酸系のNSAIDsとの併用に関し，併用注意とされている．このためレボフロキサシンと併用する場合は，フェナム系(メフェナム酸)，オキシカム系(ロルノキシカムなど)といった前述2種以外のものを選択したほうが望ましい．高齢者，腎機能低下のある患者，痙攣既往のある患者では，特に注意を払ったほうがよい．
- NSAIDsがメトトレキサートの腎での排泄を抑制し，血中濃度を上昇させうる．しかし，関節リウマチに使用する低用量では，実際上問題はない．しかし，高齢も含め腎機能低下がある場合は注意が必要である．

＊NSAIDsは急性の炎症性疼痛があると想定される症例の初期疼痛管理として不可欠な選択肢であるが，長期間に渡り投与し続ける薬剤ではない．しかしながら炎症性要素が長期化していると判断でき，やむなく数週以上継続せざるをえない場合は，血液検査(貧血の出現や悪化，血球減少，肝・腎機能の悪化，腎外性出血の可能性などのチェック，p102参照)，消化管内視鏡検査，便潜血検査などを，特にセレコキシブ以外の処方を継続するなら保険診療の範囲内で考慮すべきである．

C ぎっくり腰への対応

- 重量物挙上や介護作業，洗顔時など前かがみ姿勢をとったとき，くしゃみをした直後といった受傷機転が明確か，および体動時痛が強いことを確認．そのパターンとしては，軽～中等度の制限を伴う前屈時あるいは前屈から中間位へ戻る際の痛みand/or後屈時痛(後屈制限が著明なことが少なくない)が多い．

➡明らかな受傷機転があり急性非特異的腰痛であることが明白であるため，初診時から全例でX線撮影を行う意義は乏しい．

➡急性非特異的腰痛は，予後がよく，治療の有無や種類にかかわらず，少なくとも2週以内に半数以上はほぼ改善し，1ヵ月以内にほとんどの人がよくなると説明し，患者に安心感を与えることに努める．

- 痛みが辛ければ1～2日は安静にしていてもよいが，それ以上安静臥床でいると，かえって回復，予後とも悪くなる可能性があるため，痛みの範囲内で，通常通りの生活を続けるよう指導する．

＊数日以上の安静臥床を強調してはならない．

- 受傷機転が明らかでなくても，前屈負荷による運動時痛，痛みを伴う後屈制限に再現性があり，臥位や歩行時は疼痛が明らかに軽減する場合は，非特異的腰痛である可能性が高いと判断し，全例で初診時からX線検査を行う必要はない．

＊ただし，骨粗鬆症の潜在が疑われる患者（高齢者・特に女性，ステロイド使用患者）では，明らかな受傷機転の有無にかかわらず椎体骨折を生じた可能性があるため，初診時から画像検査を行う．

- 薬剤治療：NSAIDsを基本とするが，漫然とした長期投与は避ける．後期高齢者やNSAIDs使用ハイリスク者（潰瘍既往，抗血栓・凝固薬の使用，ステロイド併用，全身合併症がある活動性が低い高齢者，腎機能低下，心血管イベント既往，喘息既往など）に十分留意する．

  処方例：セレコックス［200 mg］2錠分2朝夕食後（腰部挫傷の病名），カロナール［500 mg］6錠分3毎食後

＊頓服でなく，3～5日の短期間のみ定期で服用させる．

＊心血管イベント既往あるいはeGFRが50未満なら，アセトアミノフェンの使用を優先する．

- 疼痛が軽減し普段の活動維持に役立つのであれば，疼痛の強い急性期に限定し，腰椎ベルトを許可．強く推奨する必要はない．
- 「心配せずできるだけ普段通り過ごしていけば，治療の有無，その種類にかかわらず4週で7割の人が痛みはほぼなくなる」と説明する[19, 20]．

［可及的早期に痛みを軽減させるテクニック］

臨床現場では，ぎっくり腰の痛みを早期に軽減させたいという優れた臨床家が，それぞれの対応策を持ち合わせている．山頂を目指すのにいくつかのルートがあるがごとく，正解はひとつではない．

筆者は，若いころは，「その場で楽にする」「ぎっくり腰で決して入院させない」ことをモットーに，痛みの左右差が明確で疼痛性側弯がある場合には，疼痛側の圧痛が明確なレベル（L4/5レベルが多かった）の椎間関節ブロックを，前後屈とも可動制限と疼痛を訴える場合は，仙骨経由の硬膜外ブロックを行っていた．あくまでも経験論だが，この方法で患者さんは極めて満足されていたという印象を持っている．椎間板ブロックを行わなかったのは，椎間板変性の増強，場合によっては化膿性椎間板炎を誘発するリスクがある処置であり，さらには自分が絶対受けたくない処置と強く感じてきたからである．

その後，注射をしないで改善させる方法を求め，痛みの左右差が明確で疼痛性側弯がある場合は，片側椎間関節の肘内障（関節包の陥頓）と想定し，スラスト（推力）を加える徒手療法を試してみた．それなりの効果は得られたが，自身の技術の問題もあり，瞬間的であれ患者に苦痛を与える気がして行わなくなった．

その後は，通称「急性後弯変形」とも呼ばれる後屈制限が著しいほとんど動けない

Step 1 うつ伏せになって深呼吸

ゆっくり深呼吸しながら，
体をリラックスさせる．

3分間深呼吸

Step 2 胸の下に枕を入れる

枕が手近にあれば胸の下に入れ，さらに3分間深呼吸を続ける．足は肩幅くらいに開き，下半身（特に殿部から大腿）の緊張をほぐす．

3分間
深呼吸

足を肩幅くらいに開く，

枕（大きめのもの）．
痛みが増す場合は一度はずす．

Step 3 肘を立ててゆっくり体を反らす

体全体の緊張がほぐれたら，肘を立てて上体をやや起こす．ずれた髄核を元に戻すイメージで，息を吐きながら徐々に体を反らしていく．

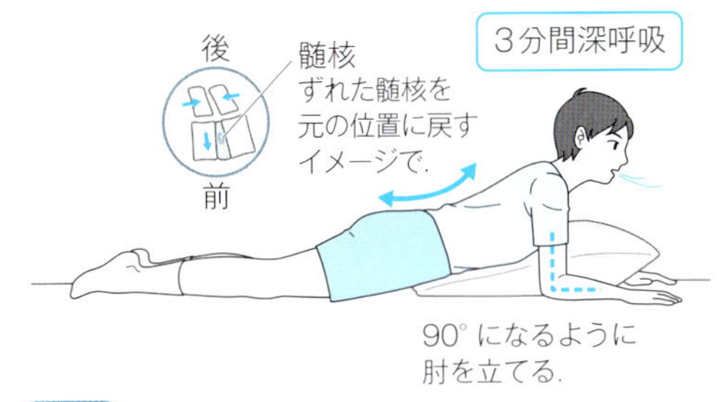
3分間深呼吸
後
前
髄核
ずれた髄核を
元の位置に戻す
イメージで．
90° になるように
肘を立てる．

Step 4 腕を立てながらさらに腰を反らしていく

腕立て伏せのように腕を立て，息を吐きながら，痛気持ちよいところまで，さらに反らしていき，5～10秒間保つ．
体をStep2の状態に戻し，ここまでの動きを10～20回繰り返す．

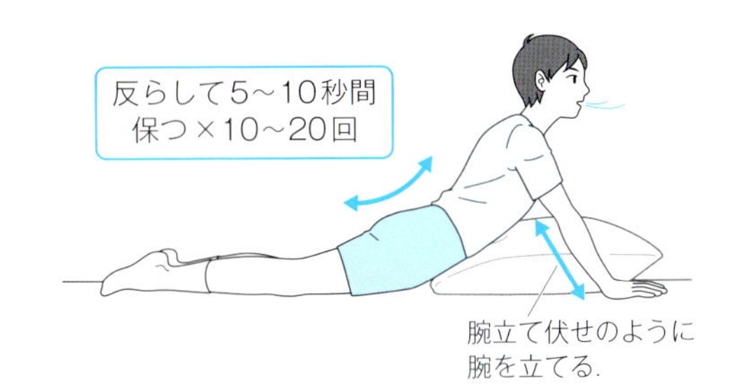
反らして5～10秒間
保つ×10～20回
腕立て伏せのように
腕を立てる．

Step 5 可能ならもう少し反らす

ある程度反らせるようになったら，枕をはずし，腰の力を抜いて息を吐きながら，最大限に反った状態で5～10秒間保つ．

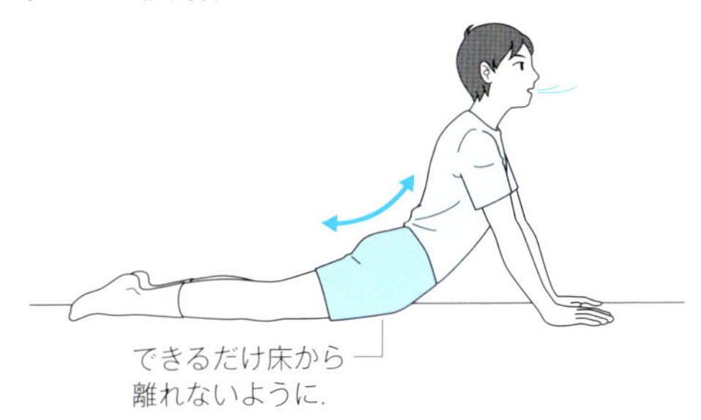
できるだけ床から
離れないように．

図 1　セラピストがいなくてもできる「ぎっくり腰」改善法

急性腰痛（ぎっくり腰など）に対する段階的伸展負荷運動．この動作は多くの場合，腰を反らすときに痛みが一時的に強まり，うつ伏せに戻れば軽減するというパターンをとる．これは「続ければよくなる可能性が高い」という徴候である．患者にも同様に説明して続けさせる．なお，このステップは，コルセットを常用するなど腰椎伸展制限および恐怖回避思考が強い患者にも有用である．

ぎっくり腰でも，MDT（Mckenzie法）に則った伸展負荷を加えていく方法を基軸に対応している．原則は，伸展制限および疼痛が強い症例には，段階的かつ愛護的に伸展負荷をかけていくことである（図1）．

①腹臥位での深呼吸：3～5分

②胸下に枕を入れての腹臥位での深呼吸：3～5分

この後，セラピストによる愛護的なモビライゼーション（図2）を加えると治療時間を短縮できる．

③徐々に，ウエストラインを意識した伸展負荷を加えていく．

患者には，椎間関節性であるかもしれないものの，前述したMDTの椎間板理論モデルを持ち出して「後ろにズレて線維輪という組織に食い込んだ髄核が，反らすこと

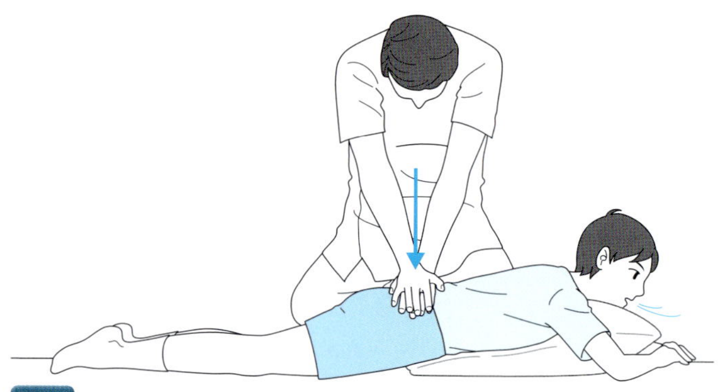

図2 患者が伸展負荷運動をしやすくするきっかけとなるセラピストによるモビライゼーション手技

愛護的に左右の傍脊柱筋を押し込む．呼吸に合わせ，10回程度段階的に押し込みを強めていく．

によって元の位置に近づきます．痛気持ちいいところまで反らすのがコツです．続けていると，反らしたときの痛みが減ってきますが，それがズレが減ってきている証拠です．言い換えれば，亜脱臼した関節を元に戻すようなものです．元の位置に戻しておかないと，炎症が落ち着き痛みが一時的によくなっても再発しやすくなります」と説明すると受け入れと理解が深まる．

木村らが提唱する筋筋膜性疼痛症候群という視点では，急性腰痛の多くは，胸腰筋膜の腸骨稜付着部，多裂筋の内側あるいは外側部，中殿筋のいずれかをトリガーポイントとした生理食塩水注射によるエコーガイド下筋膜リリースで対応可能としている[21]．

AKA（arthrokinematic approach）－博田法[22]をはじめ，複数の徒手療法は，それぞれの理論と確立した技術により，即時的な効果を得られることも間違いない．

ぎっくり腰の診療にあたる臨床家は，これらの中から，患者負担も勘案しつつ取捨選択すればよいと考える．ただし，腰痛管理の原則はセルフマネジメントであり，患者がその後に受動的な治療を求める行動（痛み行動）をとらないよう注意を払う．治療者は，治療の有無や種類によらず早期に改善する患者も少なくない事実も謙虚に受け止め，確実に患者の回復を早め，かつ不安の軽減を図ることに大いに役立つ処置を，1回限定で行うことが望ましい．

d ▶ 治療の中止

- 症状軽快が確認できれば治療終了とする．再発予防のための生活・運動指導を行う．

e ▶ 改善後の指導例

- 後述の「腰痛借金」と，その基本対策としての「ハリ胸プリけつ」「これだけ体操®」の提示．
- モチベーションがある患者には，簡単な体幹深部筋を刺激・強化する体操や有酸素運動の効用も指導する（p141参照）．

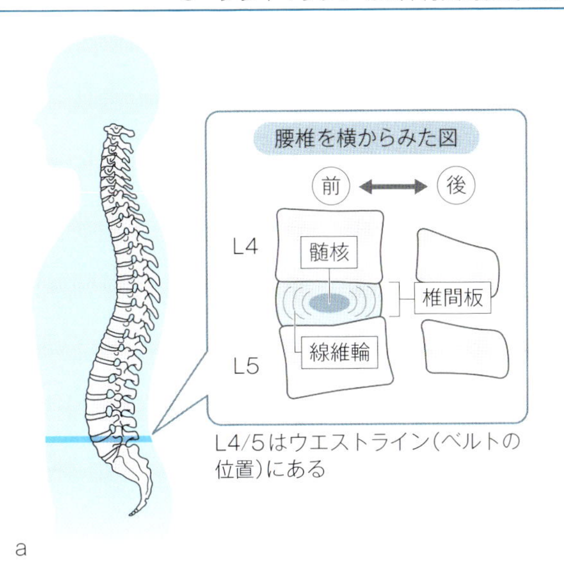

a

腰痛借金
L4
L5
前かがみ姿勢により髄核が後ろへずれた状態
積み重なると…
線維輪が傷ついてぎっくり腰に！
髄核が飛び出て椎間板ヘルニアに！
腰での2大事故

b

図3 ハザードである「腰痛借金」とは

a. 腰痛借金のない状態. 髄核が線維輪の中央に位置する状態.
b. 腰痛借金と, 腰痛借金が呼び込む2大事故. 髄核は, 前かがみでの仕事を続けていると後ろ(背中側)に移動する. この椎間板圧縮力の高まりが腰痛借金のある状態である.
この腰痛借金が積み重なると, 髄核が後ろへずれっぱなしとなり, ぎっくり腰や椎間板ヘルニアといった腰での2大事故が起きる可能性が高くなる.

column

☑「腰痛借金」と「ハリ胸プリけつ」

「これだけ体操®」を導入する際, 生体力学分野における第4/5腰椎間(L4/5)への椎間板圧縮力が増大する状況を「腰痛借金」と比喩的に規定した教育から始めている(図3a). そして,「猫背姿勢や前かがみ作業が続くと, 最も負担がかかりやすいウエストラインのレベルL4/5の借金が増え, 髄核が少し後ろにずれるとイメージしてください. 借金が一気に増えた事故的な状況が, “ぎっくり腰”と“椎間板ヘルニア”です(図3b). この2大事故を起こさないために, 借金をためこまずにその場で返済する方法が“これだけ体操®”です」と説明している.
椎間板内に圧センサーを侵襲的に挿入して椎間板圧縮力を調べたWilkeらの研究[23]では, 立位で90 kg重(90 kgの物が載っている負荷), 無防備におじぎ(何気ない前屈

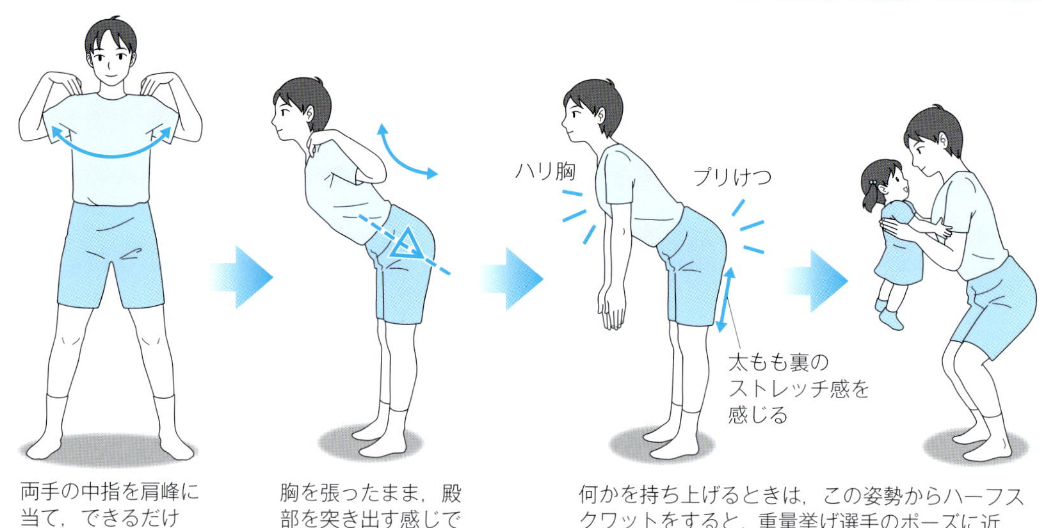
ハリ胸
プリけつ
太もも裏の
ストレッチ感を
感じる
両手の中指を肩峰に
当て，できるだけ
しっかり胸を張る．
胸を張ったまま，殿
部を突き出す感じで
上体を徐々に傾ける．
何かを持ち上げるときは，この姿勢からハーフス
クワットをすると，重量挙げ選手のポーズに近
い，腰に大きな負担がかからない姿勢になる．

図4 「ハリ胸プリけつ」ストレッチと持ち上げ姿勢の実際

動作）をしただけで200 kg重もの圧縮力がL4/5椎間板に生じることを示している．20 kgの物体を姿勢に注意を払わず前屈みで床から持ち上げる際には420 kg重の圧縮力が椎間板に生じる．米国のNational Institute of Occupational Safety and Health（国立労働安全衛生研究所）は検体の脊柱に機械的に圧縮力を加え，年齢，性別を総合的に考慮して340 kg重以上の椎間板圧縮力を組織損傷しうる危険水域として定めている[24]．以前はパワーポジションと呼んでいたが，骨盤前傾が強くハムストリングが柔らかいケニア女性の腰痛が起こらない前屈姿勢から学んだ腰痛対策姿勢として2015年の「ためしてガッテン年末特番みなさんの願いをかなえたいスペシャル」で紹介して以来，腰痛借金（予防）対策の第一の矢として“ハリ胸プリけつ”姿勢（図4）と紹介している「持ち上げる物体に腰を近づけ胸を張り骨盤を前傾させかつ膝を曲げる工夫」により，椎間板圧縮力を危険水域未満におさえることができる（図5）．労働者に対し，椎間板圧縮力を「腰痛借金」と例え，「腰痛借金」を増やさないことが「ぎっくり腰」や「椎間板ヘルニア」の発生予防に直結する，と教育している．「これだけ体操®」（p130参照）は，小さくとも椎間板に持続的な圧縮力（腰痛借金）を積算させない簡単なツールであり，腰痛借金（予防）対策の第二の矢という位置づけである．

column

☑ 持ち上げ動作における腰部負担とストレスの関係

疫学的なエビデンスとして，腰痛の新規発生に心理的要因が関与するというエビデンスがある．さて，そのメカニズムは何であろうか？

Davisらは8桁の数字を入力するストレス課題の有無により，荷物を左右に振り分けた際の腰部負担を報告し，作業時のストレス課題が腰部負担を増加させることを示唆している[25]．Katsuhiraら[26]はこの先行研究を参考に，床からの荷物持ち上げ動作における腰部負担に対するストレス課題の影響について報告した．ストレス課題と

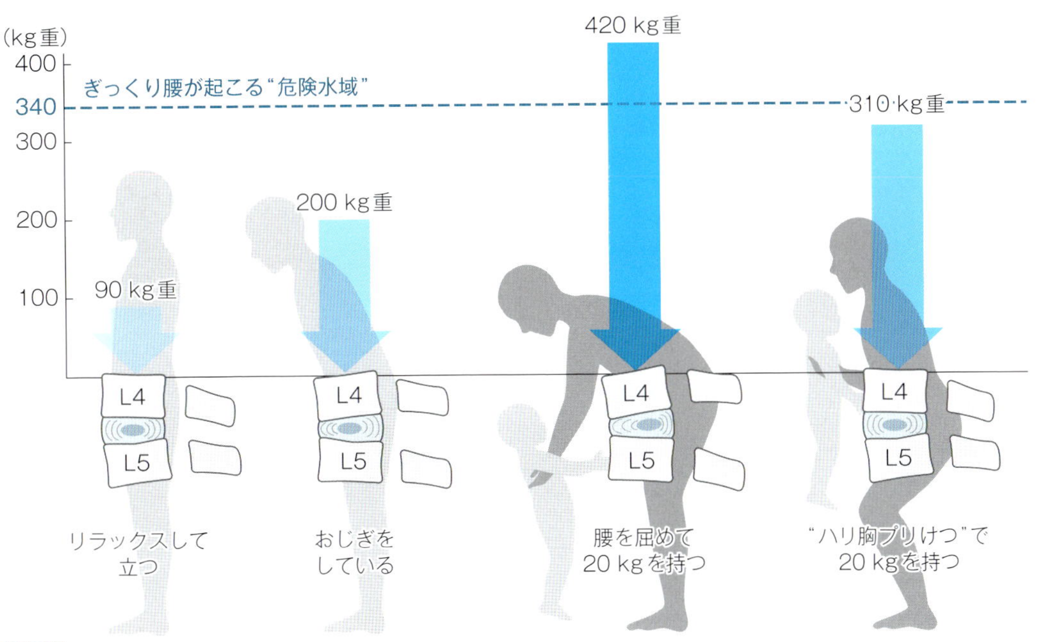

図5 動作や姿勢による椎間板圧縮力(腰痛借金)

(文献23を参考に著者作成)

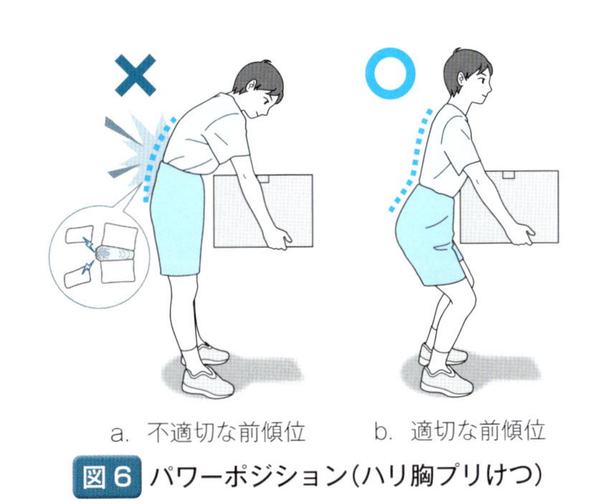

図6 パワーポジション(ハリ胸プリけつ)

(＊図6～22：赤羽秀徳先生ご提供の資料を参考に作成)

して，前方のスクリーンに二桁の暗算を提示し，計算結果が奇数となった際には膝を屈曲して体幹を伸展するsquat姿勢による持ち上げ，偶数になった際には膝を伸展して体幹を屈曲して持ち上げるstoop姿勢による持ち上げを実施し，単にsquat, stoopと提示した持ち上げと腰部負担を比較した．結果としてストレス課題を負荷した持ち上げ動作では体幹の前屈角度が増えることで腰部伸展モーメントが増加し，椎間板圧縮力も増加することが明らかとなった．持ち上げ作業では物体の大きさや物体までの距離をあらかじめ認識することで持ち上げ作業時の姿勢を決定していると考えられるが，ストレス課題によって持ち上げ動作に対する注意が低下し，体幹前屈が余分に増えることで腰部負担が増加することが示唆された．つまり，持ち上げや移乗などを行う現場で労働者がストレスに曝されると自らの動作に対する注意が低下することで，腰痛の新規発生のリスクが高まる可能性がある．

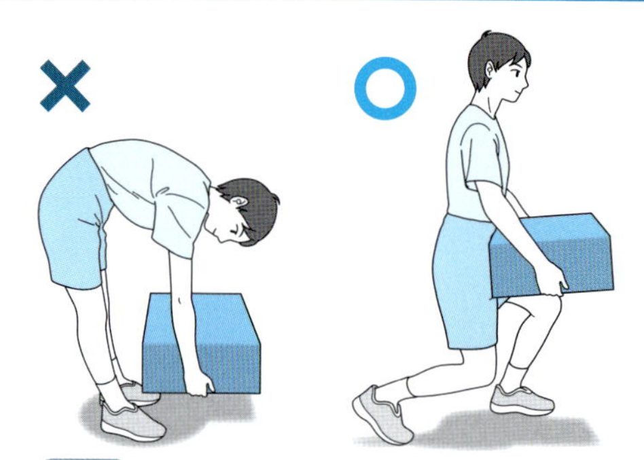

・荷物を体に近づける
・足を開き，膝を曲げる
・体幹を起こす
・ゆっくりと持ち上げる

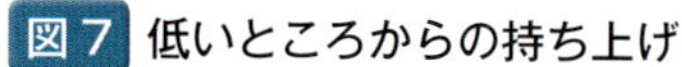

図7 低いところからの持ち上げ

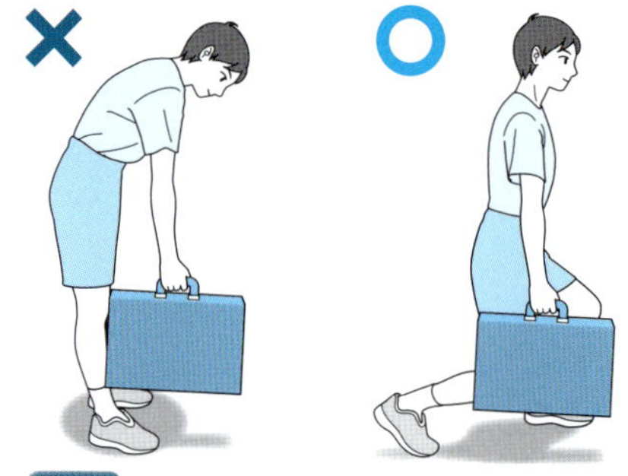

・荷物を体に近づける
・足を開き，膝を曲げる
・体幹を起こす
・ゆっくりと持ち上げる

図8 片手での持ち上げ

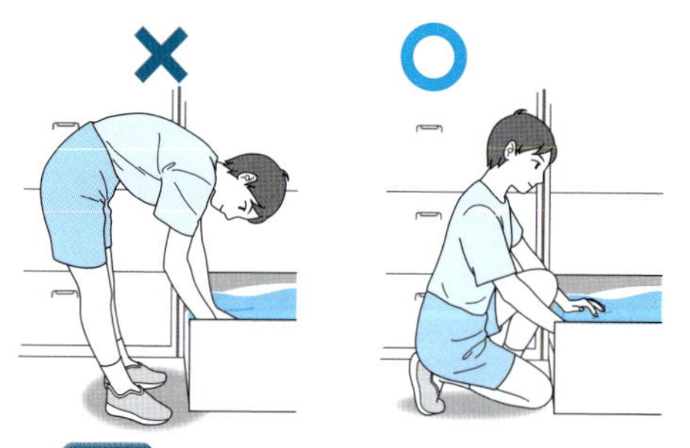

・膝を曲げ，腰を落とす
例）冷蔵庫，箪笥

図9 低いところでの作業

f ▶ 日常生活での姿勢・動作の自己管理

1）日常生活で基本となる姿勢・動作

無防備な骨盤後傾位にしない，体幹から離れた位置で作業しない，逆にいえば，体幹のできるだけ近い位置で作業をすることが大切である．ここでは，日常生活で役立つ動作や坐位姿勢などの実際を提示する．

- 腰椎の生理的前弯を保持したパワーポジション（ハリ胸プリけつ）[図6]．
- 持ち上げ動作（図7，8）：臍部を荷物に近づけハリ胸で持ち上げるように指示するとウエスト部分が荷物に近づいて，少ない借金で持ち上げることになる．具体的には，これだけで100 kg重以上もの腰部負担を減らすことができる．

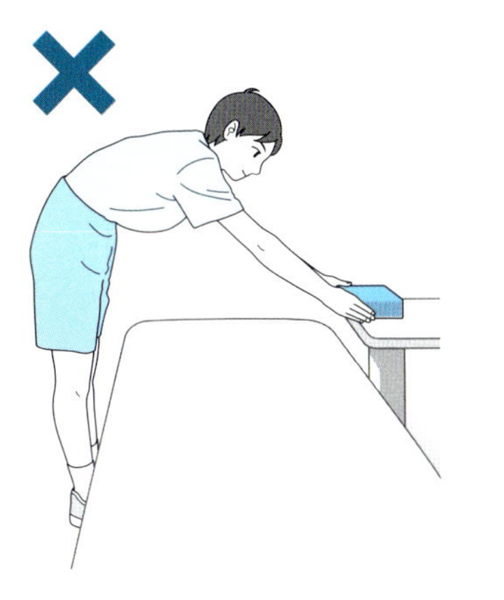

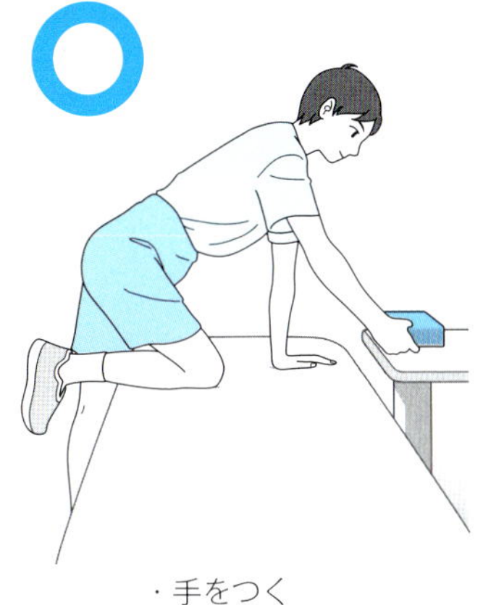
・手をつく
・片膝をつく

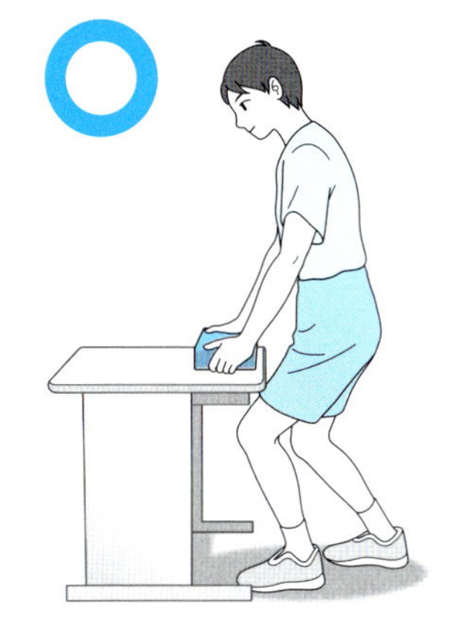
・無理に取らず，近づいて取る

図10 遠いところのものを取る

- 低いところでの作業(図9).
- 遠いところのものを取る(図10).
- 介護の際は，ベッドの高さを自分に合わせる，膝をつく(図11).

繰り返しになるが，骨盤の後傾が強まると腰部負担は増す．骨盤の後傾は無駄な背筋収縮と椎間板圧縮力の増加に関係する．骨盤を後傾させず，無駄な背筋緊張を作らない意識づけを，再発予防も勘案した姿勢教育として行う(図12，13).

- あぐら，長坐位，ソファーでの骨盤が後傾した座り方は腰部負担が大きい(図14～17).
- ベッドからの起き上がり方(図18)：朝ベッドから起き上がったとたんに腰を痛めたという声も聞く．寝ている姿勢から急に体を起こすと，骨盤が後傾した状態で上半身だけが起き上がる形になるので，背筋収縮も一気に強まり腰痛借金が増える．ベッドから起き上がる際には膝立て姿勢から側臥位になり脚から先に降ろして肘と手を使いながらスムーズに上半身を起こす．同時に脚を降ろすことでシーソーの原理により上半身を楽に起こすことが可能となる．布団から起き上がる際も，同様にきちんと側臥位になってから起き上がるよう指導する.
- くしゃみの仕方(立位と坐位)［図19，20］．自身の前にある机や壁，あるいは大腿に手をつくと，椎間板圧縮力が半減できる[27].
- キッチンでの家事(図21，22)：10 cm程度の低い台を置き，片脚を載せた状態で軽くハリ胸で前屈すると上体を楽に前へ倒すことができる．洗面台やキッチンの縁に臍を近づけるようなイメージで作業をすると確実である．台に足を載せることで，背筋緊張を緩める効果もある．台に載せる足は交互に入れ替えるようにする.

2）坐位(図23)

坐位姿勢では立位姿勢よりも腰部負担が大きくなることが知られている．理由として坐位姿勢では座った際に骨盤が後傾位の猫背の姿勢になりやすいことが挙げられる．坐位で猫背になってしまうと，弱くとも常に背筋の収縮の活動が必要となるのでじわじわと腰痛借金が蓄積されていくことになる．骨盤が後傾しない坐位姿勢の可及

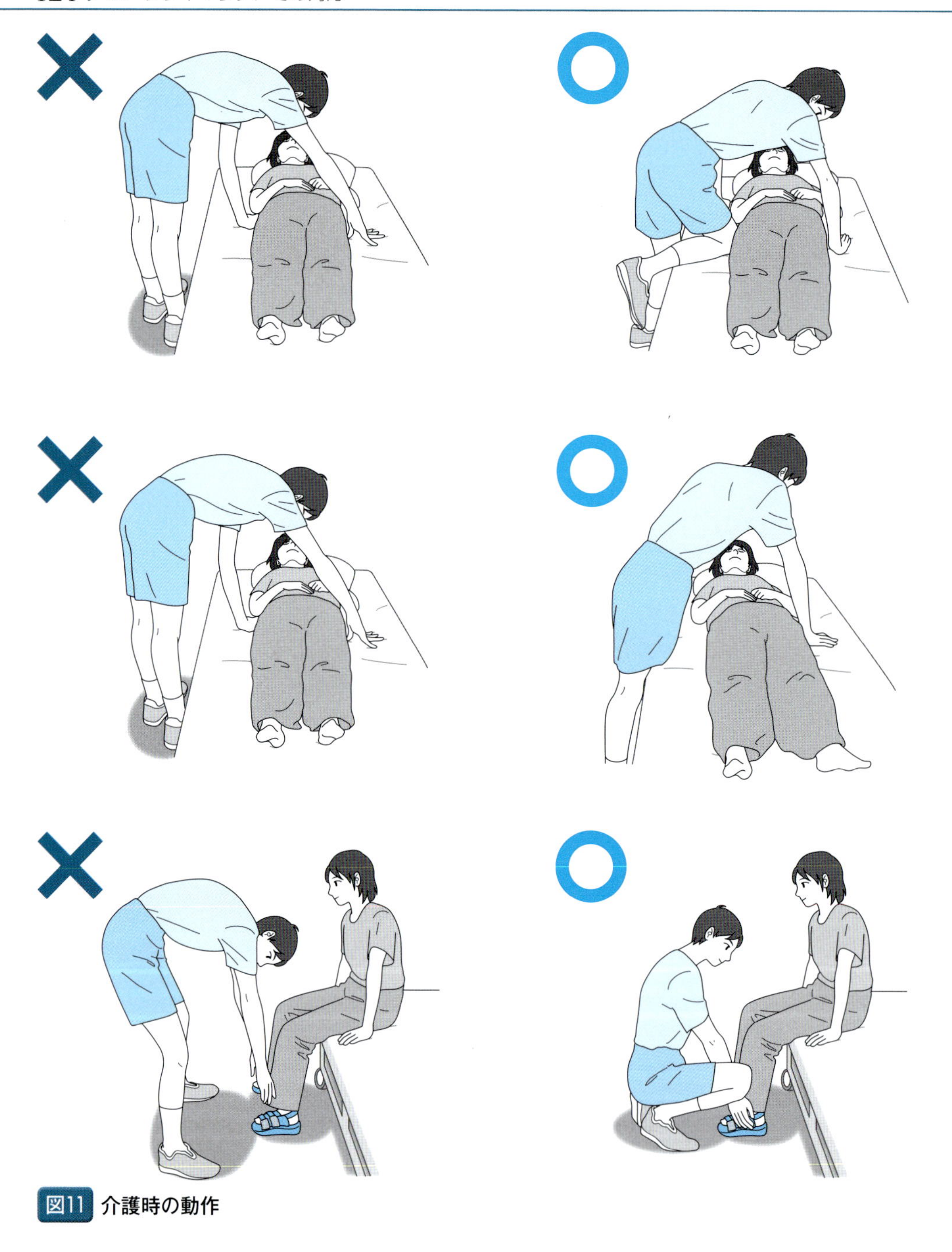

図11 介護時の動作

的習慣化には，自身の意識づけとともに環境整備を行うことが重要である．最も簡単な方法としてはお尻の後ろ側に厚手のタオルを折りたたむなどして高さをつけたものを敷く仙骨サポートがある．殿部後方を少し高くすることで骨盤後傾になりづらくすることができる．また，ランバーサポートも活用する．1日中，同じ姿勢を維持することは現実的ではないので，仙骨サポートのみを用いる時間帯，ランバーサポートのみを用いる時間帯，両者とも用いる時間帯，両者に頼らず良姿勢を練習する時間帯を

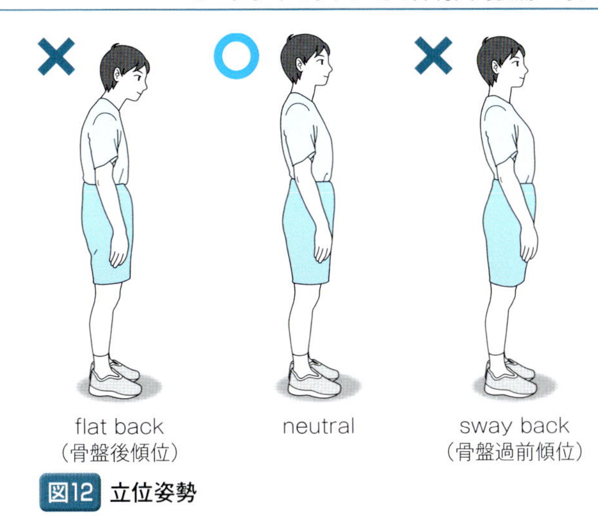

図12 立位姿勢

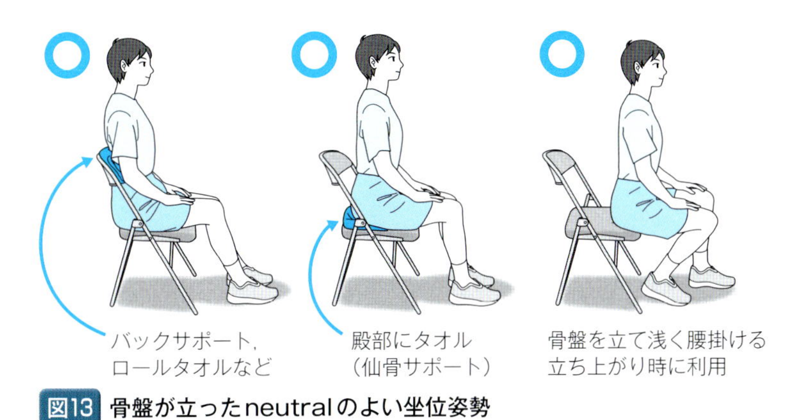

図13 骨盤が立ったneutralのよい坐位姿勢

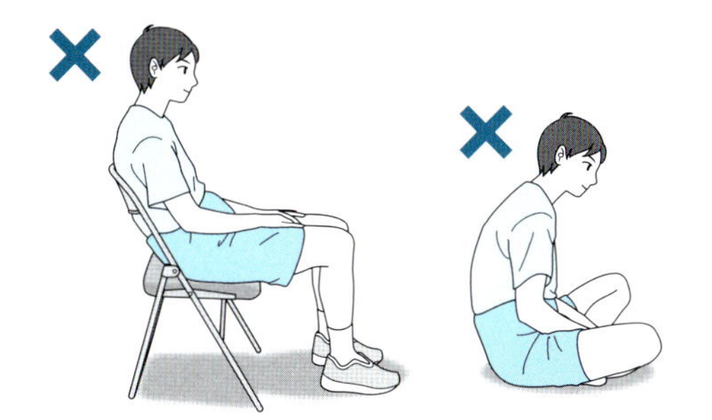

図14 その他の骨盤後傾位の悪い坐位姿勢

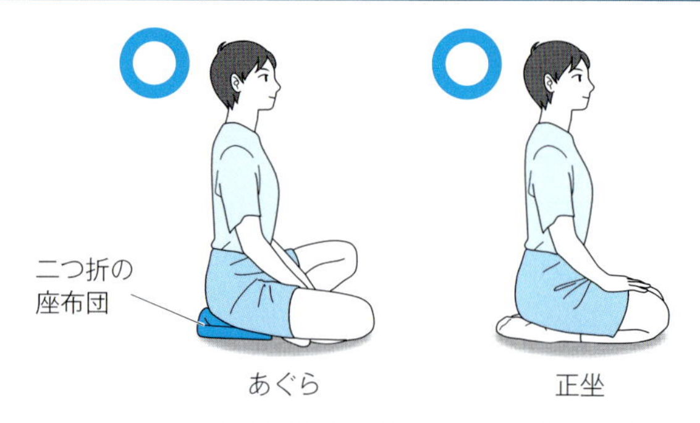

・膝のためには，正坐用の椅子，座布団を利用したほうがよい

図15 和式での坐位姿勢

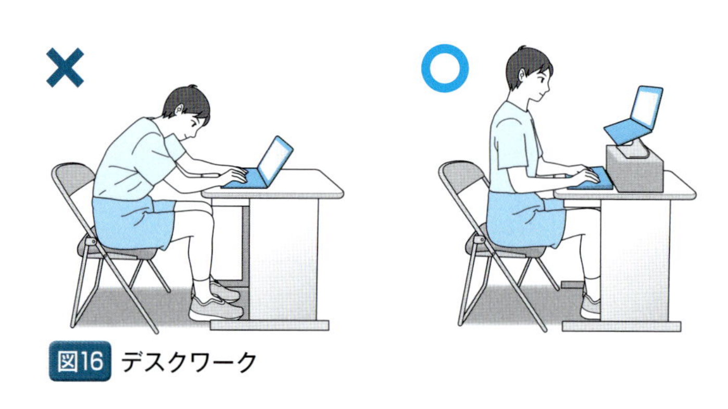

図16 デスクワーク

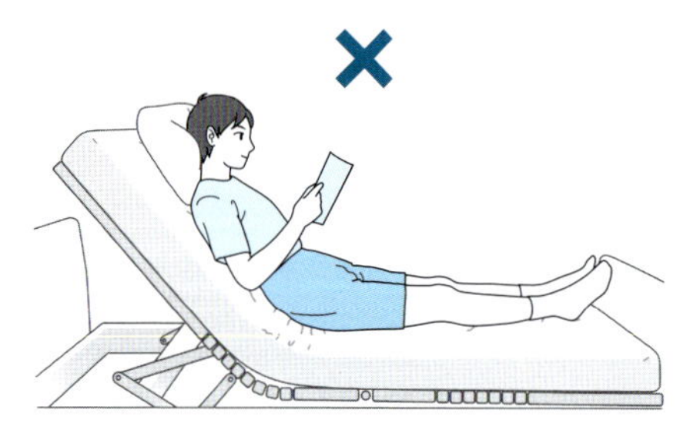

背上げのみ
例）座椅子，長坐位

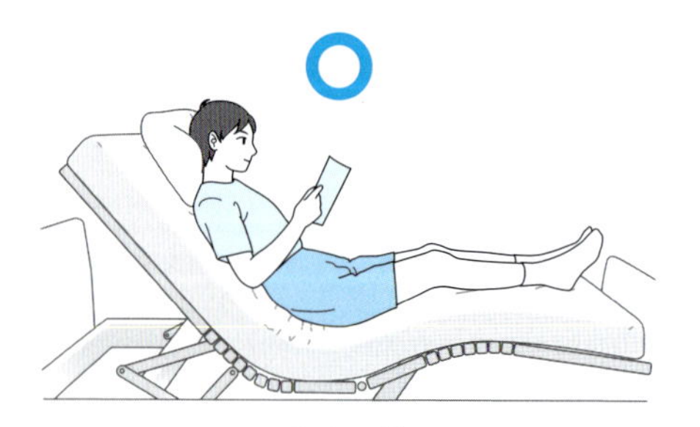

脚上げ併用
・バックサポートを利用するとさらによい

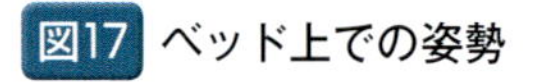

図17 ベッド上での姿勢

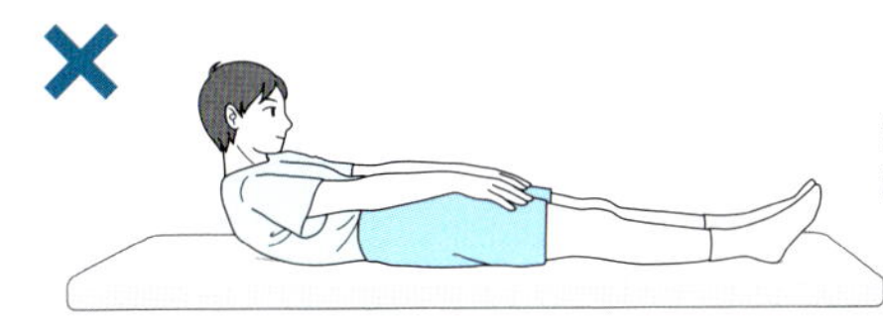

勢いよくまっすぐ
起き上がらない

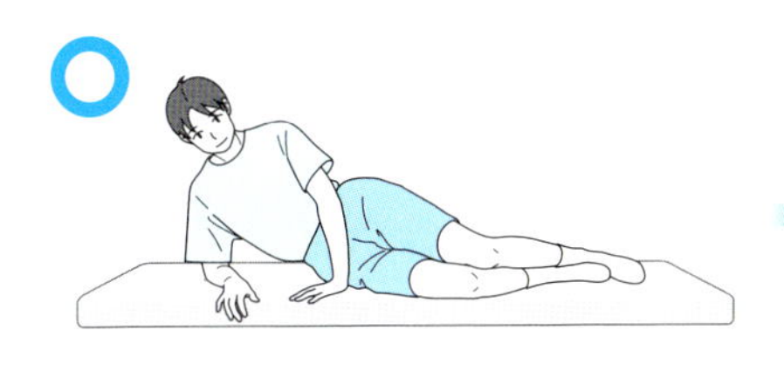

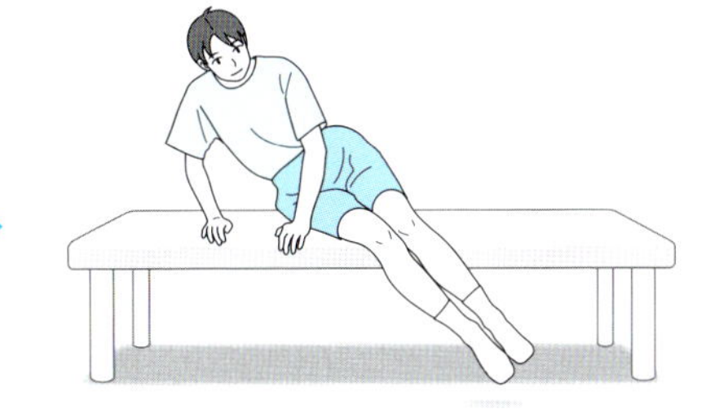

片肘をついた姿勢になる

上体を挙げると同時に脚を降ろす

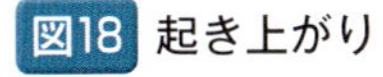

図18 起き上がり

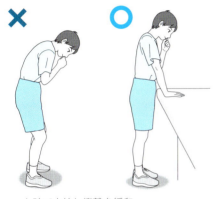

・上肢で支持し衝撃を緩和
・支持できないときはあらかじめハリ胸で

図19 くしゃみの仕方（立位）

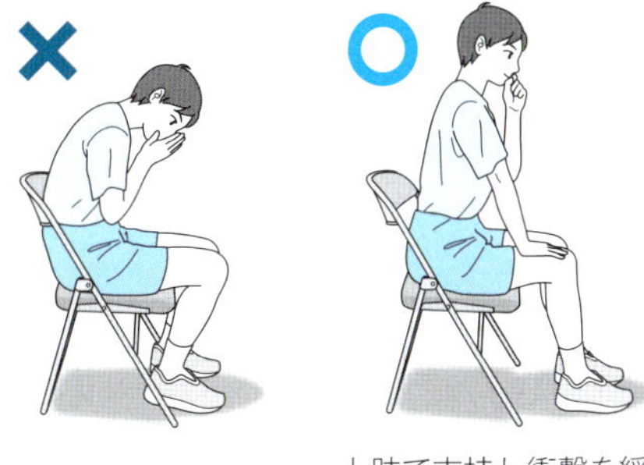

・上肢で支持し衝撃を緩和

図20 くしゃみの仕方（坐位）

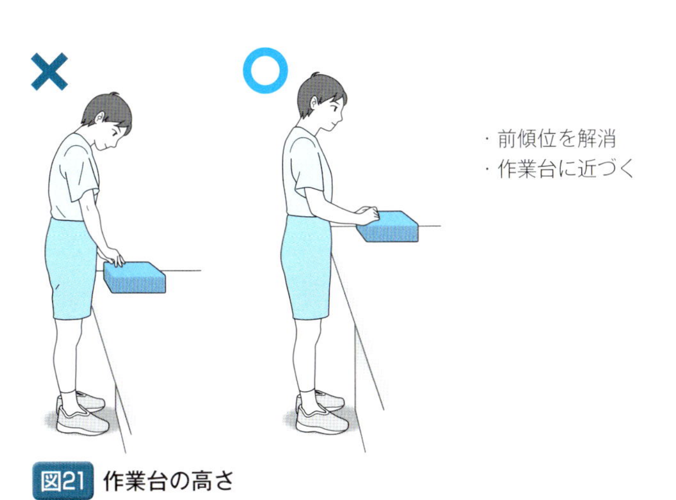

・前傾位を解消
・作業台に近づく

図21 作業台の高さ

○
・長時間の場合，台に片足を載せる
○
・傾斜台を利用し，前傾姿勢を避ける

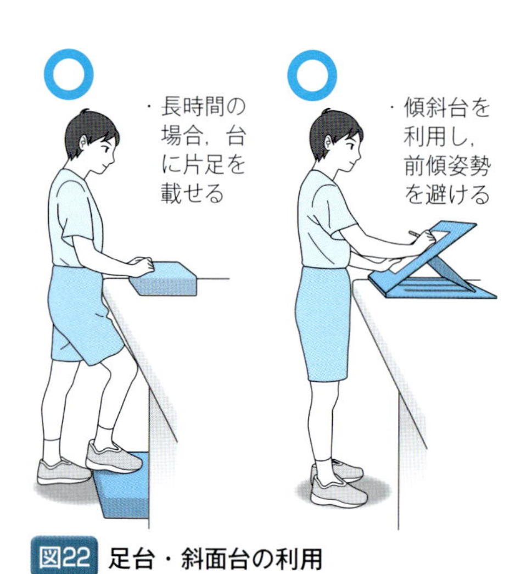

図22 足台・斜面台の利用

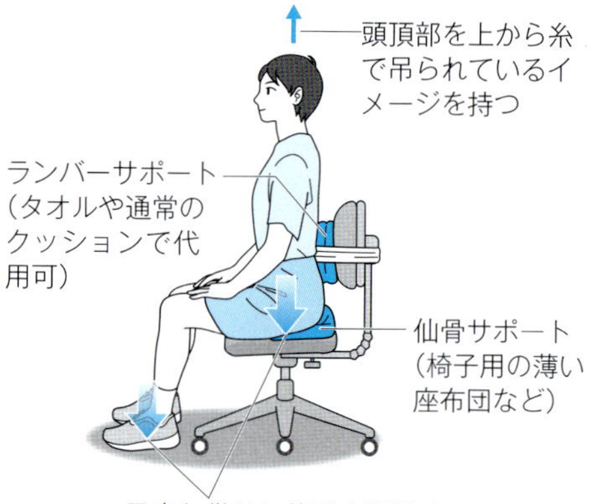

頭頂部を上から糸で吊られているイメージを持つ
ランバーサポート（タオルや通常のクッションで代用可）
仙骨サポート（椅子用の薄い座布団など）
足底と坐骨に体重を預ける

図23 坐位での良姿勢

1日1回，ランバーサポートを利用したり，殿部の下にクッションを入れたりして，よい姿勢の練習を行う．

意識して作るといった具合に変化をつけるよう指導するとよい．「まずは1日1分からでよいので，骨盤を立てた良姿勢を練習することから始めましょう！」と提案している．長時間の坐位を強いられる仕事に就いている人は，自身の体型に合った椅子を選択することが望ましく，さらには，机の高さやモニターとの距離も，肩と背中が緊張しない良姿勢を構築しやすい位置に設定するよう指導する．

column

☑ MDT（McKenzie法）[28〜30]：その2

MDTの最も代表的かつ象徴的な診断が，腰椎の後方ディレンジメント（derangement）症候群という概念であり，椎間板における後方線維輪への髄核移動という理論モデルで説明していることを前述した．

結果的に，治療としては，典型的なぎっくり腰（急性後弯変形）の対処法でも示した通り，骨盤前傾と腰椎前弯を誘導することで後方ディレンジメントの解消を目指す腰椎伸展運動が選択され奏効することが多い[31]．腹臥位での腰椎伸展運動が，McKenzie体操と呼ばれがちな所以である．しかし，決してMcKenzie法イコール伸展運動ではない．様々な姿勢や動作（運動）負荷による症状や理学所見の変化を評価し，その変化・反応のパターンによって治療方針を決定するため，負荷をかける運動方向は腰椎伸展のみではなく側屈や前屈方向も含んでいる．

ある負荷を加えると，腰痛や下肢痛の軽減が得られたり，遠位にあった痛みが近位部へ移動し収束したりすること（centralization：中央化）がある．これらが得られる負荷の方向をdirectional preference（DP）と呼び，ディレンジメント状態が解消に向かっていると想定する根拠となる．DPといえる反応としては，遠位にあった痛みが近位に移動する現象以外には，運動や姿勢負荷による明らかな疼痛軽減と可動域の拡大がある（図24）．過去の研究から，腰痛患者の少なくとも7割はDPがあると見込まれている[31]．これに対して疼痛や症状が近位から遠位に移動し広がっていく場

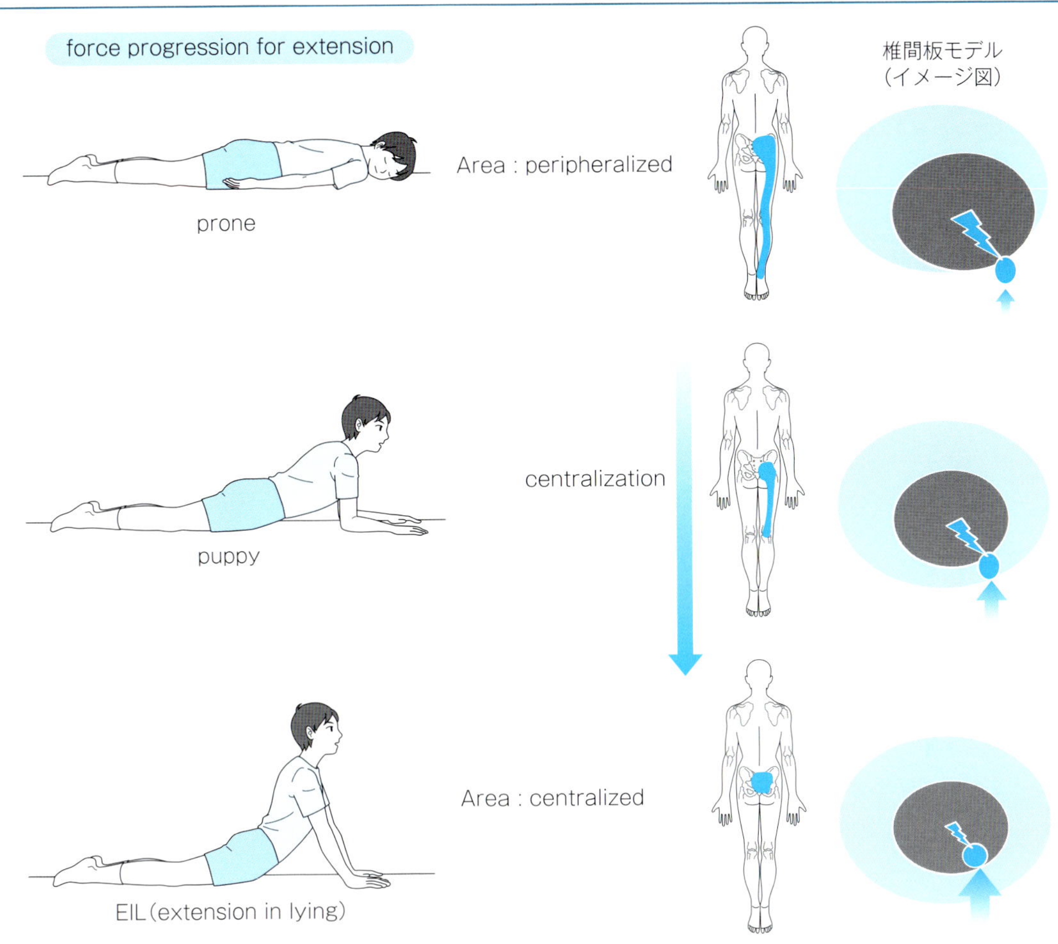

図24 Directional preferenceとcentralization

痛みの範囲が末梢から中心へと変化する現象をcentralizationという.

Centralization, 痛みの程度の軽減や, 可動域の改善が起こった場合に, そのエクササイズの方向をdirectional preference (DP)という. ここでは, 椎間板ヘルニア様の下肢痛がある患者において, 段階的伸展負荷が有益な例を提示した.

(岸川陽一先生ご提供)

合をperipheralization (末梢化)と呼び, 選択した運動負荷方向が不適切であると判断して禁止する. 医療者のみならずセルフマネジメントを遂行中の患者にとって, peripheralizationが出現しないことがストレッチを主とする運動負荷を行う際の最も重要な安全基準といえる.

加えてMcKenzie法では, 運動負荷は段階的に強度を上げていくことも重要視されている (force progression) [たとえば, 図24のprone→puppy→EILのような段階的運動. p118, 図2のように腰部へ治療者の手により圧を加えて, ひとつ上の段階とすることもできる]. 安全性を担保する目的のみならず, 治療者による介入を必要最小限にとどめて可及的に患者自身で運動負荷をかけ治療を進めることにより, 自立性を促進し, 自身の治癒能力を最大限に引き出すことができる. すなわち治療に対する「依存」を漸減させ, 「患者自身で治療する術」を実体験させることで, 患者自身で腰痛をコントロールしていけるという"気づき"を促すことを意図している (セルフマネジメント).

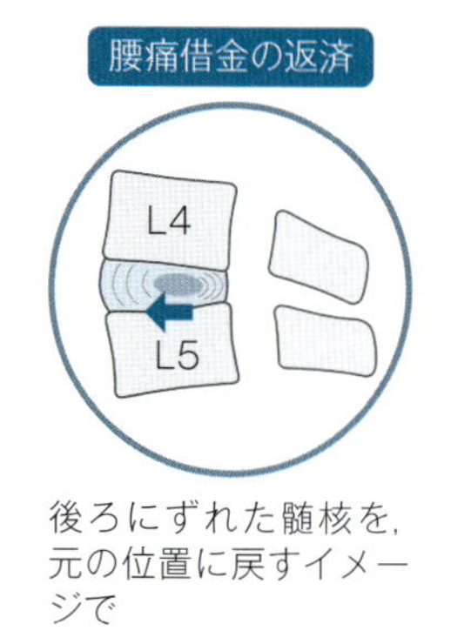

• 息を吐きながら，1～2回3秒間腰を反らすだけ
• 手の指先を下にして殿部に当て，骨盤を前へ押し出すイメージで 腰の下のほう(骨盤のすぐ上)と大腿の付け根を同時にストレッチする
腰痛借金の返済
L4
L5
後ろにずれた髄核を，元の位置に戻すイメージで

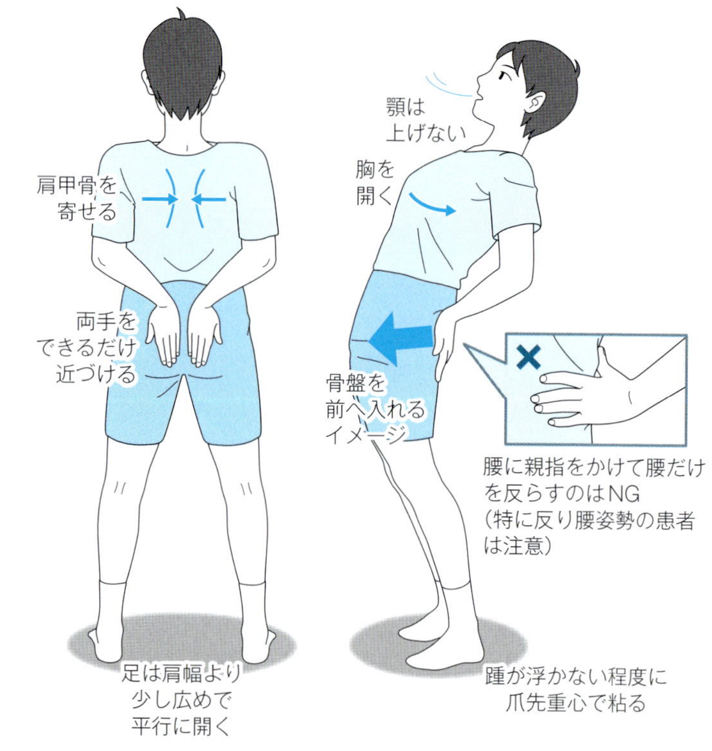

肩甲骨を寄せる
両手をできるだけ近づける
足は肩幅より少し広めで平行に開く
顎は上げない
胸を開く
骨盤を前へ入れるイメージ
腰に親指をかけて腰だけを反らすのはNG（特に反り腰姿勢の患者は注意）
踵が浮かない程度に爪先重心で粘る

図25 これだけ体操®(腰痛借金対策　第2の矢)

殿部から大腿以下に痛みなどの症状が出る場合は，中止し受診するように伝える.

g ▶ McKenzie法を基盤にした予防体操“これだけ体操®”（図25）

MDTの診断で最も多いディレンジメント(椎間板内の髄核の変位で表した理論モデル)を基盤にしたシンプルな予防体操を提案している.「不良姿勢に伴う脊椎周辺の運動器のバランスの乱れをその場で整えよう」というコンセプトである.

McKenzieは，変性が乏しい椎間板内では「前屈すれば髄核は後方へ移動する」という理論を提唱し，動的MRIを用いた研究で検証もされているが，変性の強い高齢者では実際に髄核が容易に移動するわけではなく，また若年者であれ実際には椎間関節，仙腸関節，付着する靱帯や筋(筋膜)も連動して動いている．よって椎間板内での髄核移動モデルは，セルフコントロール法を視覚的に説明し患者の理解を深めるための便利なツールであると考えていただきたい.

本体操は，“腰を反らす”というよりも，顎を引き膝は可及的に伸ばしたまま“骨盤を前へ押し込む”ものである．このシンプルかつ簡便な“これだけ体操®”の参加型導入は，対照群と比較し某社会福祉法人で働く介護士および全国12労災病院の3,000人以上の看護師が参加した前向き比較研究において，有意に腰痛状況を改善した[32～34]．前述したが，導入の際は，「猫背姿勢や前かがみ作業が続いたら，最も負担がかかりやすいウエストラインのレベル，主に第4/5腰椎間の椎間板(髄核)が少し後ろにずれた(後ろ側に「借金」を作った)．後ろに大きくずれた状態(「借金」が増えた状態)が，“ぎっくり腰”や“椎間板ヘルニア”だ」とイメージしてもらい，「借金をためこまずにその場ですぐに返す方法(簡単予防策)が“これだけ体操®”です」と説明している．

日常生活での姿勢・動作の自己管理としての工夫は，“腰痛借金”を作らない，増やさない対策と言い換えることができる．借金が一気に増えたことによる2大事故が，ぎっくり腰と椎間板ヘルニアであり(p119参照)，介護士，看護師，保育士，運送業といった腰に負担がかかる業務をせざるをえない仕事に従事する勤労者にこそ，プロとして事故を起こさない危機管理として，前述したハリ胸プリけつやこれだけ体操®の積極的な活用を推奨している．

h ▶横と前へのこれだけ体操®

日常，前かがみの作業をするにも左右のぶれや捻じり動作は当たり前に生じてしまうものであり，坐位での脚組みや荷物を持つほうの癖(左右差)もない人のほうが少ないであろう．つまり，筋骨格系の左右バランスのちょっとした不具合も抱えやすい．

数日に一度，横方向のチェックと修正は意外と役立つ(図26)．

前方向へのこれだけ体操®は，ハイヒールを履いての立位や妊婦など，骨盤の前傾および腰椎の過前弯が明確な際に限定し推奨する場合がある(図27)．

i ▶物理療法

腰痛に対して処方される物理療法は，温熱療法，牽引療法，マッサージ，鍼，電磁気療法，光線療法などである．直近に公表された米国内科学会クリニカルガイドライン(2017年版)[35]では，2007年版ガイドライン[36]でも急性～亜急性の非特異的腰痛に対して推奨されていた温熱療法に加え，急性～亜急性腰痛にマッサージと鍼治療が推奨となった．さらに鍼治療は，慢性腰痛にも有益な介入手段として挙げられた．

一方，物理療法の使用について，American Physical Therapy Associationは2015年に“積極的な治療プログラムへの参加を促進するために必要な場合を除いて受動的(passive)な物理療法は使用しない”ことを推奨している[37]．物理療法は治療依存を助長しやすく，治療に対して受動的となることが最大の欠点と考えている．あくまでもストレッチやモビライゼーションなどの補助的な手段として，期間を限定して用いることが望ましい．

column

☑ 鍼治療

東洋医学的治療である鍼治療は，腰部局所のみの痛みであっても全身の機能異常である可能性を優先し，全身状態を把握し治療がなされる．エビデンスの構築上，偽鍼の定義が明確でないことや治療者の経験と技量に影響されることなどが課題とされてはいるが，体性感覚を刺激することで神経伝達物質の分泌や自律神経系の調整にも寄与し，疼痛の改善とともにQOLの向上に役立つことが示唆されている．トリガーポイントなどへの局所治療は，筋の過緊張緩和・筋内循環の改善，椎間関節部の侵害受容器やポリモーダル受容器を刺激し，痛覚閾値の上昇を目的として行われる．神経根症状に対する神経根へのアプローチが奏効することも少なくなく，われわれの研究でも

左右で「きつい側」をみつける

腰の左右どちらかに違和感があるとき

① 足元が滑らない場所で，安定した壁から離れて立つ
② 肩の高さで手掌から肘までを壁につき，腰を横に曲げる．左右行う
③ 違和感を感じて曲げにくい側があれば，その方向に，ゆっくりと息を吐きながら徐々に曲げ，きついと感じるところまでしっかり骨盤を押す
④ 左右差がなくなるまで繰り返す（5秒を5回が目安）

髄核の横ずれを戻すイメージ

手で骨盤を押し込むイメージ

図26 腰を横に曲げる「これだけ体操®」

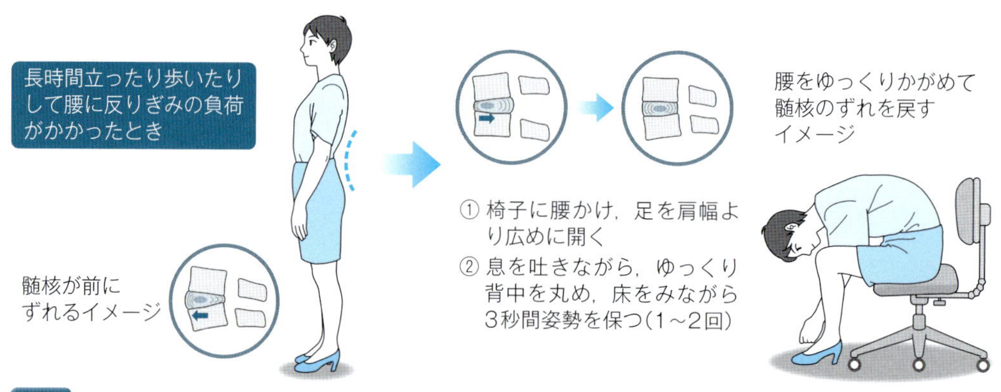

長時間立ったり歩いたりして腰に反りぎみの負荷がかかったとき
髄核が前にずれるイメージ
腰をゆっくりかがめて髄核のずれを戻すイメージ
① 椅子に腰かけ，足を肩幅より広めに開く
② 息を吐きながら，ゆっくり背中を丸め，床をみながら3秒間姿勢を保つ（1～2回）

図27 腰をかがめる「これだけ体操®」．ヒールで立ち仕事の多い女性や妊婦の方向け

（これだけ体操をやってみよう．運動器疼痛メディカルリサーチ＆マネジメント講座〈http://1bp4u.com/koredake/〉より引用［参照2017-6-15］）

よい結果を得ている[38]．一方，βエンドロフィンやセロトニンの分泌促進作用といった内因性鎮痛機構の賦活目的に，末梢の遠隔部の経穴に低頻度（1～3 Hz）の低周波鍼通電療法が選択される．つまり，脳機能異常を伴う身体症状症，中枢機能障害性疼痛の治療手段として役立つ場合もある[39]．

2 慢性腰痛の主要な管理手段

a ▶ 運動療法

1）腰痛治療と予防の主役！ “運動療法”について

運動療法とは「なんらかの身体運動を用いて全身あるいは局所障害の回復を図る治療法」と定義される．腰痛に対する運動療法は，治療手段としてのみならず再発予防策としても有益な可能性が高い．筆者は非特異的腰痛の見極め（p014参照）に関してのみならず運動療法も層化し，それぞれの意義を理解したうえでメカニズムや病期に

応じて処方することを推奨している．運動療法と後述する認知行動療法のコンビネーションが，今後の慢性腰痛治療および予防の主役といっても過言ではない．運動療法は，疼痛が表れている局所・末梢のみならず脳機能改善を含む全人的・包括的なアプローチとなりうる治療手段であることを強く意識して活用すべきである．Haydenらのシステマティックレビュー[40]によると，慢性腰痛の痛みと患者の生活面での機能の双方に有効な運動療法として，①患者個別にデザインされたプログラム，②セラピストによる指導・(フォローアップを含む)管理下で実施，③ホームエクササイズとして実施，④合計20時間以上は実施が挙げられ，疼痛の改善にはストレッチが，機能の改善には筋力増強が優れる．正しいフォームやコンセプトがきちんと指導できるスーパーバイザー(セラピスト)の管理下であることが治療成績を上げるポイントである．医師やセラピストは，各エクササイズの処方目的を患者へ明確に伝える必要がある．

2) 運動療法が腰痛対策に役立つ主な理由

①恐怖回避思考，痛み行動の結果ともいえる不動化により硬直化あるいは癒着した組織を徐々にストレッチし，アライメントを含む構造および血流，酸素取り込み能力といった機能の回復を図ることにより，侵害受容性疼痛あるいは神経障害性疼痛の緩和に役立つ．

②関節(脊椎)周囲の筋力が強化されれば，機械的不安定性による侵害受容性疼痛を起こしている部位が安定化し，疼痛緩和に役立つ．腰椎を主とする脊椎で安定化が増せば，脊柱管狭窄が存在する場合など動的因子により誘発される神経障害性疼痛の緩和および再発予防が期待できる．

③ウォーキングをはじめとする全身的な有酸素運動や等尺性収縮運動は，内因性オピオイドの分泌を増加させ，下行性疼痛抑制系の賦活に寄与する．運動による内因性鎮痛の作動(exercise-induced hypoalgesia：EIH)である[41]．継続的な運動習慣は，中枢性疼痛修飾系を介し疼痛緩和をもたらす可能性がある．

3) 腰痛の運動療法―ACEをねらえ！[42]

a) ACEの提案

筆者らは，前述①～③に対応する腰痛の運動療法を以下の3タイプに分類し，患者にその目的を明確に伝えて処方することを推奨している．①タイプ1エクササイズ：関節の位置関係および可動性の確保(alignmentの適正化)，②タイプ2エクササイズ：脊椎の安定性を図るために深部筋(core muscles)の刺激・強化，③タイプ3エクササイズ：運動による内因性鎮痛の作動(EIH)をはじめとする有酸素運動による内因性物質の活性化(endogenous activation)であり，頭文字をとってACE(エース)コンセプトと呼んでいる(表2)．

これら3タイプの運動の進め方として，プライマリケアで多くを占める動作や姿勢に関連しDP(p128，column参照)があることが多い一般的な腰痛症(メカニカルペイン)に対しては，タイプ1エクササイズを優先する．痛覚過敏があるなど内因性鎮痛機構が正常に機能していない症例ではタイプ3エクササイズを優先させ，下行性疼痛抑制系を賦活する薬物療法も併用しつつ痛み閾値を上昇させてから，タイプ1あるいはタイプ2エクササイズを処方する．タイプ2エクササイズは，タイプ1エクササ

表2 ACE(エース)コンセプト

タイプ	運動
タイプ1 Alignment：アライメントの適正化 椎間板，椎間関節，仙腸関節，筋のバランス調整，姿勢矯正，柔軟性の向上	● これだけ腰痛体操(図25参照) ● 腰を横に曲げる(図26参照) ● ぎっくり腰体操(図26参照) ● ハムストリングスのストレッチ(図32参照) ● 猫背改善体操(図28参照) ● 腸腰筋・大腿直筋のストレッチ(図33参照)
タイプ2 Core muscles：深部筋の刺激強化 深部筋を強化し，"腰痛借金"を作りにくくする	● アームレッグレイズ(図36参照) ● ブリッジ体操(図40参照) ● ドローイン(図35参照)
タイプ3 Endogenous activation：内因性物質の活性化 有酸素運動により心身によい内因性物質を活性化させる	● ウォーキング ● 水中運動 ● サイクリング ● 自転車エルゴメーター

イズが習慣化された後の再発予防や姿勢保持対策として重要であり，また，すべり症や後・側弯症を含む脊椎不安定がある症例では早期から導入する．なお，最終的には全タイプの運動が習慣化されることが腰痛対策としてのみならず健康寿命の延伸のために望ましい．地域住民へのACEコンセプトに基づいた低頻度介入の有用性は確認できている(投稿中)．

b) ACE(エース)コンセプトの実際

i．タイプ1エクササイズ：アライメントの適正化

一般的な腰痛患者は，骨盤後傾位で腰椎伸展時痛・違和感や制限(硬さ)を伴っていることが多く，これだけ体操®を含む骨盤前傾・腰椎前弯を誘導する腰椎伸展方向のストレッチが功を奏しやすい．MDTにおいて伸展がDPとなりやすい所以である(p128，column参照)．腰椎伸展ストレッチは，多裂筋など背筋の血流循環動態の改善に役立つ[43]．坐位で殿部痛がありSLRが弱陽性の椎間板ヘルニアによる神経根刺激症状が疑われる場合も，下位腰椎をターゲットにした伸展ストレッチが著効する場合が少なからずある(図24)．

伸展可動域の制限が大きい場合は，罹患部位の関節・軟部組織の可動性を高めつつ，運動時痛の軽減を目指す基本的なテクニックである他動的なモビライゼーションを先行させるとよい(図2)．

患者には「不具合を起こし硬くなりつつある関節(脊椎)，筋肉を繰り返し痛気持ちいい程度でストレッチすることが，組織の構造や血流の改善を期待できるなど回復の早道なので一緒にがんばりましょう！」と説明する．

頭部前方偏位，つまり典型的な猫背の患者には，胸郭の開大，肩甲帯ダイナミックストレッチ，肩甲骨リトラクションおよびネックリトラクション，バックエクステンションも併せて指導する．腰椎と股関節は複合的に動かすことが多く，股関節は腰椎よりもはるかに大きい可動域があるため，ハムストリングや股関節周囲筋のストレッチも併せて指導するとアライメントの適正化および腰部負担の軽減に役立つ．

腰椎に負荷を増やさない状態を保つには，股関節，胸椎，胸郭，肩甲帯などの腰椎隣接関節の可動性を高めることが重要である．骨盤後傾位の猫背姿勢の人は，ハムス

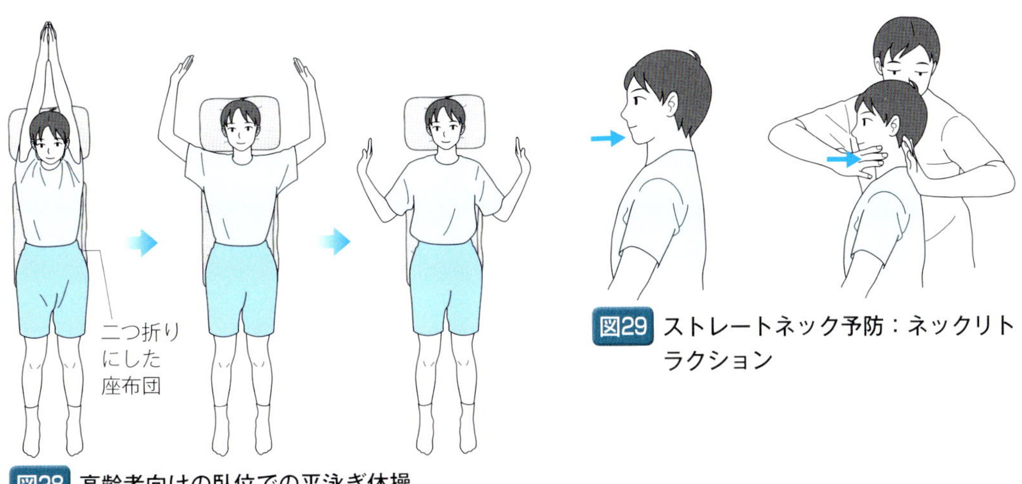

図29 ストレートネック予防：ネックリトラクション

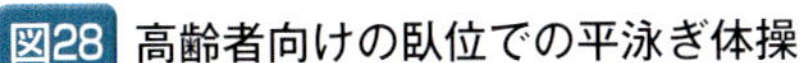

図28 高齢者向けの臥位での平泳ぎ体操

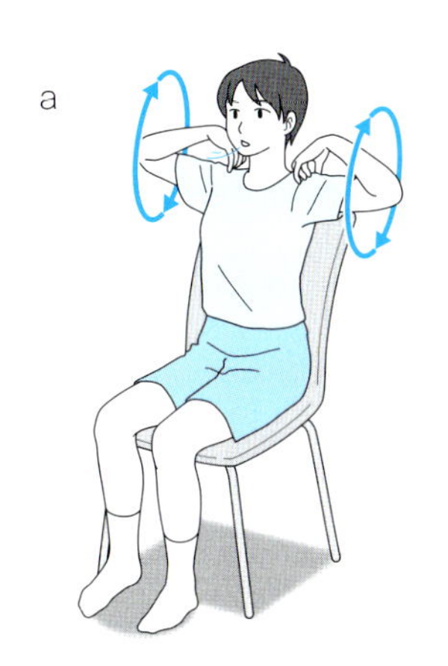

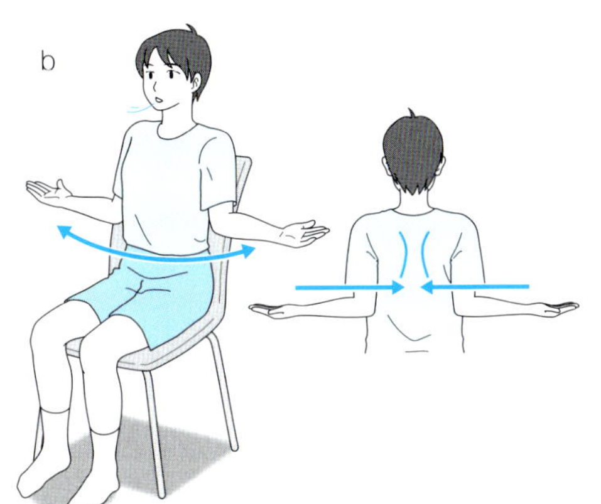

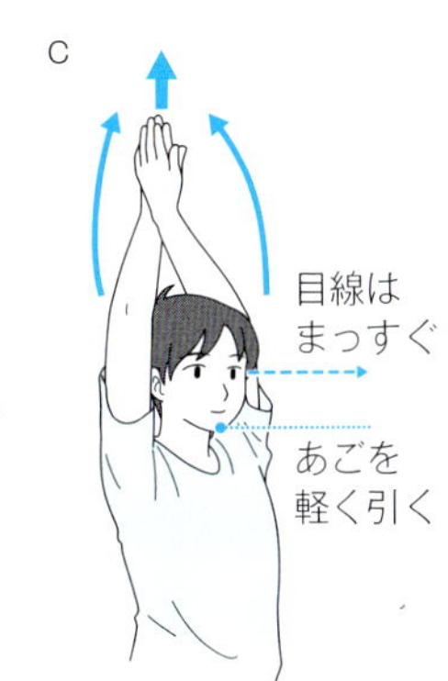

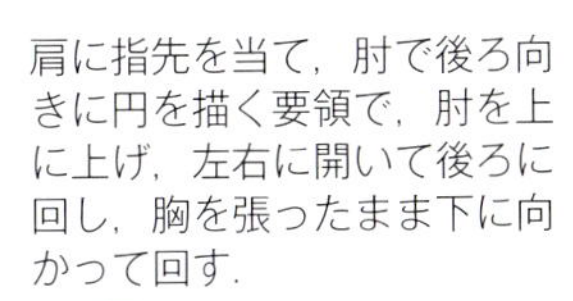

肩に指先を当て，肘で後ろ向きに円を描く要領で，肘を上に上げ，左右に開いて後ろに回し，胸を張ったまま下に向かって回す．

「小さく前へならえ」の状態から手掌を上に向け，両手を真横にゆっくりと開く．
左右の肩甲骨を寄せて3～5秒間保つ．

手を交差させて手掌を合わせ，腕を上げて背筋から指先まで最大限に伸ばす．逆側も同様に行う．

図30 肩甲帯ダイナミックストレッチと肩甲骨リトラクション

トリング，腹筋群のタイトネスが，その左右差も含め関与している場合も少なくない．

①高齢者が行いやすい臥位での猫背改善・平泳ぎ体操（図28）

②肩甲骨周囲：肩甲骨ダイナミックストレッチ，胸郭開大＋リトラクション（上半身のこれだけ体操®：小さく前へならえ体操）（図29，30）

③バックエクステンション（椅子を使った上半身のこれだけ体操®）（図31）
背もたれのある椅子を活用しての上位～中位胸椎の伸展ストレッチ．両手指を後頭部で組みネックリトラクションの抵抗運動をしながら行う．

④坐位でのハムストリングスのストレッチ（図32）

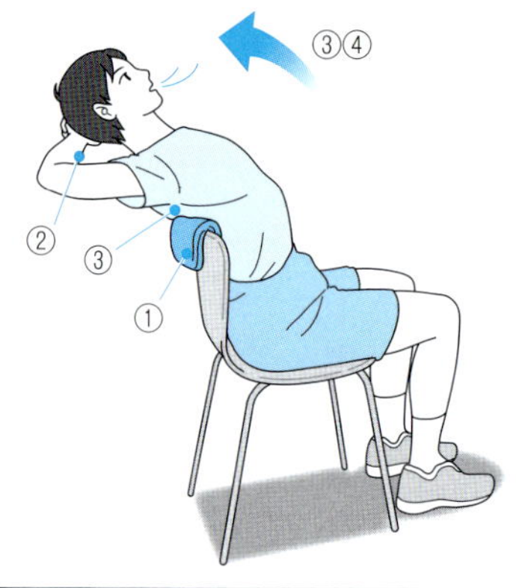

	基本的な手順	ポイント
①	椅子の背もたれにタオルをかける	2つ折りくらいにし，力が均等にかかるよう，まっすぐかける
②	椅子に座り，頭の後ろに両手を当てる	胸郭をしっかり開く．ネックリトラクション位を両手で押さえる
③	ネットリトラクション(図29)の状態で，上体を後ろに反らす	背もたれのタオルに背中を当て，ここを支点にするとよい
④	息を吐きながら5秒間保持して，元の姿勢に戻す	少し痛いが，慣れると痛みが治まる程度の範囲を探す

図31 バックエクステンション（椅子を使った上半身のこれだけ体操®）

基本的な手順を覚えた後は，ポイントを意識して，さらに効果的に行うよう患者に指導する．

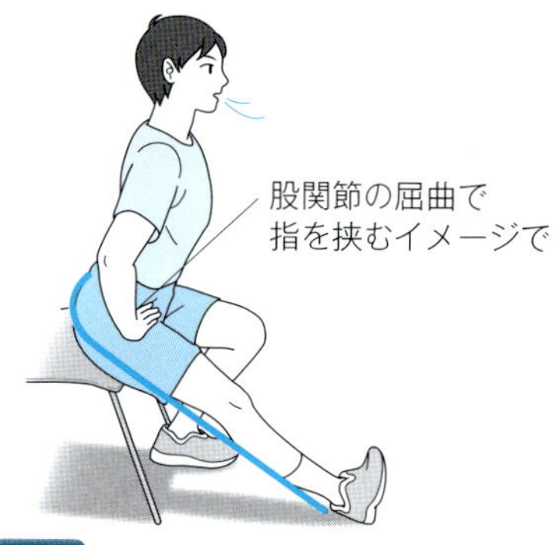

図32 坐位でのハムストリングスのストレッチ

SLR（straight leg raising）とHBD（heel-buttock distance）でタイトネスの左右差をチェックし，図32，33のメニューにより，まずは左右のバランスを整えることを優先する．

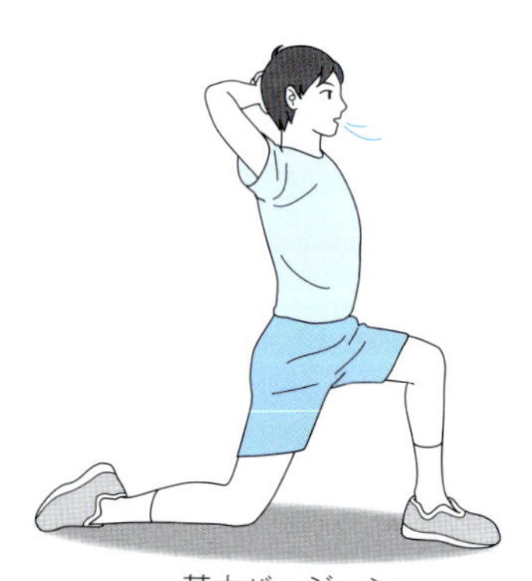

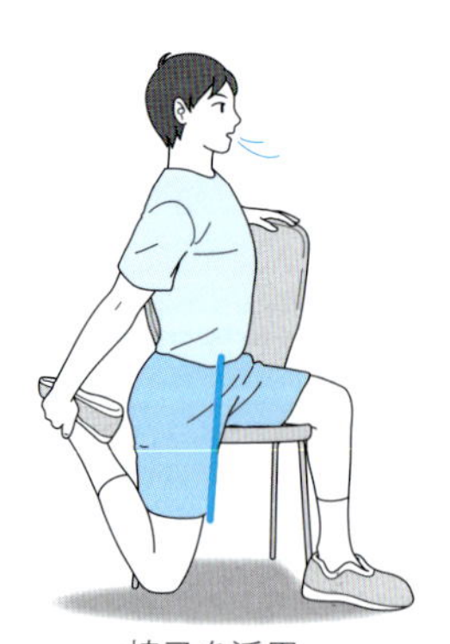

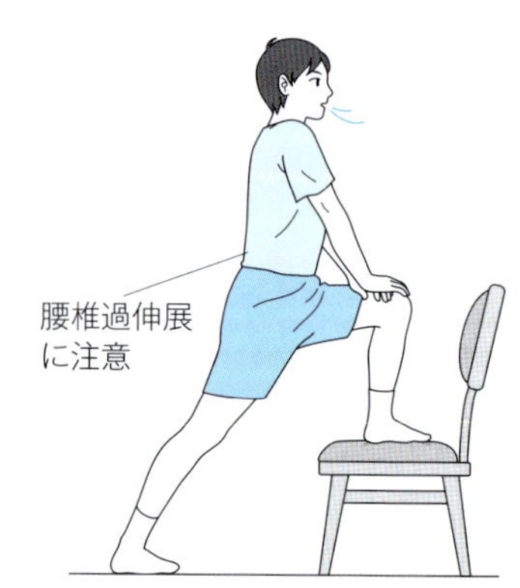

図33 腸腰筋・大腿直筋のストレッチ

浅く座り骨盤はやや前傾位で，踵を床に足関節背屈位でつき，胸を少し張って体重を前方移動させる方法を取るとよい．静的ストレッチは1回20～30秒が目安．

⑤腸腰筋・大腿直筋のストレッチ（図33）

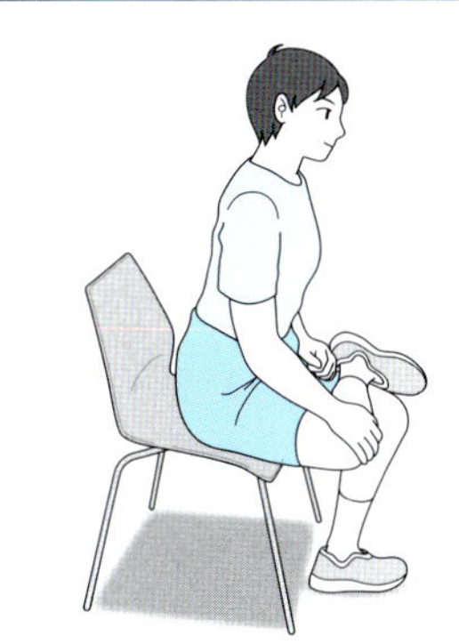

図34 坐位での開脚による殿筋・股関節周囲ストレッチ

⑥坐位での開脚による殿筋・股関節周囲ストレッチ（図34）
＊いずれのストレッチも骨盤を立て後傾位にならないよう行うことがポイントである．
ⅱ．タイプ2エクササイズ：コア（深部筋）の刺激・強化

良姿勢保持のためには，脊椎の安定化が必要である．筋肉は大きく分けて腰椎浅層に存在する体幹の運動を司る浅層筋と，深部で椎骨と椎骨を連携し腰椎分節間の動きを制御する役割を担うローカル筋とも呼ばれる深部筋が存在する．

“腰痛借金”を作りにくくするには，深部筋を刺激・強化することが重要である．具体的には，ローカル筋（腹横筋や多裂筋）をターゲットとしたドローイン（お腹をへこませながら息を吐ききる），アームレッグレイズ（四つ這い位で左右の逆の手足を挙げて最低10秒は保持する），プランクなどを処方する．片脚ブリッジも導入しやすいよい方法であると考えている．腰椎分節間が安定化すれば，侵害受容性疼痛，神経障害性疼痛ともに生じにくくなる．

タイプ1エクササイズを導入後，いっそうの機能向上および疼痛が軽快した後の再発予防を主目的とし処方する．また，脊柱後側弯症，すべり症を含む脊椎変形や不安定性がある場合，症候性の椎間板ヘルニア・脊柱管狭窄症に伴う神経根症状の寛解後（同じく脊椎安定化の必要性）には早期から導入する．

患者には，「痛みを起こしやすい背骨と背骨の間が安定し，結果的に痛みの緩和や予防に役立ちます」と説明し，継続するモチベーションの向上を図る．

①ドローイン（腹部引き込み運動）（図35）：ローカル筋の中でも，特に腹横筋の刺激を意識した簡単メニュー．基本的な方法としては，最大限腹部をへこませつつ息を吐き切るよう指導するものがある．

②アームレッグレイズ（図36）：腰部・体幹のコア（腹横筋や多裂筋）の安定した強化に最適．結果的に，傍脊柱筋全般，肩関節および股関節周囲の筋力強化と安定性を高めることにも役立つ．最終的に，腕と脚を同時に挙上し，美しく安定した姿勢の保持を目指す．きついと感じるポジションを一定時間保たたせる．

③プランク（図37）：コアを含む体幹筋と下肢筋の強化に有用な静的エクササイズ．導入時は，数秒保持を数回から開始するほうがよい．バランスボールなどを用いて行っ

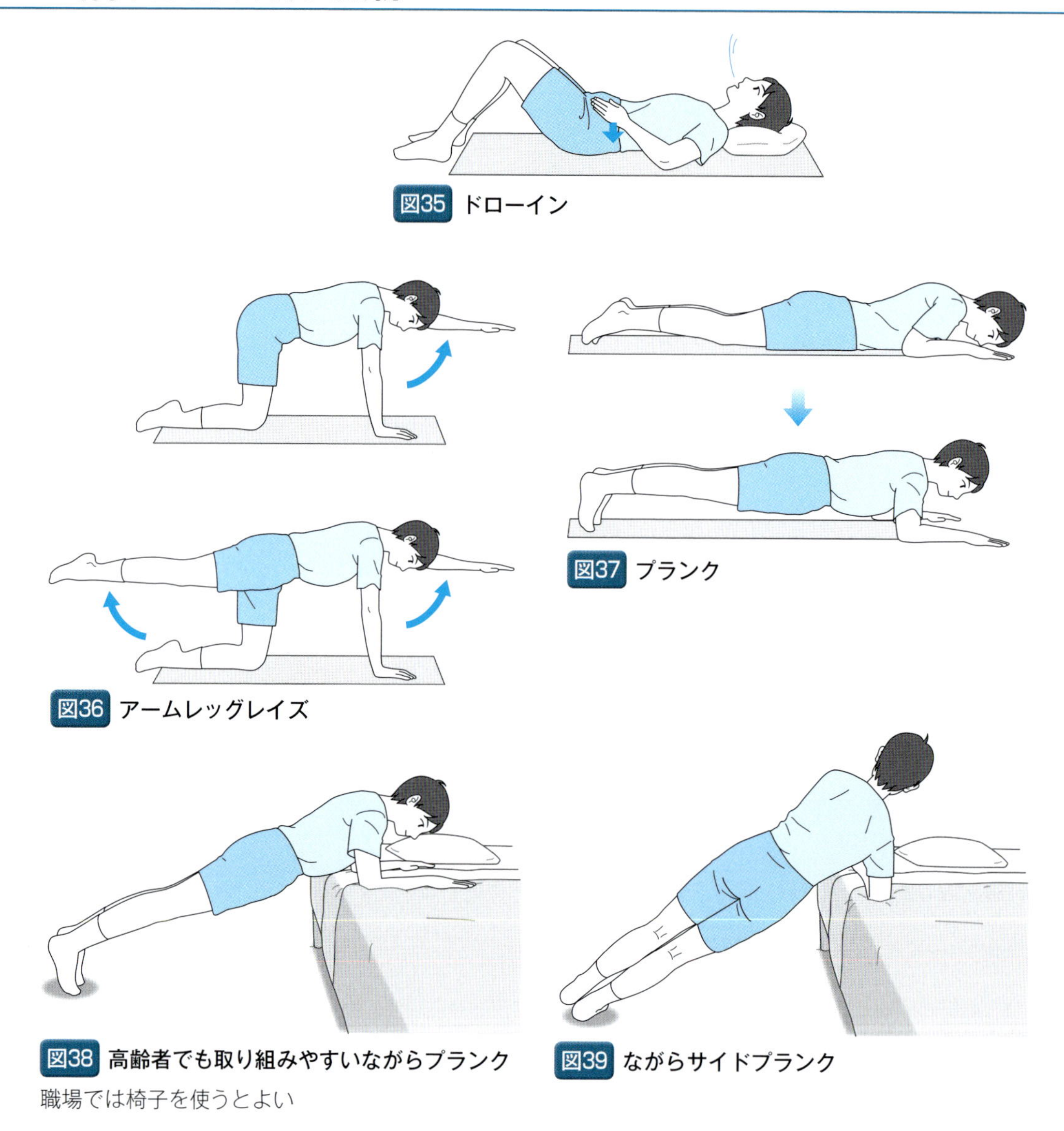

図35 ドローイン

図36 アームレッグレイズ

図37 プランク

図38 高齢者でも取り組みやすいながらプランク
職場では椅子を使うとよい

図39 ながらサイドプランク

てもよい．サイドプランクもコアの強化に役立つ．筆者は，ベッドや椅子などを利用した“ながらプランク”（図38，39）を主に活用している．

④ブリッジ（図40）：大殿筋とハムストリングを強化しコアの安定性を高める．仙腸関節のdysfunctionを含む腰部の障害をはじめ，多目的でバリエーションも多いエクササイズである．筆者は，股関節の屈曲外転外旋ストレッチも兼ね片脚ブリッジを“これだけコア”（図41）と命名しドローイン（図35）とセットで活用している．載せている足の外果で膝関節を押すとコアが刺激されやすい（図42）．

⑤坐位での“これだけコア”：図は，バランスボールを使ったものを提示したが，通常の椅子で骨盤を立てた良姿勢で座り，下腹部を意識しつつペン1本分くらい片足をほんの少しだけ浮かせ，10～30秒保持する．呼吸を止めない（自然呼吸を続ける）．上体は力まない．臍部から5 cm下を意識する（図43）．

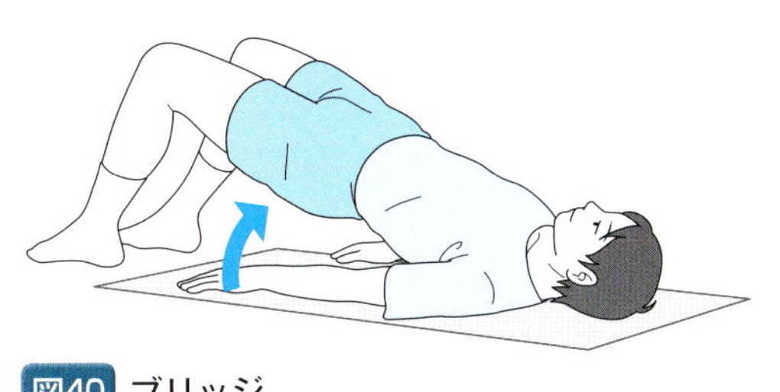

図40 ブリッジ

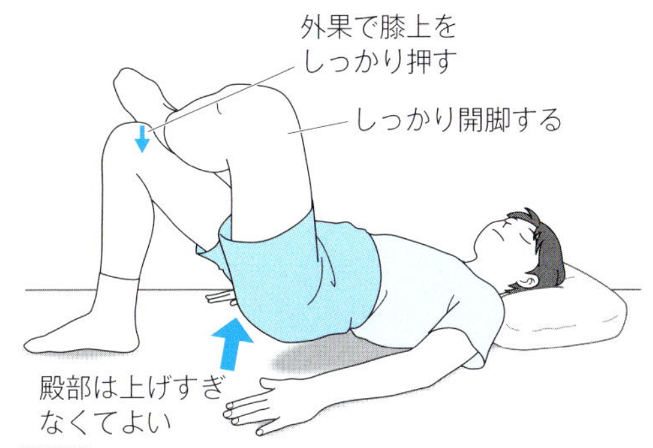

図41 臥位でのこれだけコア（開脚・片脚ブリッジ）

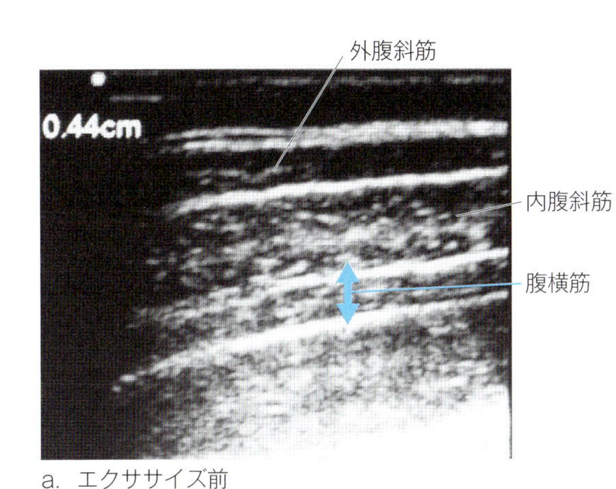

a. エクササイズ前　　b. 図41の「これだけコア」時

図42 患者にフィードバックを行うための超音波画像

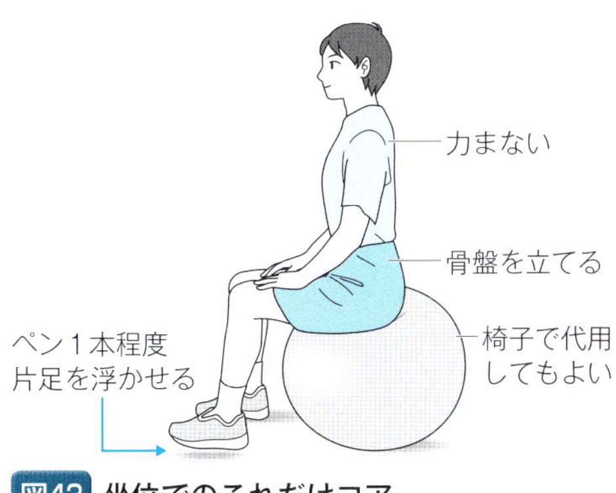

図43 坐位でのこれだけコア

column

ローカル筋とmotor control exercise(MCE)

骨盤を含めた腰部の安定性について，多裂筋や腹横筋を主とする深部筋群であるローカル筋が注目されている．腰背部の周囲の筋群を2つに分けて，腹直筋や脊柱起立筋群のような多関節をまたいで大きな力を発揮できるグローバル筋と，多裂筋や腹横筋のように局所や深部に存在するローカル筋を比較すると，前者はより大きなトルクを発揮できるために強い外力に抗する際に主に活動するものの関節の安定性にはあまり関わらない[42]．一方，後者は脊柱の分節的安定性に寄与する[44]．以下，ローカル筋の代表である多裂筋と腹横筋の腰痛に関わる知見をいくつか紹介する．

腰痛が生じていた腰椎レベルで，特異的に多裂筋の萎縮がみられ[45]，その自然回復は難しいとされている[46]．一方，立位姿勢で合図とともに素早く上肢を挙上するような課題を行うと，腰痛保有者では，腰痛がない人と比し，腹横筋の収縮が三角筋の収縮よりも有意に遅れると報告されている[47]．つまり腹横筋は腰痛に伴って機能不全(運動コントロール能力の低下)を引き起こしている可能性がある．ローカル筋の萎縮や反応性が不十分な状態でのグローバル筋への過剰な負荷は，椎間板圧縮力の急激な上昇や筋付着部のメカニカルストレスの増大を招き，腰痛発症リスクになるので注意を要する．

近年，ローカル筋の筋肥大のみならず機能回復にも焦点を当てるMCEが注目され，慢性腰痛の改善に役立つ介入法として挙げられるようになった．その方法として，まずはドローインを用いて腹横筋と多裂筋を収縮させる訓練をする[48]．これらの収縮を適切に行うことは難しいので，必要に応じて超音波装置を用いて患者にフィードバックを行う(図42)．その後は，stabilizerと呼ばれる圧を検知する器具を用いて各種の動作を行う際に，ローカル筋の収縮による腰椎・骨盤部の安定化およびグローバル筋の過剰収縮の抑制が維持できているかどうかを確認する．この一連の流れは非荷重位から始めて，徐々に坐位や立位の抗重力位に移行していく．最終的には各種の日常生活動作でこのようなトレーニングを行い，ローカル筋とグローバル筋を協調して働かせることができるようにしていく[49]．メカニカルストレスの少ない円滑な身体活動には，脊椎の分節的な支持とコントロール機能に寄与するローカル筋が先立って収縮するように訓練することが極めて重要と考えられている．

column

古典的な腰痛体操の横綱であった“Williams法[50, 51]

広く認識されながら，McKenzie法とは異なった治療理論を有するWilliams法についても概説しておきたい．

Williamsは，骨盤の傾斜と腰椎の前弯の増強が腰痛の主な原因であると考え，その発生機序を，①腰椎前弯により腰仙椎椎間板後部で圧迫力が増加し，椎間関節が亜脱臼，さらには椎間孔の狭小化や椎体同士の接触が起こることによる，また，②腰椎の持続する後屈モーメントによる椎間板のクリープ現象が椎間の狭小化を引き起こして神経症状を生じさせることによる，と説明している．Williams法はこれらの理論を基盤に，主に腰椎前屈筋の賦活と腰椎後屈筋の活動抑制，また腰椎前弯角の減少を目的とした運動で構成されている．

Williams法の理論はこれまで多くの支持を集め，長い間，腰痛に対する運動療法の主流であった．さらに本法は，結果的に体幹表層筋を主とする腹筋群を強化する腰痛体操の象徴的な手法であったが，McKenzie法が重視する生理的な腰椎の前弯は必要であり[52]，さらには，前述したMCEをはじめとする分節安定性を獲得するための運動療法を重要視する考え方が一定の支持を集めるようになった[53]．

iii．痛がって，タイプ1と2の運動療法が導入できないときの判断

腫瘍や感染，膠原病や脊椎関節炎などの炎症性疾患の疑いがないかの再確認を行う．明確な特異的病理がないにもかかわらず，軽微な動作でも痛みの訴えが強い慢性痛は，中枢性感作を伴う中枢機能障害性疼痛の潜在を疑い，痛みの閾値を上げる目的で，タイプ3と位置づけているなんらかの有酸素運動(本人が選択し，本人が好む運動)を，痛みが強まらない低強度から開始する．その際，後述する下行性疼痛抑制系を賦活する薬物療法の併用を検討する．

iv．タイプ3エクササイズ：内因性物質の活性化

ウォーキング，水中運動，エルゴメーターなど全身的かつ継続的な有酸素運動の範疇のものを指す．中枢性感作など内因性鎮痛の機能異常の存在が明白な患者に対しては，低強度の有酸素運動から処方することが現実的であり，低強度であっても内因性オピオイドの分泌や下行性疼痛抑制系の賦活[54]をはじめとする疼痛管理の手段として十分な役割を果たすことが示されており，EIHと呼ばれている[41]．近年，脳内報酬系であるドパミン神経系(側坐核)の活性化を介したEIH効果も証明された[55]．

また，運動には慢性疼痛患者にみられがちな不活動あるいは肥満がもたらす，万病の元ともいえる軽微な慢性炎症を，転写因子であるPGC1αの発現・活性化を介して抑制する作用があり，癌，アルツハイマー病，2型糖尿病，動脈硬化の予防に好影響を与える[56]．継続的な有酸素運動によるPGC1αの発現・活性化は，ミトコンドリアの豊富な赤筋を増加させ[57]，骨格筋内に取り込まれた脂質は蓄積されずに燃焼し，インスリン感受性が保たれる．よって，中枢機能障害性疼痛を含む腰痛の有無にかかわらず，包括的な心身の健康増進の特効薬として，多くの人々に有酸素運動の導入と継続を促すことが，予防医学的な観点から重要なことはいうまでもない．終日，歩数計を携帯したほうが，確実に活動量がアップするというエビデンスがある[58]．

患者には「足腰を鍛えるだけでなく脳科学的に痛みを抑える作用があります．さらに万病の元になる軽微な全身慢性炎症を抑え癌やアルツハイマー病，生活習慣病といった病気の予防に役立ちますよ」といった説明を行い，導入と継続の動機づけを促す．

まずは1日の活動量(歩数など)を記録することから始め，特に中高年に対しては，中之条スタディ[59]で示された，癌，認知症，生活習慣病を含むほとんどの疾病予防効果があるとされる1日8,000歩，そのうち延べ20分の早歩き習慣(一気に20分でなくインターバルでよい)を最終目標とさせる．近年，1回の20分中強度運動(トレッドミル)だけでも直後に身体の軽微な炎症を抑制する効果があることが示された[60]．さらには，65歳以上の高齢者を対象にしたJAMAに報告された観察研究により，長寿に影響する最も重要な因子として「歩行スピード」が挙げられている[61]．患者に対しては，「腰痛があっても早歩き習慣を身につけることにより，確実に健康寿命の延伸に役立ちます．逆に，腰痛があるからといって不活動でいると，着実に将来，癌やア

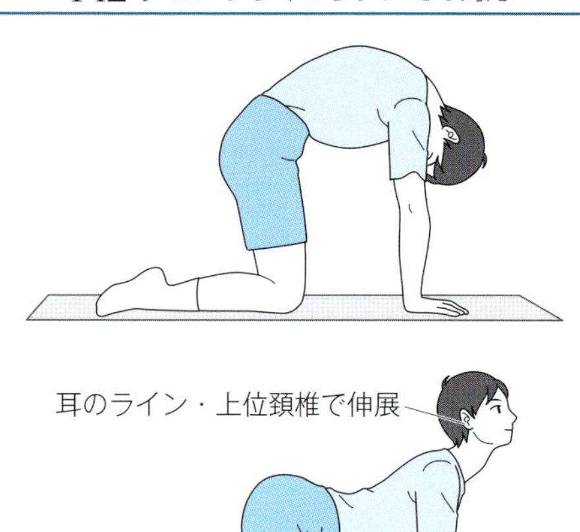

a．四つ這い

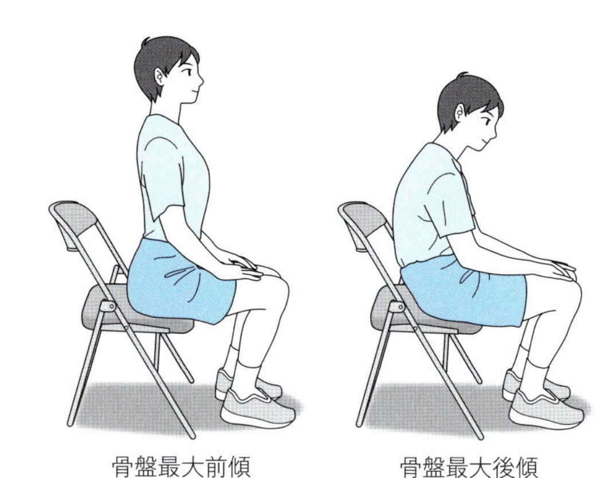

b．ペルビックティルトを兼ねた坐位でのキャット＆キャメル

図44 キャット＆キャメル

ルツハイマー病になるリスクが高まるでしょう．まずは，週3回の3分早歩き習慣から身につけましょう！」と教育するとよい．その際，タイプ1で示した良姿勢を構築する体操教育を先行し，その後，早歩き習慣を身につけることで，結果的にローカル筋強化にも役立つ．

column

☑ 有酸素運動によるNO産生

有酸素運動を行うと，血管内の血流量が増加して血管壁に力学的ストレス（shear stress）が加わり，強力な血管拡張物質である一酸化窒素（NO）が血管内膜を構成する内皮細胞から放出される[62]．有酸素運動を継続することでNO合成酵素の発現が増して，よりNO産生が増加する[63]．一方で，運動を中止すると内皮機能改善効果は1ヵ月程度で消失する．つまり，有酸素運動の継続は，NO産生の増加による動脈硬化の予防にも有益であるといえる．

c）知っておきたいその他のメニュー

ⅰ．ペルビックティルト

若年者に多い腰椎過前弯・骨盤前傾の改善に効果的なエクササイズ．骨盤を後傾させてのドローインと骨盤前傾を丁寧に繰り返す．腰部の筋と靱帯を愛護的にストレッチし，コアマッスルの強化にも役立つ．仰臥位，四つ這い，椅子やバランスボールを用いた方法がある．

筆者は，立位や歩行時に骨盤の前傾が強い症例と腰部脊柱管狭窄症患者に対し，仰臥位でドローインと併せて行う方法を活用することが多い．

ⅱ．キャット＆キャメル（図44）

四つ這いで行う背部のストレッチ．矢状面上の両方向へ交互に動かすことで背筋群の緊張をほぐし，椎間板を可動させつつ脊椎全体の動きをスムーズにする．その他の

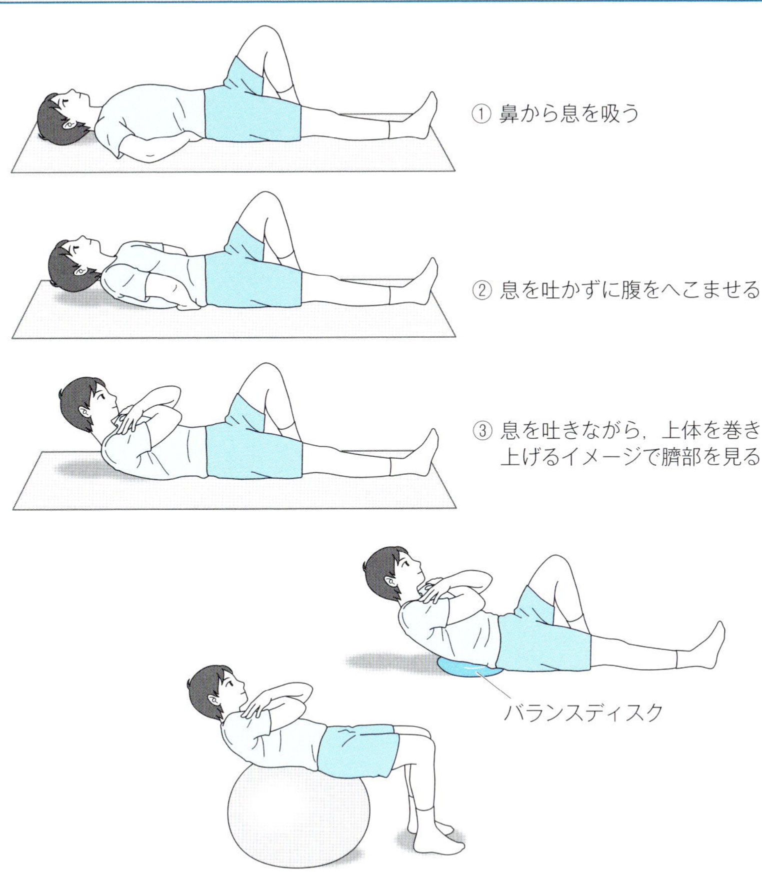

図45 カールアップ

①→②→③により深部のローカル筋を先行刺激し，浅層のグローバル筋(腹直筋)を刺激できる(p140，column参照).

＊斜めを見れば腹斜筋が刺激される

［松平　浩，竹下克志(監訳)：英国医師会 腰痛・頚部痛ガイド，医道の日本社，東京，2013 を参考に著者作成］

エクササイズ前のウォーミングアップとして活用するとよい．また，前屈時にフラットバックである患者には，ぜひ指導いただきたい．デスクワーク中は，腰痛予防とリフレッシュを目的とし，坐位のままで同様の動きをペルビックティルトを兼ね定期的に行うとよい．

iii．スクワット

下半身・体幹強化の最も基本的な運動．正しいフォーム(脊椎および下肢の良好なアライメント)で行うことが重要である．不活動であった高齢者では，椅子からの立ち上がり(チェアスクワット)から開始するとよい．

iv．カールアップ(図45)

腹筋群を強化し腰椎・骨盤を安定化させる．筋持久力の向上に合わせ段階的に難易度を上げることができる．仰臥位で片足を膝立し，先に腹をへこませ腹横筋を刺激した状態から息を吐きながら少しだけ上体を浮かせ(腹直筋，腹斜筋の刺激)，息を吐ききるまでその状態をキープする(8秒が目安)．本法を行う前後では，数回でよいので

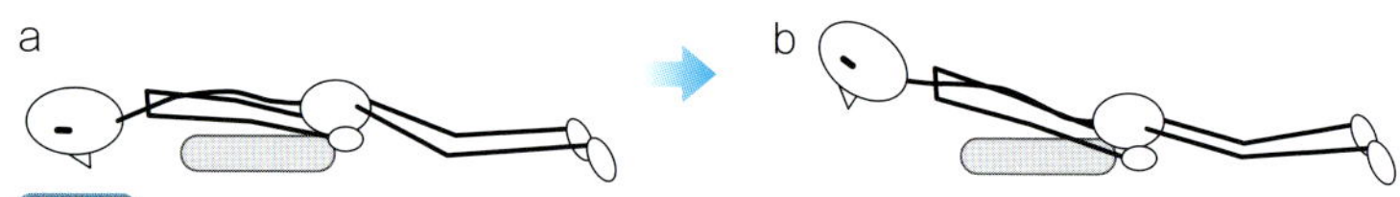

図46 骨粗鬆症に有益な腹臥位での等尺性のうつ伏せ背筋運動

腹部に枕を入れた腹臥位の姿勢から(a)，中間位まで脊柱を起こす(b)．本法は等尺性の背筋力訓練を目的とするため，過度に脊柱を伸展させないようにする．錘を入れたバックパックなどを背負って行うとより効果的である．

［宮腰尚久ほか：運動療法．骨粗鬆症のすべて，遠藤直人(編)，南江堂，東京，p107，2007より引用］

腰痛予防として腰椎伸展運動を行う．

＊ゆっくりした動作で椎間板圧縮力が一気に高まらないよう注意が必要！

ⅴ．ランジ

各種ランジ動作は，筋力強化のみならずバランス感覚向上に役立つ．

ⅵ．背筋強化(図46)

腹臥位などで背筋を伸ばす背筋群強化運動は，局所に対する重要なレジスタントトレーニングであり，腰痛体操メニューとして重要視されてきた．特に，骨粗鬆症対策として，低強度であっても腹臥位での背筋運動が有益であることが，秋田大学のHongo，Miyakoshiらによる研究で明らかになっている[64]．

column

☑ ヨガ，ピラティス，太極拳

ACEコンセプトをバランスよく行えるヨガとピラティスは慢性腰痛に有益な可能性が高いことが報告されている．ヨガは，慢性腰痛患者の痛みやdisabilityの改善のみならず心理面にも好影響を与える可能性があり，費用対効果の観点からもよい選択肢であることが示されている[65,66]．体幹運動を伴った累積20時間のピラティスが有益なことが最近のシステマティックレビューで記載されている[67]．転倒予防を含む骨粗鬆症対策としても推奨されている[68]太極拳は，2017年に公表された米国内科学会のクリニカルガイドライン[33]で，慢性腰痛管理に推奨できる介入法のひとつとして挙げられた．

column

☑ 新たなコンセプトの体幹装具Trunk Solution(TS)(図47)

前述したMCEやピラティスを日々実践するなどして，ローカル筋を刺激・強化し無駄なグローバル筋群の緊張のない良姿勢を体感し，かつそれを習慣化することは容易ではない．その際，Kartsuhiraらが開発した良好な筋シナジー調節効果を伴う良姿勢を構築できる体幹装具Trunk Solution(TS)による歩行訓練が有用と考えている．TSは，高齢者の骨盤後傾・腰椎後弯の立位アライメントと歩容が改善されることに加え，片麻痺患者の歩行パフォーマンスの向上も得られることが明らかになっている[69〜71]．TSは，腹横筋を刺激するが傍脊柱筋の緊張は緩める効果があることも実証されている．さらにTSは，骨盤後傾の猫背(不良姿勢)を伴う歩行障害を持つ患者

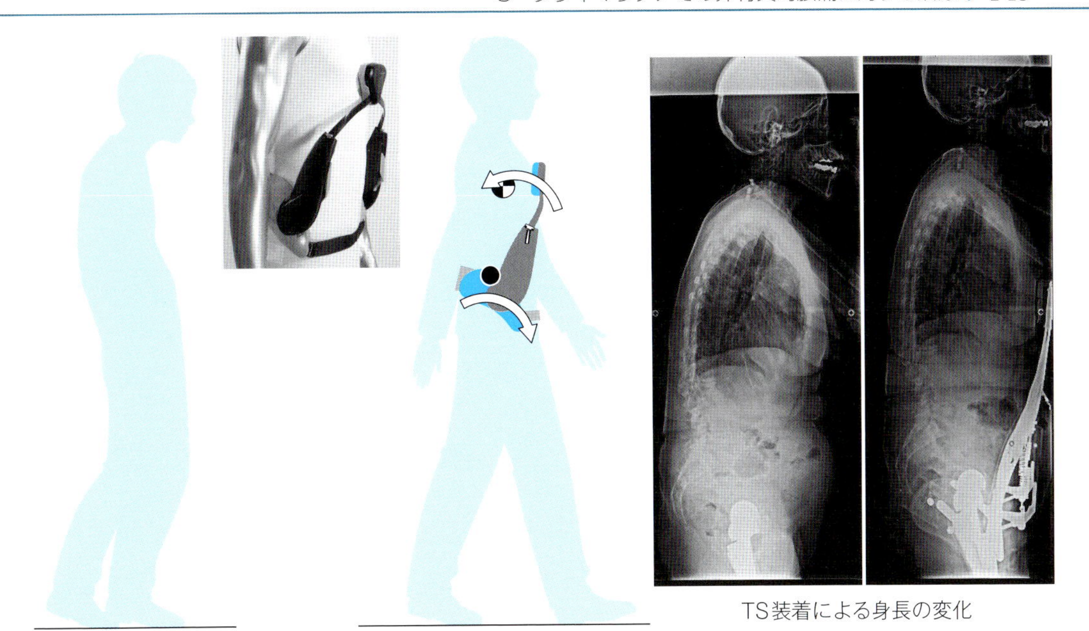
TS装着による身長の変化

図47 Trunk Solution(TS)

に，転倒リスクの減少と健康寿命延伸のキーワードともいえる「良姿勢と早歩き」を容易に提供しうる．

column

☑ 腰部脊柱管狭窄症に対する運動療法

運動療法群(ストレッチ＋体幹下肢の筋力強化＋低負荷エルゴメータ)と非運動療法群で比較したRCT研究では，腰痛・下肢痛に短期的効果が認められている[72]．

4週間のホームエクササイズ(体幹・股関節周囲のストレッチ・筋力強化，胸椎伸展のモビライゼーション)を行うことで，歩行指標に有意な変化はないが，痛みや機能障害を有意に改善するとの報告がある[73]．Backstromらは，腰部脊柱管狭窄症に対する理学療法マネジメントの基軸は患者教育・徒手療法・ストレッチおよび筋力強化・全身調整運動であると報告している[74]．患者教育は理学療法の基本であるが，介入の目的やボディメカニクスに基づく姿勢・動作指導に加えて，セルフマネジメントの重要性やその方法についても指導する．近年，健康行動の変容を促す方法も注目されている[75]．ストレッチでは，腰椎の隣接部位である胸椎・股関節の柔軟性を高める必要がある．狭窄症の症状を誘発しやすい腰椎前弯へのストレスを軽減させるため，胸椎伸展・股関節伸展制限の解除を目的とした徒手療法・ストレッチが施行されることが多い．全身調整運動は，運動耐容能低下を主標的に行われ，体重免荷でのトレッドミルや自転車エルゴメータが推奨される．

われわれは，Kemp徴候陽性の典型的な神経根型症例に対して，まず硬膜管外圧が低減し神経根の絞扼が軽減されやすい腰椎軽度屈曲位を約2週間徹底するよう指導している(図48)．症状が軽快後には，胸椎伸展[バックエクステンション(図31)，ただし浅めに座って骨盤は中間位～後傾で行う]および股関節周囲，特に腸腰筋のストレッチ(図33)に加え，体幹深部筋を刺激・強化し，腰椎安定性の獲得を促す．体

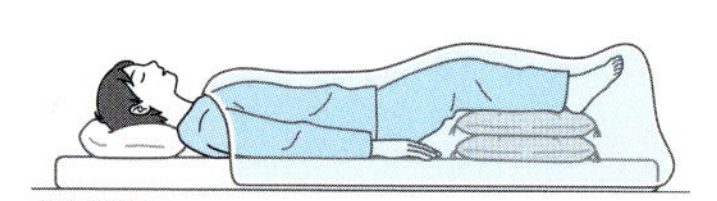
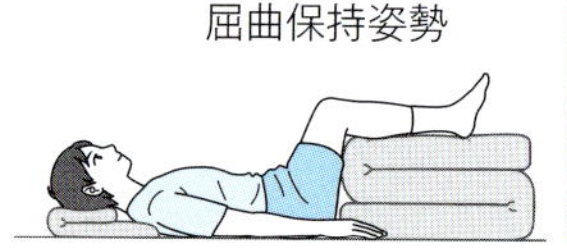
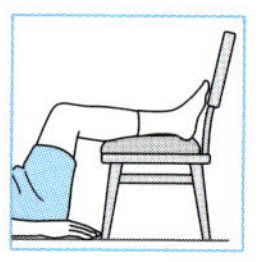
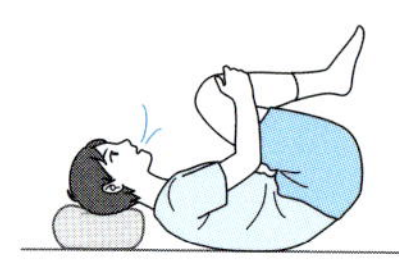

図48 腰椎後屈・立位での神経根症状がある場合，腰椎軽度屈曲位を2週間徹底する

幹強化メニューとしては，仰臥位でのペルビックティルト＋ドローイン(図35)や，ながらプランク(図38，39)が用いやすい．全身運動では，硬膜外圧が高まらないように腰椎軽度屈曲位での実施が可能な自転車エルゴメータが最適である．運動耐容能低下予防の観点だけでなく，内因性オピオイドや内因性カンナビノイドをはじめとするEIH効果(p133，141参照)も期待できる．

b ▶ 心理的アプローチ

プライマリケアにおける腰痛を含む筋骨格系疼痛の痛みと機能を改善する中等度～強いエビデンスがある介入は，運動療法と心理療法であることが，最新のシステマティックレビューで報告されている[76]．また，腰痛への介入手段として，医療経済的観点でも，身体と心理面両方へのアプローチが優れることも，最近のシステマティックレビューで報告された[76]．

難治性の非特異的腰痛の患者は，物事に対して否定的な思考をする傾向にある場合が少なくない．このことが過度な安静をとることにつながり，不活動がさらに痛みの難治・慢性化を助長する．一方，ペース配分が苦手で痛みが強まってしまうまで一気に活動してしまって，結果的に痛みが悪化し，その後しばらく安静にしてしまうといったパターンをとる患者もいる．両者とも「主導権を痛みに握られて，痛みに振り回されている行動」といえる．

ここでは，実際の臨床現場で行うには覚悟と努力は必要であるが，各国の診療ガイドラインや多くのシステマティックレビューにおいて，慢性腰痛治療法として不可欠となった認知行動的アプローチを含む広義の心理療法についての具体的な方法論，提案を述べる．

1）一般心理療法

複数の医療施設を受診し難治化している症例には，一般心理療法からスタートせざるをえない．一般心理療法とは，精神科以外の臨床家が一般的な心理療法に関する知識を持てば遂行可能な範疇の心理療法を指し，患者を受容すること，支持すること，保証することの3つを原則とする．傾聴と共感が基本的な手法である．大変ではあるが，初期の診察時に，看護スタッフや理学療法士の協力も仰ぎつつ傾聴する時間を確保し，「今までよく耐えて頑張ってきましたね」と共感を明確に示す．労災補償問題のこじれ，手術後の成績不良，医療不信などから，「怒り，敵意の感情」が明白な患者では，特にその必要がある．

2）脳(中枢)機能異常が明確な場合の説明例

- 「腰痛の原因には，椎間関節や椎間板を代表とする腰自体の問題(腰の不具合)の他に，ストレスに伴う脳機能の不具合が関与することが，脳科学などの研究で明らかになってきている」

- 「ストレスに伴う症状が，肩こりや頭痛，胃腸の不調による腹部症状といった身体に現れやすいとされている．これは専門的には身体症状症と呼ばれ，脳機能や自律神経系のアンバランスにより現れる，一般的な画像検査や血液検査には現れにくい症状であり，腰痛もその代表的な症状であることがわかっている」
- 「腰の痛みを伝える信号も，脳の感覚野（体の感覚を認識する脳の部分）に到達するまでは単なる電気の信号にすぎない．その信号が感覚野に到達する前に，脊髄のレベル（脊髄後角という部分）や，動物的な本能や情動に関わりが深い大脳辺縁系という部分の働きで信号が強められたり弱められたりする．痛みに対する不安やストレスによってネガティブな思考を抱くと，信号は強められて痛みを強くかつ不快に感じやすくなる．逆にポジティブな思考は信号を弱めて不快な痛みを軽くすることがわかっている」
- 「決して“心が弱い”からではなく，ストレス社会に生きる現代人ではストレスが原因で腰痛が起こることもまれなことではない」
- 「特に，怒り，敵意の感情は，脳機能の不具合を助長し自律神経失調，免疫低下などを介して不健康や寿命に強く影響する．つまり心身に極めて有害であることがわかっている」

column

Sunny brain と rainy brain

「腰痛に対する不安や動くことへの恐怖が強まると，扁桃体の過剰興奮を招き側坐核へのドパミン分泌が減ったrainy brain（悲観脳）になってしまいます．自分で意識して扁桃体の過度な興奮を鎮め，ドパミンをほどよく分泌したsunny brain（楽観脳）になるようしていきましょう．そうなれば，人間が意思決定や行動を起こす際に大変重要な脳の前の部分（前頭前野）の機能や下行疼痛抑制系とよばれる痛みを和らげる働きも自然とよくなります」と教育することがある．sunny brainとrainy brainというtermは，オックスフォードの著名な心理学者であるElaine Fox[77]によるものである．

3）認知行動療法（cognitive behavioral therapy）

欧米の知見によるものであるが，日本の腰痛診療ガイドライン2012でもGrade Aエビデンスとされたことは記憶に新しい．近年のシステマティックレビュー/メタアナリシスでも，腰痛の罹病期間・年代にかかわらず，長期に渡る腰痛およびQOLの改善に有用なことが報告されているが[78]，腰痛の治療法として認知行動療法の有効性が世界的に認められていることを患者に認識してもらうことが大切である．その前提として，心理社会的要因の関与，fear-avoidanceモデル（p011参照）の重要性，脳機能の関与，そしてスペシャリストは従来型の薬やブロック治療などによる痛み感覚の制御のみならず，患者の苦悩と痛み行動を含めて痛みをとらえアプローチすること，を受け入れてもらう必要がある．言い換えれば，これらの事項に患者が抵抗を示す場合には，まだ患者は自らの行動を変える準備が整っておらず，治療者が先走っている状況を示している．そのような状況において患者を行動変容へと導く技法として，動機づけ面接法による情報提供が有効である．

表3 行動変容は段階的に行われる

1. 前熟考期	行動の変化について考えていない時期
2. 熟考期	変化の良し悪しを考慮して真剣な評価をする時間
3. 準備期	責任を持って変化する決意をし，実行の計画を立てる時期
4. 実行期	具体的な変化のために行動を起こす時期
5. 維持期	変化を維持し長期的に継続する時期

（文献81より引用）

表4 治療者が“ついついやってしまいがちな”診療態度（正したい反応）

1. 患者が行動を変えるように説得する.
2. 専門家である自分が正しい答えを持っている，という態度で患者に講義してしまう.
3. 行動を変えない患者を批判したり，責める.
4. 病名や性格特徴で患者にレッテルを貼る.
5. 「あまり時間がない」と，急いで診察をする.
6. 「私はあなたに何が一番よいかわかっています」という単発案のアドバイスをしてしまう.

（笠原諭作成）

抵抗を示す患者への本アプローチの導入は無駄であり，その抵抗を動機づけ面接法の手法[79,80]などで崩す必要がある.

a) 行動変容は段階的に行われる

「痛くても，考え方を変えて体を動かそう！」と患者を鼓舞するだけで，患者の行動変容を変えられるわけではない．なぜならば通常，人が行動を変える際には「変わりたい．でも変わりたくない」という両価性の状態（前熟考期・熟考期）を経るのが普通であり，段階的に行動変容の決断（準備期）へと至るものであるからである．表3は，その段階的な行動変容のステージを示したモデルである．準備期に入っている人には，エビデンスを踏まえた教育は有効であるが，そうでない人，つまり前熟考期および熟考期の患者に，「科学的根拠のある認知行動療法と運動療法をやっていきましょう」といっても，かえって逆効果であることが少なくない．表4に，多忙な外来で自分に自信がある医師ほどついついやってしまいがちな診療態度を示す．患者が治療者が説明中に，突然口を挟んだり，「そうですね，でも……」などと“でも”という発言がある抵抗行動を示しているうちは，準備期にはまだ達していないと考えたほうがよい．患者は，仮に認知行動療法や運動療法に興味を持ち始めたとしても，「もっとよい薬や注射があるのではないか……」，あるいは「手術で治してもらいたい」などと思っていれば（専門的には，2者選択をしきれない両価性の状態という），医師側の説明や教育に「でも……」と反応するだろう．患者のこの「でも……」という反応を医師は否認・抵抗と受け止め，その医師はますます自分の考えを押して説得しようとしてしまう．しかし，患者は両価性の状態では，押されれば押されるほど意固地になり，医師が意図した方向とは逆の行動をとってしまうようになることが，治療成績のよい医師と悪い医師の比較研究から明らかにされている[81]．表5は，両価性の状態である患者を，準備期に導く動機づけ面接法を参照した基本的なテクニックを示した.

表5 準備期に入っていない患者に対する面談時の心得

1. 振り返りの傾聴
   表現を少し変えた合いの手.「それは大変でしたね～」「辛かったですね……」「なるほど」
2. 意見・情報提供する際に許可を得る
   ノックをする.「僭越ながら，●●を説明させて(述べさせて)いただいてもよろしいでしょうか？」
3. 助言は複数提案し選ばせる
   いきなり自分がよいと考える主張を押し付けない.「Aという方法がよいかもしれませんが，Bの方法も有効性が示されています」
4. 他の患者の例を示す
   「何がよいか本日はまだわからないですが，例はお示しできます．……」
5. 要約
   両価性を意識しまとめる，押し付けない.

(笠原論と著者にて作成)

b) 認知行動療法概説[82]

認知行動療法は，すでに第3世代に入っている．腰痛を代表とする慢性疼痛への取り組みは，日本ではまだ始まったばかりだが，欧米ではすでに高い成果を上げて久しい．

第1世代は行動療法である．「これだけ体操®からでも腰を動かすようにする，健康のためウォーキングを再開する」といったように行動することで考え方を変えようとする発想である．難治性の慢性疼痛に対する行動療法は，ワシントン大学の臨床心理士Fordyce WEによって1960年代に提唱された痛み行動に対するオペラント条件づけプログラムから始まった．「慢性の痛みは，単に急性の痛みが継続しているもの」とする古典的な概念とは一線を画す，まったく違った角度からとらえたことは画期的だったといえる(オペラント条件づけに関してはp067参照)．これがその後欧米などで展開されるようになったペインマネジメントプログラムの基盤をなした．筆者は，整形外科のプライマリケアでは，fear-avoidanceモデルに陥った(FAウイルス感染した)患者に対する教育も含めた簡易的な行動療法が，最も取り入れやすい，いや取り入れていただきたいと思っている．

第2世代は，認知療法であり，「痛くても，まったく歩けないわけでなく休み休みなら歩くことはできる」，つまり「痛くても○○はできる」と合理的に考え方を修正していく．認知療法は，1970年代に米国のBeck ATがうつ病に対する精神療法として開発し，近年では軽中度のうつ病の第一選択肢のひとつであるが，整形外科のプライマリケアで導入するのは現実的でないため，本稿での詳しい解説は割愛した．

第3世代は，『私は今「痛いから歩くことができない」と考えたな』と自分の思考から距離を置いて眺め，その考えに巻き込まれないようにして行動を起こしていこう，というコンセプトであり，ACT(アクセプタンス&コミットメント・セラピー)などがある．「痛いから歩くことはできない」というように感覚や思考が行動の原因であると考えると，痛みが出そうな状況や体験を短期的視点では回避することが重要となり，人生の長期的視点を見失ってしまう．このような状況を専門的には“思考とフュージョンする”というが，ACTでは脱フュージョンを図り，人生の価値を明確にしつつ，苦しいこともあるがままに受け入れ，価値に向かって前進する行動を促す．脱フュー

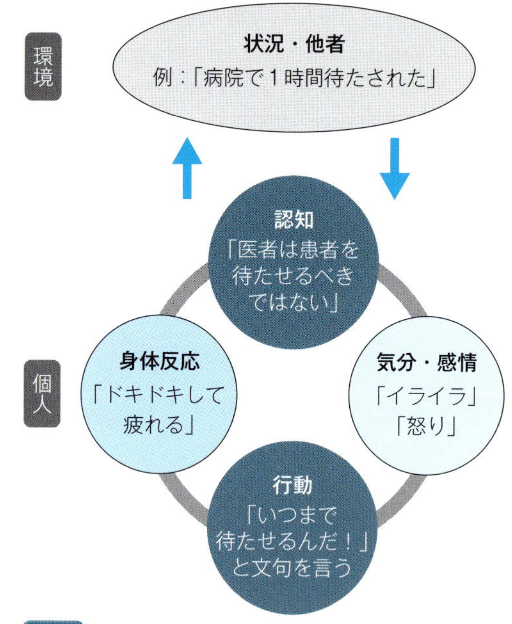

図49 認知行動療法の基本的考え

（松平　浩，笠原　諭：腰痛は脳で治す！，宝島社，東京，p113，2016より引用）

ジョンのための手法として，マインドフルネスが臨床心理士による認知行動療法に応用されるようになった．現時点での慢性痛に対するマインドフルネス系認知行動療法の第一選択は，特に55歳以上の中高年においてはACTである[83]．

column

☑ マインドフルネスとマインドフルネスストレス低減法

マインドフルネスは，ブッダが人生の苦悩から解放されるための要として唱えた心のありようで，「今の瞬間，現実をあるがままに知覚し，それに対する思考や感情にはとらわれないでいること」を意味する．マインドフルネスを初めて臨床応用したのはジョン・カバットジンであり，プログラム化されたものがマインドフルネスストレス低減法（MBSR）である[84]．マサチューセッツ大学医学部で慢性疼痛患者に対しエビデンスを立証した．MBSRでは，リラクゼーションする能力や注意力，洞察力といった自身の潜在的能力を高め，自分の人生を上手にマネジメントする新しい力を開発する．マインドフルネスを高める主な技法として，坐位で呼吸に注意を向ける静座瞑想，心身全体の調子を整えつつ心身の強さと柔軟性を高めるハタ・ヨーガによる瞑想などがある．ハタ・ヨーガは瞑想を基本とした心身一如の原理に基づく行法である．

4）CBTの基本的考え：「認知」か「行動」を変えれば痛みをコントロールできる[82]

図49をみていただきたい．ドキドキしたり息苦しくなったりすることは「身体反応」であり，腰痛や肩こりが強まることも「身体反応」のひとつと解釈できる．悲しく

なったり，不安になったり，イライラしたりという内面の状態が「気分・感情」である．この2つは，本能的反応に近く，両者はほぼ同時に生じることもあり，自分で選択したり直接コントロールすることは難しい．

一方，出来事に対する「認知(考え方)と「行動」は選択可能であり，これらを変えることで結果的に「身体反応」や「気分・感情」をコントロールできる．これこそがconventionalな認知行動療法の基盤となるコンセプトといえる．

標準的な認知行動療法を慢性疼痛患者に適用する際に，直接的なターゲットとなるのは，痛みの症状そのものではなく，そうした症状に影響を及ぼしている行動，認知，感情，環境などの媒介要因であり，こうした変数に変化を生じさせる適切な介入方法を導入し，間接的に痛みの症状を改善させることを目標とする．そのため認知行動療法の効果を高める際には，どのような媒介要因をターゲットとするかを明確にし，ターゲットに適合する治療技法を選択することが重要となる．腰痛患者での媒介要因の代表が，fear-avoidanceモデル(p011参照)に関わる要因といえる．

また，認知行動療法の効果は，配偶者や家族をはじめとする患者の周囲の状況によって影響を受けている場合も難治例では少なくなく，そうした治療効果の調整要因を早い段階で明らかにすることによって，治療効果を高めかつ認知行動療法の効果が期待できない患者の同定にも役立つとされている．

5）治療法の選択

p066で説明したレスポンデント条件づけに対しては，筋緊張を減少させうる的確な姿勢指導やリラクゼーション(呼吸法，自律訓練法，漸進的筋弛緩法，バイオフィードバック法など)を用いる．疾病利得を含む好ましくない痛み行動(回避行動)を伴っているオペラント条件づけに対しては，健康行動を増やすオペラント行動療法が必要になる．整形外科医が明日からトライしうる取り組みとしては，fear-avoidanceモデルに陥っている患者へのアプローチが挙げられる．ここでは，整形外科のプライマリケア医でも指導しやすい自律訓練法とfear-avoidanceモデルへの対応について概説する．

a）自律訓練法[85]

自律訓練法の「自律」は自律神経を指す．自律訓練法では，交感神経と副交感神経のバランスを整え，心身をリラックスした状態に導く．レスポンデント条件づけで交感神経が優位な，背筋が収縮した過緊張状態を，副交感神経活動を高め，心身が落ち着き，背筋が弛緩した状態に導くリラクゼーションの代表的な手法のひとつである．6つのプログラム(公式)があるが，そのうち以下の2つの公式を患者に紹介し(図50)，寝る前や空いている時間に1～2セットから行うよう指導する．以下は，仰向けで手足をほどよく広げた大の字になって行ってもよい．

- 第1公式：リラックスして椅子に座り，両手を体幹の脇に自然に下げ，利き腕のほうに気持ちを傾けつつ心の中で「右腕が重い」と心の中でゆっくりつぶやくことを繰り返す．何となく重く感じれたら，反対側の腕，両脚と進める．
- 第2公式：利き腕のほうに気持ちを傾けつつ心の中で「右手が温かい」とゆっくりつぶやく．血液を指先まで行き渡らせるイメージ．次に反対の腕，その次に両腕と進める．

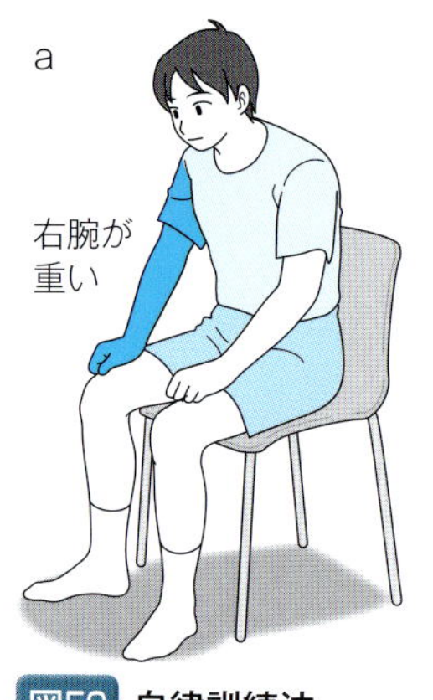

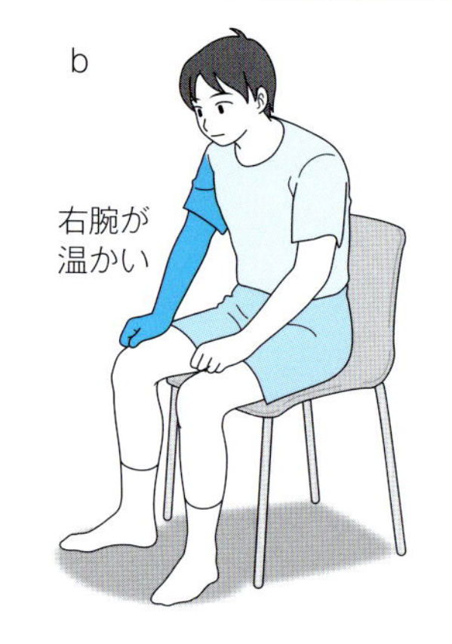

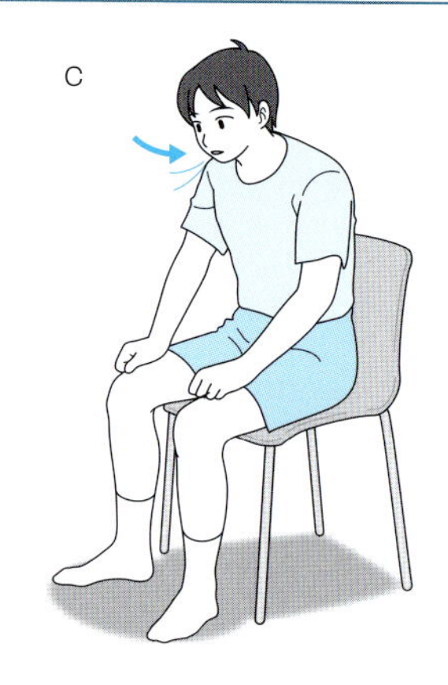

図50 自律訓練法

a．第１公式：両腕，両脚に重さを感じる（体が傾いてしまう人は無理に正す必要はない）．
b．第２公式：両腕，両脚に温かさを感じる（とりあえず第２公式まででもかまわない）．
c．第４公式：自然に楽に呼吸していることを感じる（適宜，「気持ちが落ち着いている」ことも心の中でつぶやく）．
（中尾睦宏：運動で健康―自律訓練法でストレス解消．きょうの健康2011年11月号，NHK出版，東京，2011より引用）

b）Fear-avoidanceモデルへの対応

医療者による安易な安静指導，患者の脳に否定的な認知を植えつけてしまいうる画像診断を基軸とした脅迫的病名の宣告が，患者をfear-avoidanceモデル（p011参照）の悪循環へと導く大きな要因であることを，肝に銘じる必要がある．ドクターショッピングしている患者では，すべり症，狭窄症，分離症，インストゥルメンテーション挿入後など，自分の腰椎には異常があるとする過去に宣告された病名などへのこだわりが強い場合が少なくない．それらの所見が，侵害受容性疼痛あるいは神経障害性疼痛の原因として明確でないならば，患者の病名への執着を可及的に減らすほうがよい．筆者は，本人に儀式として「病名のお葬式」の実行を推奨している．これは，解決志向アプローチの外在化という手法（自分と別の存在として向き合う姿勢を作る対処法）という有効な心理学的手段にあたると考えている．

STarT Backスクリーニングツールがハイリスク（p014参照）である場合，「あなたは，まんまとFA（fear-avoidance）ウイルスに感染してしまった状態」と比喩的に表現している．その多くが，前述した医療者による何げない一言がFAウイルス感染のトリガーとなっている印象が強い．

「このFAウイルス感染は，腰痛がよくならない最も重要な因子であり，薬の効き方にも影響するのですよ」「よくするワクチンは，腰痛に対する正しい情報を受け入れること」と，前述した動機づけ面接により患者が行動変容を起こすフェーズに入った段階で説明する．FAウイルス感染という表現も，解決志向アプローチの外在化という手法である．

6）これだけは知っておきたい原則

痛みに注意を向けることを減らさせ，痛み行動から脱却する気づきを促すことが，治療の鍵でありセルフマネジメントにつながる．そのためには家族を主とする周囲の過保護的な態度にも注意を払う必要がある(後述).

腰痛に対する認知行動療法により目指す事項としては，以下が挙げられる.

①不適切な受動的治療への依存をやめる.

②回避行動からの脱却.

③自己効力感の向上.

④対処法(coping skill)の獲得.

⑤健康行動の強化，それに伴う活動量の増加と全身的な体力の向上.

腰痛ベルトやコルセットへの依存とその常用は，脱却すべき「回避行動」といえる．コルセットに常に頼っていると，腰椎を安定化させる筋群が萎縮する可能性がある[86].

column

✓ 行動療法としての「これだけ体操®」

コルセットを常用するなど回避行動が常習化している患者では，腰を動かすことに不安が強く，前後屈時の不安・恐怖感，後屈制限を伴っている場合が少なくない．監視下にて，10回程度「これだけ体操®」をゆっくりと安心感を与えながら行わせると，前後屈の可動範囲が拡大し，可動時の恐怖感解消につながることがあり，「痛くても動かしていいんだ．ある程度反らすことができた」といった自己効力感を高めることに役立つ(行動療法の一手段である曝露療法，具体的には内部感覚曝露という).

7) ストレッサーの把握と日記の薦め

ストレス要因を自由記載させる．できるだけ苦悩や不平・不満，怒りといった否定的な感情を吐き出す形で記載するよう指示する．アンガーログとも呼ばれる怒り日記は，近年，ストレスマネジメントとして重要視されているアンガーマネジメントの手法として注目されつつある．これをしばらく続けているだけでも，自身の怒りのパターンや傾向が浮き彫りになってくることが多い．次に，ストレス要因と痛みや他の身体症状とに関連性があるかどうかも簡単な日記として記録するよう促す．以上により，否定的な感情を抱くような思考のパターンや傾向(癖)と身体症状との関係に気づいてもらう．図51に，心理社会的ストレスに伴う身体化の強かった患者の日記を提示した.

8) 心理社会的な介入方法を見極めるmultidimensional pain inventory (MPI)

慢性腰痛に対して認知行動的アプローチを考慮する場合，MPIを用いて層化するとよい．MPIは，慢性疼痛の患者には標準的な治療に対して異なる反応性を示す3つのサブグループが存在するという研究結果をもとに開発された．包括的に慢性疼痛の心理社会的要因を評価する尺度であり[87]，痛みの強度だけではなく，痛みへの対処法，活動レベル，患者にとって重要な人(配偶者などの家族)の痛みに対する反応を評価する．欧米の慢性疼痛管理の現場では，患者の心理社会的要因の評価法として重要視されており数多くの研究でも採用されてきた．MPIは自記式の全61項目，3つのセクションからなるが，MPIの特に優れている点としては，配偶者と代表とする患者の身内がよかれと思い行っているであろう支援が，図らずも患者の痛み行動を強化してしまっているかどうかを，2つめのセクションで評価できることである(図52).

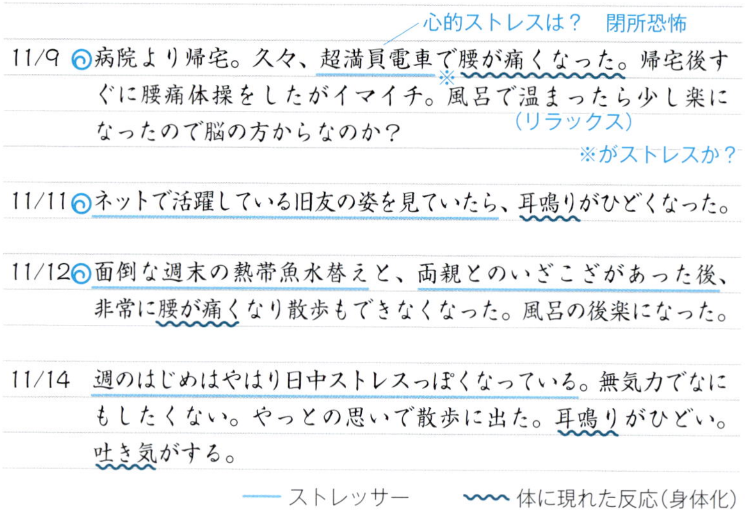

心的ストレスは？　閉所恐怖

11/9 ◎病院より帰宅。久々、超満員電車で腰が痛くなった。帰宅後すぐに腰痛体操をしたがイマイチ。風呂で温まったら少し楽になったので脳の方からなのか？

（リラックス）

※がストレスか？

11/11 ◎ネットで活躍している旧友の姿を見ていたら、耳鳴りがひどくなった。

11/12 ◎面倒な週末の熱帯魚水替えと、両親とのいざこざがあった後、非常に腰が痛くなり散歩もできなくなった。風呂の後楽になった。

11/14 週のはじめはやはり日中ストレスっぽくなっている。無気力でなにもしたくない。やっとの思いで散歩に出た。耳鳴りがひどい。吐き気がする。

―― ストレッサー　〰 体に現れた反応（身体化）

図51 自分の体調の自己研究日記

（松平　浩，心理社会的要因の関与が強い慢性腰痛の病態とアプローチ法．脊椎脊髄 **25**：252-258，2012より引用）

a）MPIの3つのサブグループ

MPIでは，慢性疼痛患者をクラスター分析によって明らかにされた3つのサブグループに層化する．正式には，患者のMPIの全61項目の回答を専用のコンピュータ解析ソフトウエアを用いて自動判定されるようになっている（本書では，セクション2のみで分類する案を記載）．強い痛みの程度や情動的な苦痛および生活面での機能障害の程度も大きい「dysfunctional：以下DYS」と，DYSに類似するが家族からの援助レベルが低いことを特徴とする「interpersonally distressed：以下ID」，疼痛レベルは低く，情動的な苦痛や生活面での障害もあまり大きくない「adaptive cooper：以下AC」である．以下に筆者らの経験も踏まえた各サブグループの臨床的な特徴などを概説する．

ｉ．「DYS」タイプ

このタイプの特徴は，痛みを訴えると配偶者や家族が患者に対し気遣い反応を示し，家事は免除され，仕事を休む，休業補償を受ける，朝も遅くまで寝ているといったルーズな生活が許容されがちである．さらに，医療者からは様々な鎮痛薬・鎮痛補助薬やブロック注射，物理療法といった受動的治療が施されるなど，多くのオペラント強化因子（疾病利得）を得ている点である[88]．また，痛みに対する心理社会的要因の関与を認めたがらない傾向があり，険しい表情をして患部に手を当て脚は引きずって歩くといった痛み行動が顕著な場合が多く，仕事を辞めて寝たきりの生活をしているなど機能障害が重篤な傾向もある．このタイプの患者に対しては，痛み行動への強化因子を減じ，痛みを理由に回避している健康行動（仕事や家事，運動など）に対して報酬設定をするオペラント行動療法が有効である[89]．一方，オペラント行動療法の導入に際し，「患者は疾病利得を求めて意識的に痛みを訴えている」あるいは，「患者の痛みの原因を家族が作っている」と治療者が思っているという印象を，患者や家族に

あなたが痛みを感じている時に，あなたに対して配偶者(大切な人)がする反応の頻度を選んでください．

1．あなたを無視する．
0　1　2　3　4　5　6
決してしない　とても頻繁

2．何かできることはないかと聞いてくれる．
0　1　2　3　4　5　6
決してしない　とても頻繁

3．本などを読んでくれる．
0　1　2　3　4　5　6
決してしない　とても頻繁

4．あなたに対してイライラする．
0　1　2　3　4　5　6
決してしない　とても頻繁

5．あなたの仕事や義務を代わってくれる．
0　1　2　3　4　5　6
決してしない　とても頻繁

6．痛みからあなたの気を紛らせるために何か他のことについて話してくれる．
0　1　2　3　4　5　6
決してしない　とても頻繁

7．あなたに対して欲求不満を感じる．
0　1　2　3　4　5　6
決してしない　とても頻繁

8．あなたを休ませようとする．
0　1　2　3　4　5　6
決してしない　とても頻繁

9．何らかの活動にあなたを参加させようとする．
0　1　2　3　4　5　6
決してしない　とても頻繁

10．あなたに対して怒る．
0　1　2　3　4　5　6
決してしない　とても頻繁

11．痛み止めを持って来てくれる．
0　1　2　3　4　5　6
決してしない　とても頻繁

12．趣味に取り組むよう励ましてくれる．
0　1　2　3　4　5　6
決してしない　とても頻繁

13．食べものや飲みものを持って来てくれる．
0　1　2　3　4　5　6
決してしない　とても頻繁

14．痛みから気を紛らわすためにテレビをつけてくれる．
0　1　2　3　4　5　6
決してしない　とても頻繁

【簡易採点法】
(Q1＋Q4＋Q7＋Q10)÷4≦3.5　：Interpersonally Distressed(ID)グループの傾向を示す
(Q2＋Q5＋Q8＋Q11＋Q13＋Q14)÷6≦5　：Dysfunctional(DYS)グループの傾向を示す
(Q3＋Q6＋Q9＋Q12)÷4≦4　：Adoptive Cooper(AC)グループの傾向を示す
※正確にはID，DYS，ACのサブグループ分類は，セクション1～3の回答を専用のソフトウエアを用いた解析で自動判定される．

図52 MPIの2つめのセクションと簡易層化法

(笠原諭先生ご提供)

与えてしまうと信頼関係が崩れることがあり，細心の注意と配慮を必要とする．

ⅱ．「ID」タイプ

配偶者・家族から日常的に責められていることが多く，生活の中で非常に多くのストレスを抱えているにもかかわらず，相談する相手もおらず社会的支援が乏しい傾向にある[88]．このタイプの患者は，対人場面において「自分さえ我慢していれば波風立てずに済む」と考え自己主張を控える傾向が強い．たとえば，「同僚が，仕事が終わらず帰りが遅くなっているので，自分にも責任がある」といった個人化と呼ばれる認知の歪みがあり，腰が痛い中，頼まれてもいないのに無理して手伝ってしまう．つまり，人の責任まで自分の責任のように考えてしまう傾向を示す．彼らの痛み行動は，疾病利得を得るというよりも自己を罰している要素が強い．また，痛みに対する心理社会的要因の関与を受け入れやすく，心理療法に対する抵抗感が「DYS」患者よりも低い傾向がある．治療介入法としては，整形外科が行うべき治療ではないが，自己主張訓練などの対人関係技能を含む認知行動療法が有効である．先ほどの例に対しては，「遅くまで仕事をしているのは，相手の責任の範疇の問題であり，自分から無理をして責任を担う必要もない」「相手も苦労をすることで学びを得る機会にできる側面もある」といった具合に認知の歪みを修正するよう促していく．対人関係において自己主張することの恐怖から回避せず，自分のニーズや本音を適切に言語で表現できるような訓練を行う必要があるため，治療には高い専門性とある程度の時間を要する．

ⅲ．「AC」タイプ

このタイプの患者は，訴える痛みの程度はそれほど高くなく，情動的な苦痛や疼痛行動の程度も低く，高い生活管理能力も有している[88]．家族を含む対人関係も，前述した「DYS」や「ID」タイプと比べて安定している傾向にあり，治療者からの提案に対して異議を唱えることも少ない．そのため，集学的学際的な治療までは必要とせず，エビデンスに則った教育を繰り返ししつつ，健康行動を増やすことを積極的に鼓舞する治療方針でよい可能性が高い．言い換えれば，正しい知識の教育を受け入れる準備ができているので，整形外科医でも対応しやすい患者群とも判断できる．ただし「AC」は適応対処群として位置づけられてはいるものの，それは健常人と比較してではなく，あくまで治療が難しい「DYS」や「ID」タイプの患者と比較してのことである．

ここまで概説してきたMPIの3つのサブグループの割合は，慢性疼痛の種類によってその分布が異なるとされている[88]．慢性腰痛患者では「DYS」群の割合が約2/3を占めるとする報告があり[90]，オペラント強化因子（疾病利得）による顕著な疼痛行動を示し，患者を取り巻く環境へ働きかけるオペラント行動療法が効果を示すケースが多いことが想定されるため，この後は，これについて概説する．

なお，MPIによる層化システムを用いた心理社会的要因の解釈とアプローチは，整形外科医の本務であろう器質的・身体的要因に対する解釈およびアプローチとは独立したものであるため，患者を常にbiopsychosocial modelでとらえ，身体的側面へのアプローチと心理社会的側面へのアプローチの双方に並行して働きかけていくことが重要である[88]．

b)「DYS」タイプに対して

ⅰ.「痛み行動」を「健康行動」で置き換えるオペラント行動療法

支障度の高い慢性腰痛患者に痛みを訴えられると家族も医療者もつい引き込まれて,「何とかしてあげたい」という行動を取ってしまいがちなのであるが，これが痛み行動を強化する疾病利得になってしまうため，痛みの訴え・痛み行動に対し注目せず取り合わないようにする(「中立」な対応). たとえば，痛みが会話の一部として訴えられたときにもあまり反応しないようにして，話を痛み以外の話題へと切り替えるようにする.

さらには，患者に痛みがなくなったらしてみたいこと，以前はしていたが痛みのために中断している活動，人生の目標，夢などを明確化させ，それらにつながる行動(健康行動)を支持，援護，激励していくことにより，痛み行動が占めていた時間を健康行動に置き換え徐々に痛みを理由とした活動制限をなくしていく. 具体的にいえば,「痛くなったから」と鎮痛薬を服用して注目を集める,「痛くなったら」休憩を取る,「痛いから」朝遅くまで寝ていて，日中はゲームをしたりお菓子を食べながらテレビを観たりとだらだらと過ごし，夜更かしするルーズな生活が許容されるといった，痛みの後に疾病利得が付随することによるオペラント強化がなされているので，これらを排除する必要がある. 痛みがあっても規則正しい生活を送るよう仕向ける必要があるが，まずは，健康行動の第一歩ともいえる朝一定の時間に起床し朝日を浴び朝食を取ることから習慣化させる. 散歩(ウォーキング)は痛みが出るまでやって休むのではなく，まったく痛みがなく(もしくは痛みが弱い日でも強い日でも)確実にできる低強度からの運動量を設定し，目標に達したら痛くなる前に必ず休む. そうすることで痛み行動に付随していた休憩という報酬が，適度な運動に付随することでウォーキングという健康行動を強化することにつながる.

ⅱ. オペラント学習とそのポイント

オペラント学習とは，ある行動に引き続き生じる結果が，その人にとって快適なものと提示させると，その行動の強度や頻度は増加する，つまり強化されることをいう. 適切な強化の例としては，歩行練習や筋トレといった健康行動を目標値までできたら，テレビを観る，ゲームをする，お気に入りの人と会話をするといった報酬を与え，さらに運動という健康行動を強化することが挙げられる.

薬物療法は，痛みに随伴的にせず，時間に随伴的にする. つまり，疼痛時の頓用は，不適切なオペラント学習につながるので，基本的に避けるべきである.

ⅲ. 行動療法として運動を活用

運動したという行動を記録すること(セルフモニタリング)が，その行動を継続させることに役立つというエビデンスがある[91, 92]. 第一段階としては1日歩数を記録してもらい，課題設定に利用する. 家族が目にするカレンダーに記録し，自分以外の他者も目にする環境を構築するのも有効な手法である. それを励みに，小さな課題でも着実にこなせれば達成感が得られ，より大きな運動課題へと意欲が高まる. 図53には，大阪大学の磯らの研究チームが秋田県井川町において慢性腰痛保有者に対するACEコンセプト(p134，表2)に基づいた運動指導を行ったときの資料を提示した.

一方，あくまでも患者のペースで進め，休養日を設定するなど一気に過活動になら

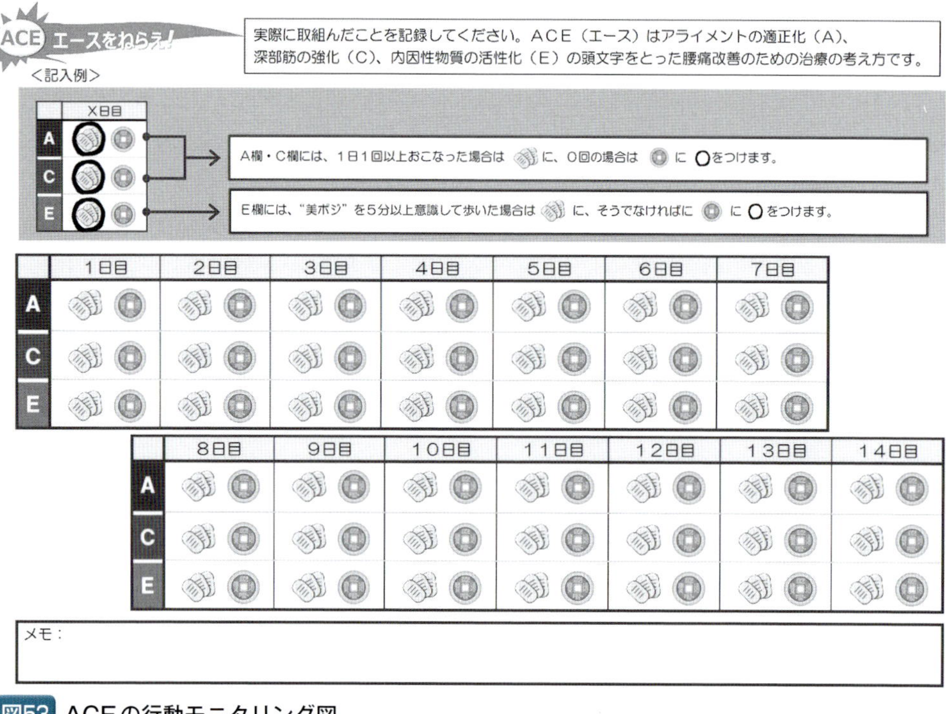

図53 ACEの行動モニタリング図

（磯博康先生，および大阪がん循環器予防センターより許諾を得て掲載，陣内裕成先生ご提供）

ないよう留意し，達成できたことについてはその都度，重要他者である家族および受診時に医師が，十分に褒めてあげることが大切である（中脳辺縁系ドパミンシステムの賦活）（p072～073参照）．

9）ACT（アクセプタンス＆コミットメント・セラピー）の事始め[82]

慢性腰痛患者の代表的な認知の歪みに，「痛くて何もできないから，家で寝ているしかない」といった感情的決めつけがある．「痛みで何もできない」ことがあたかも「家で寝ている」ことの原因であると，慢性疼痛の人は考え，そう執着しがちになる（前述した思考とのフュージョン，p149参照）．いじわるな設定であるが，火事が起こったらどうであろうか？ 家で寝ていずに外出したら10万円貰えるとなったらどうであろうか？

“言葉の罠”ともいえる原因の錯覚に陥っている人は，「どうして自分だけがこんなに腰痛で苦しまねばならないのか」「あの手術を受けたのが悪かったのではないか」などと悶々と考える，いわゆる「反芻思考」をする傾向にある．そして「この痛みさえなければ」と痛みを除去する願望がどんどん強まり，「今，痛みはどうかな？」とより頻繁に痛みに注意を向けるようになる．こうなると，「Ⅱ-C」（p072）で解説した中枢での内因性鎮痛機構の破綻を助長することにもつながる．

「あたなにとって建設的なのは，目の前の苦痛に注目し続けそれを除去することに躍起になることではなく，長期的な視点で自分の人生にとって価値あることを思い出し，それに向かって少しずつでも前進し直すことかもしれません」と，折をみて提案してみる．「腰痛により思うようにならずやりたいことができない状況は，逆にあなたにとって重要な価値は何であるかを気づかせてくれる絶好のチャンスかもしれない」と気づきを促す．

“腰痛で苦しまねばならないのか”と私は考えた」「“あの手術を受けたのが悪かったのではないか”と私は考えた」といった要領で，「～と私は考えた」というフレーズを常に付け足す癖をつけることで，自分がフュージョンしてしまっている思考から適度な距離を置くこと（脱フュージョン）ができるとも助言する．「いつも同じ話をする上司がいたら，“あー，またこの話か”と聞き流していませんか？」という例を挙げ，自分の反芻思考をありのままに受け入れつつ客観視し，「あ～あ，また，今日も始まった．今日は，何回同じことをいうか数えてみよう」といったように反芻思考の発言をする自分を別人格として外在化し，例に挙げた上司の発言のように「さらっと聞き流す癖をつけましょう」と教育する．“椎間板が痛んでいて悪い”という執着が強い患者には，「あなたの人生を本来向かうべきでない方向に導こうとする，“椎間板大魔王”がいて，本来のあなたから主導権を奪っている．例えてみれば，あなたの人生の車のハンドルを握っているその大魔王が，あなたと別人格としてつぶやいている」といった具合に説明し，「1日何回大魔王がつぶやいたかを正の字をつけて数えてみては？ 車のハンドルは，本来あなたが握って，大魔王には後部座席でゆったりしてもらいましょう」と提案してみるのもよい．

C ▶ 薬物療法

1）慢性腰痛に対する薬物治療のラインナップ

慢性非特異的腰痛をはじめとする慢性疼痛の大きな治療目的として，下行性疼痛抑制系の賦活がある．ここに紹介する薬剤は，直接的であれ間接的であれなんらかのメカニズムにより下行性疼痛抑制系の賦活に関与しており，脳・中枢の機能異常を伴う痛みに，有酸素運動習慣をはじめとする内因性鎮痛のよきアシストとして活用する．

オピオイドは，大きく弱オピオイドと強オピオイドに分類される．前者は薬剤ごとの個性がある．慢性疼痛に適応があるのはトラマドールとブプレノルフィンがあるが，後者は薬剤の性質的に強オピオイドに近い．癌性疼痛と違って，慢性非特異的腰痛に対しては，強オピオイドの使用は基本的に行うべきではない．使用を積極的に考慮すべきである病態は，脊椎および脊髄腫瘍，感染性脊椎炎，これらを含む種々の椎体骨折を生じた急性期といった生理的疼痛の痛みレベルが高い場合である．なお，本書ではフェンタニル貼付剤も含め強オピオイドに関する解説は割愛する．

エチゾラムをはじめとするベンゾジアゼピン系の薬物は，特に漫然使用による依存形成が危惧されるため，その安易な処方は慎むべきである．

もちろん，動作姿勢に依存する労作時腰痛が明らかな場合，慢性腰痛であっても短期間のNSAIDs使用は考慮してよいだろう．一方，もし，慢性非特異的腰痛の範疇である患者に対し漫然とNSAIDs内服薬を長期処方されている患者に遭遇したならば，きちんとした運動療法や生活指導が行われているか？ 少なくともセレコキシブに変更すべきではないか？ すでに炎症性要素は乏しくリスクの観点からもアセトアミノフェンでよいのではないか？ 下行性疼痛抑制系を賦活する薬物選択や認知行動的アプローチの必要性は？ といった現状での痛み状況の把握と治療方針が正当かを客観視する必要がある．見て見ぬふりをすると，知らぬうちに消化管出血，腎不全，心血管イベントのため受診しなくなっているかもしれない．

2）ワクシニアウイルス接種家兎炎症皮膚抽出液（ノイロトロピン®）[93]

ノイロトロピンは注射剤と経口剤があり，両剤とも腰痛症の適応がある．注射剤はすでに60年以上，経口剤も30年近く頻用されている薬剤であるが[94]，安全性が高いため，高齢者や長期治療を要する患者に対し内因性鎮痛を賦活しつつ使用するのに適した薬剤である．本邦の『神経障害性疼痛薬物療法ガイドライン（日本ペインクリニック学会ワーキンググループ）』では，神経障害性疼痛に対する第二選択薬と位置づけられている[95]．

経口剤であるノイロトロピン錠は，1日4錠を朝夕分2で使用するのが一般的であるが，倍量の投与も考慮されるべき薬剤であり，朝1回4錠投与も一手段である．反復使用により徐々に効果を表すため，効果判定には通常2～4週を要する．本剤は，肝臓のシトクロムP450の基質となる種々の薬物の代謝に影響を与えないため[96]，併用薬物との相互作用が起こることが極めてまれであり，ベース薬として用いやすい．

副作用としては，発疹，蕁麻疹，かゆみ，胃部不快感，吐き気，食欲不振などが報告されているが，副作用の発生は極めて低く，かつ軽度で一過性である[97]．腎機能に影響しないため，腎機能が低下している症例ほど真価を発揮する可能性がある．

3）アセトアミノフェン[98]

代表的な作用機序として，脊髄のCB（カンナビノイド）1受容体を活性化し，セロトニン作動性下行性抑制系を賦活する可能性が示唆されている[99]．

肝機能障害に留意する必要はあるものの，NSAIDsよりも，特に高齢者医療として，心血管イベントのリスク面を筆頭に，腎機能障害，胃腸障害の観点から，安全性が高い[100]．アセトアミノフェンは肝臓のグルタチオンで抱合され尿中に排泄されるため，消耗性疾患や栄養不良などグルタチオンが枯渇した状態では肝障害リスクが増加する可能性がある[101]．近年，アセトアミノフェンは薬剤性肝障害を基本的には起こさないとのデータもあるが[102]，低栄養状態に加え肝機能障害既往がある患者と毎日飲酒するアルコール常用者への使用は避けることが望ましい．劇症化に関しては，NSAIDsなどでまれであるが起こりうるStevens-Johnson症候群と同様にあくまでもアラジックな反応である可能性が高い．

血中濃度半減期は約3時間であり[103]，超急性期の持続性の腰痛であれば1日4回（カロナール500 mg 2錠を4回）の数日のみの定期服用がよいが，慢性腰痛に対する処方の場合，3 g/日以下の処方（1,000 mg×3など）でよい．ただし，他院でトラマドールとの合剤（トラムセット®）を使用していないか，市販薬では，特に300 mg含有のラックル®あるいはタイレノール®を服用していないかを確認する．NSAIDsより総合的に安全性が高いことは間違いないものの，その長期投与は胃腸障害や腎機能障害をもたらす場合もあり，早期に効果判定と患者にとっての有益性を評価し，NSAIDsと同様に漫然とした長期投与は避けるべきである．1ヵ月以上の長期投与になってしまった場合は定期的に血液検査を行い，肝機能障害がみられた場合は速やかに中止する．薬物相互作用としては，ワルファリン服用中の患者がアセトアミノフェンの使用によりINR値が上昇することがあるので注意が必要である．

4）デュロキセチン[104~106]

デュロキセチンは，セロトニン(5-HT)－ノルアドレナリン(NA)再取り込み阻害薬(SNRI)の代表的な薬剤である．本邦では，「糖尿病性神経障害に伴う疼痛」「線維筋痛症に伴う疼痛」の追加承認を経て，2016年に大うつ病を除外した臨床試験結果を受けて「慢性腰痛」[107]と「変形性関節症」で承認を得た．2017年の米国内科学会の腰痛ガイドラインでは，慢性腰痛に対する新たな推奨薬剤に加えられた[33]．三環系抗うつ薬，プレガバリンとともに，神経障害性疼痛薬物療法治療指針における第一選択薬でもある[95]．

5-HTとNAトランスポーターに対する結合阻害の比率は，三環系のアミトリプチンと類似しており，5-HTとNAの濃度が上昇することで下行性疼痛抑制系の賦活化を促し，脊髄後角での痛みの伝達を抑制する，つまり，下行性疼痛抑制系をターゲットにした治療薬の代表選手といえる．慢性腰痛の患者は，ある一定の割合でうつ状態にあり，抗うつ効果を得ることにより二次的に鎮痛が得られる場合もあるが，患者にはあくまでも抗うつ薬としてではなく，下行性疼痛抑制系を賦活するための鎮痛補助薬として用いると説明したほうが受け入れがよい．抗うつ作用を介した鎮痛は数週以上かかることが多いが，下行性疼痛抑制系の賦活による直接的鎮痛効果は1～2週以内の早期に発現しやすい[105]．

腸溶カプセルのため，内服後2時間くらいから吸収され約6時間後に血中濃度がピークに達する．副作用としては，嘔気，口渇，便秘，不眠，ふらつき・めまい，全身倦怠感，眠気，発汗過多，食欲減退，嘔吐などがあるが，三環系と比し，特に口渇，便秘を代表とする抗コリン作用に基づく自律神経系の副作用が少なく，あっても軽度の場合が多い[106]．さらに，三環系と比較し心血管系の副作用が少ないことは，高齢者医療の観点から有利である．同じSNRIのミナルシプランでみられやすい尿閉症状も発生頻度が低い．

筆者は，勤労世代には，初期の副作用を勘案し20 mgを朝食後ではなく夕食後から開始している．ふらつきや眠気が問題にならないようであれば，翌週から40 mgを朝食後服用とする．高齢者では，夜間の転倒が危惧されるため，眠気やふらつき・めまいが初期に出る可能性を十分説明し，朝食後から開始することが多い．自動車運転等は十分注意して行うよう指導する．その後，通常量である60 mgまでの増量を考慮する．初期の2週程度は制吐薬を併用する[メトクロプラミド(プリンペラン)やドンペリドン(ナウゼリン)，あるいはモサプリド(ガスモチン)を通常量]．投与を中止する場合には，突然の中止を避け徐々に減量する(具体的には，60 mgからの場合なら，40 mgで3日，20 mg 4日でoff)．

セロトニン症候群(セロトニン活性を高める薬剤の使用，併用により，脳内の5-HT活性が亢進し，様々な自律神経症状，精神症状を呈するもの．重篤例の報告もある[107])の発症はまれとされているが，後述するトラマドールとの併用は発症リスクを高める可能性があるため注意を要する．これもまれではあるが，投与初期や増量時に中枢神経刺激症状(アクティベーションシンドローム：不眠，不安，焦燥感，衝動性など)が現れる可能性も念頭に置いておく．また，多くはうつ病を伴う症例であるが，24歳以下では自殺念慮のリスクが高く[108]，整形外科プライマリケアでの危機管理としては，若年世代，特に24歳以下では使用を控えたほうが無難かもしれない．

column

☑ 三環系抗うつ薬

筆者は，SSRIやSNRIが使用できなかった約20年前の若い頃，三環系抗うつ薬を疼痛治療に頻用していた時期があり，アモキサピンが難治性の腰下肢痛を訴える患者に著効する場合があることを報告している[109]．しかしながら，抗コリン作用による口渇は必発で便秘も多く，その他，動悸，頻脈，起立性低血圧，尿閉などの副作用が問題となりやすい．特に高齢者での循環器系のへの配慮が可欠であり，神経障害性疼痛に対する第一選択薬のひとつではあるものの，近年，慢性腰痛に対するプライマリケア医の使用は推奨されなくなった．

5）トラマドール[110～112]

デュロキセチンとともに，米国内科学会のガイドラインで推奨薬剤に挙げられている[35]．侵害受容性疼痛のみならず神経障害性疼痛にも有効性を示すデータが蓄積されつつあり[113]，本邦の神経障害性疼痛ガイドラインにおいて第二選択薬として位置づけられている[95]．医療用麻薬に指定されていない弱オピオイドに位置づけられるが，ペンタゾシンやブプレノルフィンとは異なり，トラマドールはμオピオイド受容体に対して完全作動薬として働くため鎮痛効果に天井効果がなく，用量依存性に鎮痛効果が得られる．ただし，高用量では痙攣の危険性が報告されているので臨床使用では用量設定に400 mg/日の上限がある．国内で発売されている錠形としては，カプセル(トラマール®カプセル25 mg，50 mg)，口腔内崩壊剤(トラマール®OD錠25 mg，50 mg)，そしてアセトアミノフェン配合錠(トラマドール37.5 mg＋アセトアミノフェン325 mg，トラムセット®)の3種類，2種類の即放製剤と，外層に即放製剤，内層に徐放製剤という2層構造からなる合剤，1日1回服用の徐放性製剤(ワントラム®100 mg)がある．

トラマドールの鎮痛効果はモルヒネの1/5(経口投与)とされる．トラマドールの代謝産物も鎮痛効果を持つので一概には比較できないが，トラマドールのμオピオイド受容体に対する親和性はモルヒネの1/6,000と極めて低い．トラマドールの鎮痛作用はμオピオイド受容体作動作用とセロトニン・ノルアドレナリン再取り込み阻害作用が相乗的に働いて下行性疼痛抑制系を賦活しうると考えられる．副作用としては，モルヒネと三環抗うつ薬やSNRIに起こりうる眠気，眩暈，便秘，嘔気，嘔吐，食欲不振，頭痛などがあり，口渇，易疲労感を訴えることもある．副作用も量依存性であるが，悪心・嘔吐，めまい感は投与開始1週間に，特に女性において多く出現する傾向にある．便秘に関しては投与初期に限るということはない．トラマドールの導入時は，トラマドール25～50 mgを制吐薬[メトクロプラミド(プリンペラン®)あるいはドンペリドン(ナウゼリン®)を開始する日の朝から通常量]とともに就寝前だけの服用を3～7日間継続する．高齢者は25 mgから開始する．トラマドールに伴う悪心・嘔吐は服薬開始数日で寛解しやすいが，血中濃度の上昇・低下が就寝中に起こり，覚醒時の悪心の出現を減らし認容性を高めるためである．トラマドールの開始3～7日目からは1日量50～150 mgを2～4回に分けて分服させる．その後は鎮痛効果，副作用と認容性を判断しながら1日300～400 mgまで漸増可能である．しかし，プライマリケアの整形外科で対応することはまれであろう難治性の神経障害性疼痛や腫瘍性疾患などに伴う疼痛レベルの高い特異的腰痛でなければそこまで増量を要するケースは基本的にない．トラマドールの使用に伴う便秘はモルヒネに比して，発症頻度と重症度はともに低いが用量依存性であり，適宜，緩下薬の使用を考慮する．鎮痛効果が安定したら，1日1回製剤(100 mg)への切り替えも考慮するとよい．カフェインはトラマドールの鎮痛効果を強化する可能性[114)]があることを説明しておく．

使用しやすい薬剤ではあるがオピオイド製剤であるため，うつ病を含む精神疾患がある場合は積極的に用いるべきではない．頻度は高くないがセロトニン症候群[107)]の誘発の可能性がある薬剤のひとつであるため，前述したデュロキセチンも含めセロトニンを増加させる薬剤との併用は積極的には行うべきでない．

アセトアミノフェン配合錠(トラムセット®)は，配合により相加的効果のみならず相乗的な鎮痛効果を示す可能性も示唆されている[115)]．また，配合された両剤(各単剤)の必要量を抑えることにより特にトラマールの副作用を軽減し，NSAIDs使用のリスクが高い亜急性期の腰痛に有用な可能性がある[116)]．

6) プレガバリン[110, 117, 118)]

プレガバリンは，神経障害時に観察される一次ニューロンから二次ニューロンへの神経応答のグルタミン酸の分泌などによる過敏性を抑制することによって鎮痛効果を発揮し[119)]，神経障害性疼痛薬物療法ガイドラインでは一貫して第一選択薬として取り上げられている[95)]．脳幹(青斑核)レベルで介在ニューロンのGABA放出を抑制し，結果として下行性ノルアドレナリン抑制系神経を賦活化し，鎮痛効果を発揮することも示唆されている[120)]．

傾眠・浮動性めまいが約3割にはみられるため，導入時は，まずはプレガバリン75 mg錠1錠を夕食後あるいは就寝前に内服させ，翌朝の眠気・ふらつきの程度に応じて朝食後の服薬(75 mg錠1錠)を判断するように指導する．少なくとも65歳以上の高齢者では，25 mg錠から使用したほうが無難である．導入時から，朝・夕2×の処方を行ってはならない．夕食後処方で，仮に初回内服時の翌朝の眠気が問題となっても，多くの症例で1週程度で起床時の眠気が徐々に緩和し，その後，鎮痛効果が現れやすいことをしっかり説明する．日中の眠気が気になる症例では，増量の際，まずは夕食後のみ150 mgを使用すれば認容性は良好である．一方，プレガバリンの内服によって生理的に深い睡眠をもたらす可能性がある[121)]．Taguchiらの日本の実臨床下の報告では，神経障害性疼痛を伴う慢性腰痛患者にプレガバリンが併用されることにより下肢痛のみならず痛みに伴う睡眠障害も改善することを示した[122)]．患者には，「初期には約3割の人に眠気が出るが，夕食後か就寝前に飲めば睡眠の質をよくするというメリットのほうが大きい」と説明する．300 mgに増量する場合は，夕食後150 mg処方を経てからのほうがよいが，通常の神経障害性疼痛を伴う腰椎疾患であれば150 mgまでで有効性を発揮する症例も少なからずあり，かつプレガバリンの使用が費用対効果にも好影響を及ぼすことも示されている[123)]．2017年，口腔内崩壊錠(カプセルと同様のプレガバリン® OD錠 25 mg，75 mg，150 mg)も新たな剤形として加わった．

プレガバリンは体内でほとんど代謝されず肝臓でのチトクローム P450 の誘導・阻害作用がなく薬物相互作用を起こしにくい利点がある．ただし，プレガバリンは未代謝体として腎から尿中に排泄されるため腎機能障害患者では血中濃度の上昇が危惧される．クレアチニンクリアランスを参考にしたいところだが，少なくとも eGFR が 50 未満の場合は，投与量や投与間隔を慎重に決定する必要がある．プレガバリンには眠気・ふらつき以外に約 10 人に 1 人体重増加の副作用があるが，食事療法や運動療法などの指導によって臨床上大きな問題とはならない．末梢性浮腫も 10 人に 1 人認められる可能性があるが，その多くは下肢に表れ，心不全や腎機能障害などの全身疾患による浮腫との鑑別が必要である．

なお 2019 年 4 月より，α2δ-1 サブユニットに強力かつ持続的に結合することにより鎮痛効果を発揮し，かつ浮動性めまいや傾眠の程度が軽いことも特徴であるミロガバリンが，第Ⅲ相臨床試験[124, 125]を経て，使用できるようになった．

column

☑ 試してみたい漢方薬[126]

牛車腎気丸：むくみ，冷えを訴える40歳以上の慢性腰痛．体力が低下気味の高齢者で，後弯変形などにより筋萎縮を伴う腰背部痛．症候性の腰部脊柱管狭窄症．

疎経活血湯：若年層の椎間板性腰痛を疑った場合，若年者の椎間板ヘルニアに伴う下肢痛．女性では月経前の腰痛，産後の骨盤由来を疑う腰痛．

五積散：下半身の冷えからくる腰痛（特にクーラーが嫌いな場合）．

苓姜朮甘湯：腰から下半身が冷える．頻尿．

治打撲一方：椎体圧潰や偽関節になった椎体骨折後の体動痛．動けないほどのぎっくり腰．

こむら返り➡芍薬甘草湯．即効性がある分効き目が強いため，痛みが出たときだけ1回1～2包の頓服がよい．定期処方であれば1日1～2包以内，特に高齢者は1包以内にとどめておくのが望ましい．1日3包だと低K血症になりやすい．

胃が弱い場合➡六君子湯．

腸が弱くお腹が冷えて下痢しやすい場合➡真武湯．

食欲がなく元気がない➡補中益気湯．特に疲れた日，栄養ドリンク的に1回1包頓服もお勧め．

手術後，痩せていて元気がない➡十全大補湯．

女性の不定愁訴，イライラ，不眠➡加味逍遙散．

手足の冷え➡当帰四逆加呉茱萸生姜湯．

イライラ感がある➡抑肝散．

column

☑ ブロック療法

腰痛診療におけるブロック療法は，診断的意義も含め有用な武器になりうることは間違いない．特に急性～亜急性期において，患者の不安や動くことへの恐怖といった苦悩および痛み行動を強化させないために，速やかに痛み感覚を制圧する目的での単回のブロック療法はクールでありかつ価値が高いかもしれない．一方，治療の有無にかかわらず，多くの急性非特異的腰痛症例は短期間で改善するため，米国内科学会のガイドライン[35]では，急性(非特異的)腰痛に対しては，安心感を与えることを最重要視し，医師は不必要で侵襲的な処置は行わないよう提言していることも知っておく必要がある．

ブロック療法が奏効する条件としては，①慢性痛よりも急性，②誘発テストや画像所見を勘案し，解剖学的部位が痛みの起源であることが強く疑われる頑固な痛み，関連痛はあっても局所に限局している，③過去に同様の処置で著効した経験あり，④動作姿勢に依存する間欠的な痛み，⑤活動的な生活を送っている，が挙げられる[121]．一方，①破局的思考であるなど心理社会的要因の関与が明確，②疾病利得を伴う，③局所以外にも広範囲な痛みを伴う，④以前行った注射治療での効果が乏しかった，⑤ブロック療法への期待が乏しい場合は，効果が得られないと考えたほうがよい．患者選択が治療効果に最も影響する因子といっても過言ではない[127]．

思わぬ合併症を伴う場合もあり，かつ安易に数回続けると，患者の痛み行動の強化につながるので，その適応決定に向けては熟慮に値する．

英国NICEガイドラインでは，非特異的腰痛の範疇のマネジメントとして脊椎注射治療は薦められていない．筆者の経験でも，若い頃は種々のブロック療法を多用したが，少なくとも多くの難治性の非特異的腰痛の範疇の患者に対し，大きなメリットがあったと思えるかと問われれば，答えはNoである．その後，適切な姿勢指導や前述した運動指導，認知行動療法といった武器を身につけてからは，慢性腰痛に対しブロック療法を行うことは極めてまれになった．理学所見により明確な侵害受容性疼痛，あるいは神経障害性疼痛の発痛源は"この部位だ！"と強く疑える場合に限り，その後の痛み行動をこの1回のブロックで止めさせるくらいの覚悟で限定的に行うべき介入手段であると考えている．

文献

1) Boden SD, Davis DO et al：Abnormal magnetic-resonance scans of the lumbar spine in asymptomatic subjects. A prospective investigation. J Bone Joint Surg Am **72**：403-408, 1990
2) Boos N, Rieder R et al：1995 Volvo Award in clinical sciences. The diagnostic accuracy of magnetic resonance imaging, work perception, and psychosocial factors in identifying symptomatic disc herniations. Spine(Phila Pa 1976) **20**：2613-2625, 1995
3) Steffens D, Hancock MJ et al：Does magnetic resonance imaging predict future low back pain? A systematic review. Eur J Pain **18**：755-765, 2014
4) 松平 浩，岡 敬之：NSAIDs，ステロイド．運動器のペインマネジメント．整形外科パサージュ8．中村耕三(総編)，山下敏彦(編)，中山書店，東京，p172-183, 2011
5) 松平 浩，岡 敬之：第4章．管理・治療：薬物治療・選択基準・治療法—1.NSAIDs．最新醫學別冊114慢性疼痛疾患，田口敏彦(企画)，p66-74，2016
6) 日本消化器学会(編)：消化性潰瘍診療ガイドライン2015改訂第2版，南江堂，東京，2015
7) Washio E, Esaki M et al：Proton pump inhibitors increase incidence of nonsteroidal anti-inflammatory drug-induced small bowel injury：a randomized, placebo-controlled trial. Clin Gastroenterol Hepatol **14**：809-815, 2016
8) Chan FK, Lanas A et al：Celecoxib versus omeprazole and diclofenac in patients with osteoarthritis and rheumatoid arthritis (CONDOR)：a randomised trial. Lancet **376** (9736)：173-179, 2010
9) Watanabe T, Sugimori S et al：Small bowel injury by low-dose enteric-coated aspirin and treatment with misoprostol：a pilot study. Clin Gastroenterol Hepatol **6**：1279-1282, 2008
10) Fujimori S, Seo T et al：Prevention of nonsteroidal anti-inflammatory drug-induced

small-intestinal injury by prostaglandin：a pilot randomized controlled trial evaluated by capsule endoscopy. Gastrointest Endosc **69**：1339-1346, 2009
11) Raskin JB, White RH et al：Misoprostol dosage in the prevention of nonsteroidal anti-inflammatiry drug-induced gastric and duodental ulcers：A comparison of three regimens: Ann Intern Med **123**：344-350, 1995
12) Sakamoto C, Kawai T et al：Comparison of gastroduodenal ulcer incidence in healthy Japanese subjects taking celecoxib or loxoprofen evaluated by endoscopy：a placebo-controlled, double-blind 2-week study. Aliment Pharmacol Ther **37**：346-354, 2013
13) 日本腎臓学会(編)：CKD診療ガイド2012．東京医学社，東京，2012
14) Whelton A, Lefkowith JL et al：Cardiorenal effects of celecoxib as compared with the nonsteroidal anti-inflammatory drugs diclofenac and ibuprofen. Kidney Int **70**：1495-1502, 2006
15) Lafrance JP1, Miller DR.：Selective and non-selective non-steroidal anti-inflammatory drugs and the risk of acute kidney injury. Pharmacoepidemiol Drug Saf **18**：923-931, 2009
16) Chan FK：Primer：managing NSAIDs-induced ulcer complications--balancing gastrointestinal and cardiovascular risks. Nat Clin Pract Gastroenterol Hepatol **3**：563-573, 2006
17) McGettigan P, Henry D：Cardiovascular risk and inhibition of cyclooxygenase：a systematic review of the observational studies of selective and nonselective inhibitors of cyclooxygenase 2. JAMA **296**：1633-1644, 2006
18) Nissen SE, Yeomans ND et al：Cardiovascular Safety of Celecoxib, Naproxen, or Ibuprofen for Arthritis. N Engl J Med **375**：2519-2529, 2016
19) Hancock MJ, Maher CG et al：Assessment of diclofenac or spinal manipulative therapy, or both, in addition to recommended first-line treatment for acute low back pain: a randomised controlled trial. Lancet **370**(9599)：1638-1643, 2007
20) Williams CM, Maher CG et al：Efficacy of paracetamol for acute low-back pain：a double-blind, randomised controlled trial. Lancet **384**(9954)：1586-1596, 2014
21) 小林 只，木村裕明：新しい概念「筋筋膜疼痛症候群(MPS)―筋肉は痛くない!? キーワードは膜！すごワザ生理食塩水注射によるエコーガイド下筋膜リリース!!」治療 **97**：616-620, 2015
22) 博田節夫(編)：DVD版 関節運動学的アプローチ(AKA)－博田法 第2版．医歯薬出版，東京，2010
23) Wilke HJ, Neef P et al：New in vivo measurements of pressures in the intervertebral disc in daily life. Spine(Phila Pa 1976) **24**：755-762, 1999
24) Elfeituri FE, Taboun SM：An evaluation of the NIOSH Lifting Equation：a psychophysical and biomechanical investigation. Int J Occup Saf Ergon **8**：243-258, 2002
25) Davis KG, Marras WS et al：The impact of mental processing and pacing on spine loading：2002 Volvo Award in biomechanics. Spine (Phila Pa 1976) **27**：2645-2653, 2002
26) Katsuhira J, Matsudaira K et al：Effect of mental processing on low back load while lifting an object. Spine **38**：E832-839, 2013
27) Hasegawa T, Katsuhira J et al：Biomechanical analysis of low back load when sneezing. Gait Posture **40**：670-675, 2014
28) Mckenzie R, May S：Derangement Syndrome ― the Conceptual Model. The Lumbar Spine Mechanical Diagnosis and Therapy, 2nd ed, Spinal Publications New Zealand, Waikanae, p149-165, 2003
29) Mckenzie R, May S：Derangement Syndrome― Management Principles. The Lumbar Spine Mechanical Diagnosis and Therapy, 2nd ed, Spinal Publications New Zealand, Waikanae, p565-585, 2003
30) 岩貞吉寛：腰痛に対する運動療法の実際：McKengie法．MB Med Reha **98**：41-50, 2008
31) Long A, Donelson R et al：Dose it matter which exercise? A randomized control trial of exercise for low back pain. Spine **29**：2593-2602, 2004
32) Matsudaira K, Hiroe M et al：Can standing back extension exercise improve or

prevent low back pain in Japanese care workers? J Man Manip Ther **23**：205-209, 2015
33) Tonosu J, Matsudaira K et al：A population approach to analyze the effectiveness of a back extension exercise "One Stretch" in patients with low back pain：A replication study. J Orthop Sci **21**：414-418, 2016
34) 松平 浩，唐司寿一ほか：腰痛予防のエクササイズ―労働者に対する私の方法．MED REHABIL **198**：63-69, 2016
35) Qaseem A, Wilt TJ et al：Noninvasive treatments for acute, subacute, and chronic low back pain：a clinical practice guideline from the American College of Physicians. Ann Intern Med **166**：514-530, 2017
36) Chou R, Hoffman LH et al：Nonpharmacologic therapies for acute and chronic low back pain：a review of the evidence for an American Pain Society/American College of Physicians clinical practice guideline. Ann Intern Med **147**：492-504, 2007
37) White NT, Delitto A et al：The American Physical Therapy Association's top five choosing wisely recommendations. Phys Ther **95**：9-24, 2015
38) Oka H, Matsudaira K et al：A comparative study of three conservative treatments in patients with lumbar spinal stenosis：Lumbar Spinal Stenosis with Acupuncture and Physical Therapy study (LAP study). BMC Complement Altern Med **18**：19, 2018
39) 粕谷大智：運動器(脊椎)と脳のdysfunction(機能障害)を意識した鍼灸治療．ペインクリニック **34**：47-54, 2013
40) Hayden JA, van Tulder MW et al：Systematic review：strategies for using exercise therapy to improve outcomes in chronic low back pain. Ann Intern Med **142**：776-785, 2005
41) 松原貴子：運動による疼痛制御の神経メカニズム．ペインクリニック **35**：1655-1661, 2014
42) 松平 浩：腰痛の運動療法-ACE(エース)をねらえ！ 日医師会誌 **145**：1863-1867，2016
43) Kumamoto T, Seko T et al：Effects of movement from a postural maintenance position on lumber hemodynamic changes. J Phys Ther Sci **28**：1932-1935, 2016
44) Hodges PW：Motor control. Physical Therapies in Sport and Exercise. Kolt GS, Snyder-Mackler L (eds), Churchill Livingstone, Philadelphia, p115-132, 2007
45) Hides JA, Stokes MJ et al：Evidence of lumbar multifidus muscle wasting ipsilateral to symptoms in patients with acute/subacute low back pain. Spine (Phila Pa 1976) **19**：165-172, 1994
46) Hides JA, Carolyn A et al：Multifidus recovery is not automatic after resolution of acute, first-episode low back pain. Spine (Phila Pa 1976) **21**：2763-2769, 1996
47) Hodges PW, Richardson CA：Inefficient muscular stabilization of the lumbar spine associated with low back pain：a motor control evaluation of transversus abdominis. Spine (Phila Pa 1976) **21**：2640-2650, 1996
48) Richardson C, Jull G et al：Analysis and treatment of motor-control problems in the local muscles of the lumbopelvic region. Therapeutic Exercise for Spinal Segmental Stabilization in Low Back Pain, Churchill Livingstone, Edinburgh, p125-143, 1999
49) Richardson C, Jull G et al：Integration into dynamic function. Therapeutic Exercise for Spinal Segmental Stabilization in Low Back Pain. Churchill Livingstone, Edinburgh, p145-155, 1999
50) Williams PC：Lesions of lumbosacral spine. Part Ⅱ. Chronic traumatic (Postural) destruction of the lumbosacral intervertebral disc. J Bone Joint Surg **19**：690-703, 1937
51) 田中一成，徳富真洋ほか：非特異的腰痛－いわゆる腰痛症に対するリハビリテーションのエビデンスと実際．ペインクリニック **34**：115-122, 2013
52) Hemborg B, Moritz U et al：Intraabdominal pressure and trunk muscle activity during lifting：effect of abdominal muscle training in healthy subjects. Scand J Rehabil Med **15**：183-196, 1983
53) Richardson C(著)，齋藤昭彦(監訳)：脊椎の分節的安定性のための運動療法―腰痛治療の科学的基礎と臨床．エンタプライズ，東京，p9-51，2002
54) Stagg NJ, Mata HP et al：Regular exercise reverses sensory hypersensitivity in a rat neuropathic pain model：role of endogenous opioids. Anesthesiology **114**：940-948, 2011

55) Wakaizumi K, Kondo T et al：Involvement of mesolimbic dopaminergic network in neuropathic pain relief by treadmill exercise：A study for specific neural control with Gi-DREADD in mice. Mol Pain. 2016 Dec 1；12. pii：1744806916681567
56) Handschin C, Apiegelman BM：The role of exercise and PGClalpha in inflammation chronic disease. Nature **454**：463-469, 2008
57) Iwabu M, Yamauchi T et al：Adiponectin and AdipoR1 regulate PGC-1alpha and mitochondria by Ca(2+) and AMPK/SIRT1. Nature **464**(7293)：1313-1319, 2010
58) Bravata DM, Sith-Spangler C et al：Using pedometers to increase physical activity and improve health：a systematic review. JAMA **298**：2296-2304, 2007
59) Aoyagi Y, Shephard RJ：Habitual physical activity and health in the elderly：the Nakanojo Study. Geriatr Gerontol Int **10**[Suppl 1]：S236-243, 2010
60) Dimitrov S, Hulteng E et al：Inflammation and exercise：Inhibition of monocytic intracellular TNF production by acute exercise via b2-adrenergic activation. Brain Behav Immun **61**：60-68, 2017
61) Studenski S, Perera S et al：Gait speed and survival in older adults. JAMA **305**：50-58, 2011
62) Niebauer J, Cooke JP：Cardiovascular effects of exercise：role of endothelial shear stress. J Am Coll Cardiol **28**：1652-1660, 1996
63) Hambrecht R, Adams V et al：Regular physical activity improves endothelial function in patients with coronary artery disease by increasing phosphorylation of endothelial nitric oxide synthase. Circulation **107**：3152-3158, 2003
64) Hongo M, Itoi E et al：Effect of low-intensity back exercise on quality of life and back extensor strength in patients with osteoporosis：a randomized controlled trial. Osteoporos Int **18**：1389-1395, 2007
65) Tilbrook HE, Cox H et al：Yoga for chronic low back pain：a randomized trial. Ann Intern Med **155**：569-578, 2011
66) Andronis L, Kinghom P et al：Cost-effectiveness of non-invasive and non-pharmacological interventions for low back pain：a systematic literature review. Appl Health Econ Health Policy **15**：173-201, 2017
67) Lin HT, Hung WC et al：Effects of pilates on patients with chronic non-specific low back pain：a systematic review. J Phys Ther Sci **28**：2961-2969, 2016
68) 骨粗鬆症の予防と治療ガイドライン作成委員会(編)：骨粗鬆症の予防と治療ガイドライン2015年版，ライフ・サイエンス出版，東京，2015
69) Katsuhira J, Matsudaira K et al：Eficacy of a trunk orthosis with joints providing resistive force on low back load in elderly persons during static standing. Clin Interv Aging **10**：1413-1420, 2015
70) Katsuhira J, Matsudaira K et al：Efficacy of a trunk orthosis with joints providing resistive force on low back load during level walking in elderly persons. Clin Interv Aging **11**：1589-1597, 2016
71) Katsuhira J, Miura N et al：Efficacy of a newly designed trunk orthosis with joints providing resistive force in adults with post-stroke hemiparesis. Prosthet Orthot Int **40**：129-136, 2016
72) Goren A, Yildiz N et al：Efficacy of exercise and ultrasound in patients with lumbar spinal stenosis：a prospective randomized controlled trial. Clin Rehabil **24**：623-631, 2010
73) Kim ER, Kang MH et al：Effects of a home exercise program on the self-report disability index and gait parameters in patients with lumbar spinal stenosis. J Phys Ther Sci **26**：305-307, 2014
74) Backstrom KM, Whitman JM et al：Lumbar spinal stenosis-diagnosis and management of the aging spine. Man Ther **16**：308-317, 2011
75) Skolasky RL, Maggard AM et al：Health behavior change counseling in surgery for degenerative lumbar spinal stenosis. Part I：improvement in rehabilitation engagement and functional outcomes. Arch Phys Med Rehabil **96**：1200-1207, 2015
76) Babatunde OO, Jordan JL et al：Effective treatment options for musculoskeletal pain

in primary care：A systematic overview of current evidence. PLoS One **12**：e0178621, 2017
77) エレーヌ・フォックス，森内　薫(訳)：脳科学は人格を変えられるか？文藝春秋，東京，2014
78) Richmond H, Hall AM et al：The effectiveness of cognitive behavioural treatment for non-specific low back pain：a systematic review and meta-analysis. PLoS One **10**：e0134192, 2015
79) 北田雅子，磯村　毅：医療スタッフのための動機づけ面接法 逆引きMI学習帳，医歯薬出版，東京，2016
80) ウイリアム・R.ミラー ステファン・ロルニック(著)，松島義博，後藤　恵ほか(訳)：動機づけ面接法―基礎・実践編，星和書店，東京，2007
81) Prochaska JO, DiClemente CC：Stages and processes of self-change in smoking: toward an integrative model of change. J Consul Clin Psychol **5**：390-395, 1983
82) 松平　浩，笠原　諭：長引く痛みを自分で解消！　腰痛は脳で治す！　辰巳出版，東京，2016
83) 武藤　崇(編著)：55歳からのアクセプタンス&コミットメント・セラピー(ACT)：超高齢化社会のための認知行動療法の新展開，ratik，京都，2017
84) ジョン・カバットジン(著)，春木　豊(訳)：マインドフルネスストレス低減法，北大路書房，京都，2007
85) 中尾睦宏：自律訓練法でストレス解消！　きょうの健康，NHK出版，東京，2011
86) Rostami M, Noormahammadpour P et al：The effect of lumbar support on the ultrasound measurements of trunk muscles：a single-blinded randomized controlled trial. PM R **6**：302-308, 2014
87) Kerns RD, Turk DC et al：The West Haven-Yale Multidimensional Pain Inventory (WHYMPI). Pain **23**：345-356, 1985
88) Flor H, Turk DC：Chronic Pain: An Integrated Biobehavioral Approach. IASP Press, Seattle, 2011
89) Thieme K, Gromnica-Ihle E et al：Initial effects of operant therapy in fibromyalgia. A 6-month controlled study. Arthritis Rheum **321**：S446, 2001
90) Turk DC, Rudy TE：The robustness of an empirically derived taxonomy of chronic pain patients. Pain **43**：27-35, 1990
91) Michie S, Abraham C et al：Effective techniques in healthy eating and physical activity interventions : a meta-regression. Health Psychol **28**：690-701, 2009
92) Bird EL, Baker G et al：Behavior change techniques used to promote walking and cycling：a systematic review. Health Psychol **32**：829-838, 2013
93) 鈴木孝浩：ノイロトロピンの作用機序における新展開．ペインクリニック **31**：S 441-445, 2010
94) 大澤伸昭：ノイロトロピン錠．臨成人病 **19**：252-353, 1989
95) 日本ペインクリニック学会神経障害性疼痛薬物療法ガイドライン改訂版作成ワーキンググループ(編)：神経障害性疼痛薬物療法ガイドライン，第2版，真興交易医書出版部，東京，2016
96) 細江大上，植草晴美ほか：臨床におけるノイロトロピンと併用薬物との相互作用を予測するための放射性標識気質を用いたin vitro薬物動態試験．医薬品研 **38**：369-380, 2007
97) 小野啓郎，井上明生ほか：腰痛症に対するノイロトロピン錠(NT)の臨床評価：二重盲検比較試験．薬理と治療 **9**：2017-2025, 1981
98) 鈴木孝浩：アセトアミノフェンの使い方．ペインクリニック **32**：214-220, 2013
99) Mallet C, Daulhac L et al：Endocannabinoid and serotonergic systems are needed for acetaminophen-induced analgesia. Pain **139**：190-200, 2008;
100) American Geriatrics Society Panel on the Pharmacological Management of Persistent Pain in Older Persons：Pharmacological management of persistent pain in older persons. Pain Med **10**：1062-1083, 2009
101) 日本中毒学会(編)：急性中毒診療ガイド，じほう，東京，p106-125，2008
102) 熊谷雄治，田中理英子ほか：高用量アセトアミノフェン投与時の肝機能異常に関する特定使用成績調査データを用いた定量解析．臨薬理 **47**(2)：31-37, 2016
103) 熊谷雄治：アセトアミノフェン静注製剤TRM-1106および経口製剤の薬物動態および安全性の比較．臨医薬 **29**：889-897, 2013
104) Stahl SM(著)，仙波純一ほか(監訳)：ストール精神薬理学エセンシャルズ，第4版，メディカ

ル・サイエンス・インターナショナル，東京，p455-479，2015
105）飯田宏樹，松本茂美：デュロキセチンの臨床．日臨麻会誌 **33**：33-40, 2013
106）Konno S, Oda N et al：Randomized, double-blind, placebo-controlled phase III trial of duloxetine monotherapy in Japanese patients with chronic low back pain. Spine(Phila Pa 1976) **41**：1709-1717, 2016
107）Boyer EW, Shannon M：The serotonin syndrome. N Engl J Med **352**：1112-1120, 2005
108）Stone M, Laughren T et al：Risk of suicidality in clinical trials of antidepressants in adults：analysis of proprietary data submitted to US Food and Drug Administration. BMJ **339**：b2880, 2009
109）Matsudaira K, Seichi A et al：Efficacy of tricyclic antidepressant for somatoform pain disorders with chronic lower back and leg pain. J Lumbar Spine Disord **10**：155-162, 2004
110）住谷昌彦，山田芳嗣：QOLを考えた神経障害性疼痛の治療におけるプレガバリンとトラマドールの位置付け．臨麻 **36**[臨増]：389-398, 2012
111）住谷昌彦，山内照夫ほか：オピオイド鎮痛薬の薬物相互作用—トラマドールの薬物相互作用．ペインクリニック **35**：S398-406, 2014
112）山口重樹：腰痛に対するオピオイド鎮痛薬の使い方(解説/特集)．Mod Physician **34**：305-313, 2014
113）Finnerup NB, Attal N et al：Pharmacotherapy for neuropathic pain in adults：a systematic review and meta-analysis. Lancet Neurol **14**：162-173, 2015
114）Diaz-Reval MI, Carrillo-Munguia N et al：Tramadol and caffeine produce synergistic interactions on antinociception measured in a formalin model. Pharmacol Biochem Behav **97**：357-362, 2010
115）Filitsz J, Ihmsen H et al：Supra-additive effects of tramadol and acetaminophen in a human pain model. Pain **136**：262-270, 2008
116）Perrot S, Krause D et al：Efficacy and tolerability of paracetamol/tramadol (325 mg/37.5mg) combination treatment compared with tramadol (50mg) monotherapy in patients with subacute low back pain: a multicenter, randomized, double-blind, parallel-group, 10-day treatment study. Clin Ther **28**：1592-1606, 2006
117）住谷昌彦，山田芳嗣：プレガバリンの臨床．ペインクリニック **31**：S271-277, 2010
118）住谷昌彦，松平　浩：新しい難治性慢性治療薬の使い方とピットホール—プレガバリン(リリカ)．ペインクリニック **35**：330-336, 2014
119）Bauer CS, Nieto-Rostro M et al：The increased trafficking of the calcium channel subunit α2δ-1 to presynaptic terminals in neuropathic pain is inhibited by the α2δ ligand pregabalin. J Neurosci **29**：4076-4088, 2009
120）Tanabe M, Takasu K et al：Pain Relief by gabapentin and pregabalin via supraspinal mechanisms after peripheral nerve injury. J Neurosci Res **86**：3258-3264, 2008
121）Hindmarch I, Dawson J et al：A double-blind study in healthy volunteers to assess the effects on sleep of pregabalin compared with alprazolam and placebo. Sleep **28**：187-193, 2005
122）Taguchi T，Igarashi A et al：Effectiveness of pregabalin for the treatment of chronic low back pain with accompanying lower limb pain (neuropathic component)：a non-interventional study in Japan. J Pain Res **8**：487-497, 2015
123）Igarashi A, Akazawa M et al：Cost-effectiveness analysis of pregabalin for treatment of chronic low back pain in patients with accompanying lower limb pain(neuropathic component) in Japan. Clinicoecon Outcomes Res **7**：505-520, 2015
124）Baba M, Matsui N et al：Mirogabalin for the treatment of diabetic peripheral neuropathic pain：A randomized, double-blind, placebo-controlled phase III study in Asian patients. J Diabetes Investig. doi：10.1111/jdi.13013, 2019 [Epub ahead of print]
125）Kato J, Matsui N et al：Mirogabalin for the management of postherpetic neuralgia：a randomized, double-blind, placebo-controlled phase 3 study in Asian patients. Pain **160**：1175-1185, 2019
126）穴吹弘毅：整形外科漢方処方マニュアル—腰下肢痛．MB Orthop **28**：63-68, 2015
127）Jamison DE et al：Chapter 18. Procedural Interventions for Low Back Pain. Pain 2016：Refresher Courses, 16th World Congress on Pain, p151-166, 2016

IV

知っておきたい知識

近年の手術の趨勢

患者の高齢化に伴い，骨粗鬆症を含め全身疾患の併存が増えるとともに脊椎でも複数の病変を有する患者や脊柱変形のある患者が増えてきた．それに伴って広範な展開や前後合併手術など侵襲の大きい手術が増加する一方，患者への負担を減らすべく最小侵襲手術への志向が強まっている．この相反する2つの方向へ同時に脊椎外科は進歩している．

最小侵襲手術は除圧手術では以前から顕微鏡手術があったが，最近は内視鏡手術も広く行われるようになった．日本ではMED(内視鏡下腰椎椎間板摘出術)が最も普及しており，全身麻酔で通常の手術に近い操作が可能である(図1)．さらに径の小さな内視鏡で行われるPELD(percutaneous endoscopic lumbar discectomy：経皮的内視鏡下腰椎椎間板ヘルニア摘出術)は局所麻酔で可能でより早い復帰が可能である．現在，新技術に対する治療者側のレベルの担保が急務となっているが，日本整形外科学会で脊椎内視鏡下手術・技術認定医が整備されている．

骨粗鬆症性椎体骨折に対する手術治療では，薬物による骨粗鬆症への治療が欠かせない．特にテリパラチドに代表される骨形成促進薬は骨折の予防と骨癒合の促進いずれにも有効である．骨粗鬆症性椎体骨折に対する最小侵襲手術として骨セメント注入を行う経皮的椎体形成術(kyphoplasty：BKP，図2)がある．即時的な疼痛軽減効果があるが，骨セメントの注入時の漏出は神経障害など重篤な合併症をきたすリスクがあり，椎体後壁の損傷がないなど適応条件のチェックが重要である．また施行後に周囲の脊椎骨折が続発しやすいことが知られている．高度な不安定性のある骨折や変形の強い症例ではインストゥルメントを用いた手術が必要となる．

固定手術では，椎弓根スクリューを経皮的に設置する経皮的椎弓根スクリュー(per-

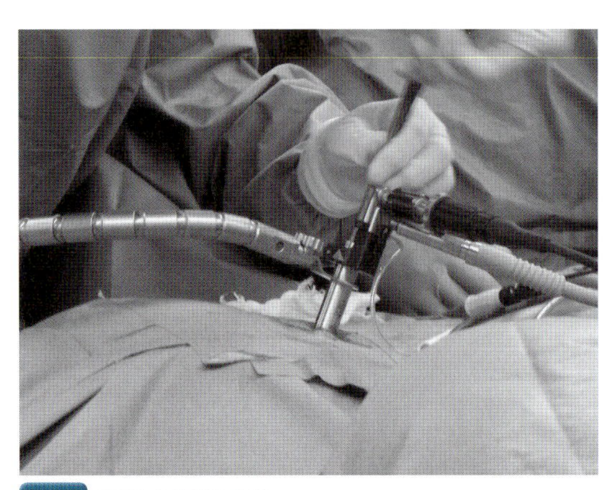

図1 脊椎内視鏡手術

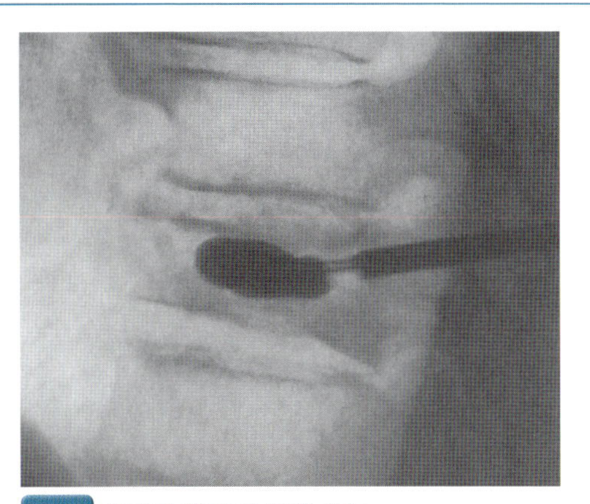

図2 経皮的後弯椎体形成術

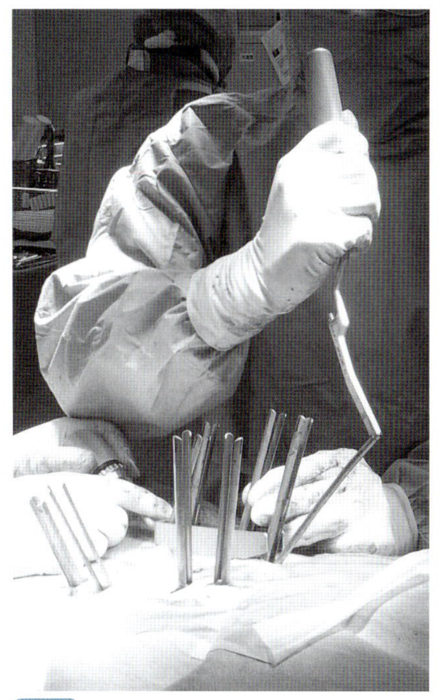

図3 経皮的椎弓根スクリュー(PPS)

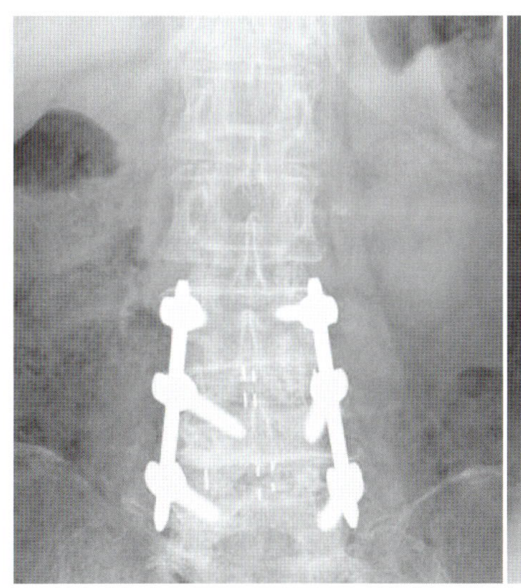

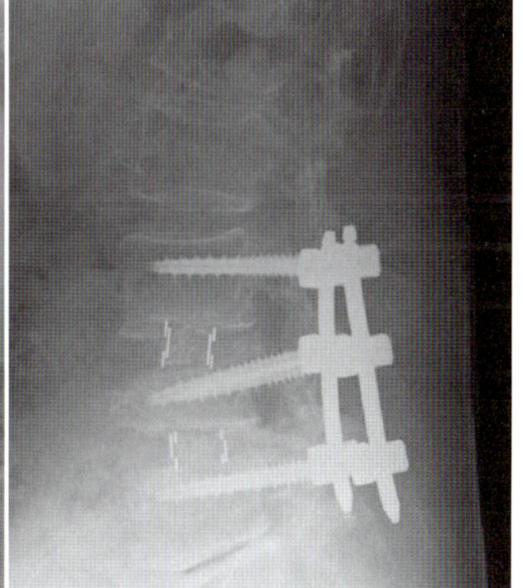

図4 腰椎側方固定とPPS

cutaneous pedicle screw：PPS)固定術により出血を抑えることが可能となった(図3)．これまで手術侵襲の点から適応外であった脊椎感染症や転移性脊椎腫瘍などにも用いられている．一方でPPSの欠点として骨癒合を促進するための操作，すなわち骨移植やdecorticationが難しいことと，変形矯正の手技が限定的であることがある．

変性側弯症に代表される中等度までの成人脊柱変形に対して腰椎側方固定(lumbar lateral interbody fixation：LLIF)が可能となっている．LLIFにより出血量が減少し，さらにPPSを併用した場合にはいっそう少なくなる（図4）ため，急速に広まった．ただし前方からの内視鏡あるいは小切開のアプローチ特有のリスクが当初認識されず，合併症が少なからず報告されることとなった．また高度な脊柱変形には椎体骨切りなどがいまだに必要となる．

脊椎手術は新規器械や手技など進歩の度合いが早くなっているが，患者および行政の安全に対する認識はいっそう厳しくなっている．新規手術治療に関しては，厚生労働省と脊椎手術関連学会である日本脊椎脊髄病学会や日本脊髄外科学会の連携により安全性を担保した導入システムが検討されていく見込みである．

V

付　録

付録 1 日本語版SSS-8(身体症状スケール)

最近1週間を通して，以下の体の問題について，どの程度悩まされていますか？					
	ぜんぜん悩まされていない	わずかに悩まされている	少し悩まされている	かなり悩まされている	とても悩まされている
1. 胃腸の不調	□0	□1	□2	□3	□4
2. 背中，または腰の痛み	□0	□1	□2	□3	□4
3. 腕，脚(あし)，または関節の痛み	□0	□1	□2	□3	□4
4. 頭痛	□0	□1	□2	□3	□4
5. 胸の痛み，または息切れ	□0	□1	□2	□3	□4
6. めまい	□0	□1	□2	□3	□4
7. 疲れている，または元気が出ない	□0	□1	□2	□3	□4
8. 睡眠に支障がある	□0	□1	□2	□3	□4

身体症状症のスクリーニングツール．松平らが日本語版を作成．スコアリング：単純合算．以下，松平が提案する解釈案.

医師に「特に悪い原因となる病気がない」といわれているのにもかかわらず，16点以上の方は，身体にストレス反応が現れている可能性が高いです．精神的ストレスに向き合うことが結果的に痛みの治療につながるかもしれません．また，線維筋痛症という脳機能の不具合が関係している病気の可能性もあります．一度，慢性の痛みに関する専門知識のある医師に相談されることをお勧めします．12～15点の方は，その要注意ゾーンといえます．8～11点の方は，その予備軍かもしれませんので，積極的にストレスの解消をしましょう．いずれにしろ無理のない程度のウォーキングを代表とする適度な有酸素運動は効果的ですので，生活に取り入れるようにしましょう．
＊SSS-8の設問7と8の両方が3～4点で，さらにKeele STarT Backスクリーニングツールの設問8が「はい」にチェックがついた方は，うつ状態であることが強く疑われるため，メンタルヘルスの専門家に相談しましょう．

付録2 Keele STarT Backスクリーニングツール

氏名：＿＿＿＿＿＿＿＿＿＿　日付：＿＿＿＿＿

ここ2週の間のことを考えて，次のそれぞれの質問に対するあなたの回答に印(✔)を記入してください．

	そうではない 0	そうだ 1
1　ここ2週の間，**腰痛が足のほうにも広がる**ことがあった	□	□
2　ここ2週の間，**肩**や**首**にも痛みを感じることがあった	□	□
3　腰痛のため，**短い距離しか歩いていない**	□	□
4　最近2週間は，腰痛のため，いつもより**ゆっくり着がえをした**	□	□
5　私のような体の状態の人が体を活発に動かすには，かなりの慎重さが必要だ	□	□
6　**心配事**が心に浮かぶことが多かった	□	□
7　**私の腰痛はひどく，決して良くならない**と思う	□	□
8　以前は楽しめたことが，最近は**楽しめない**	□	□

9. 全般的に考えて，**ここ2週の間**に腰痛をどの程度**煩**(わずら)**わしく**感じましたか？

全然	少し	中等度	とても	極めて
□	□	□	□	□
0	0	0	1	1

総合得点(全9質問)：＿＿＿＿＿＿　**領域得点(質問5-9)**：＿＿＿＿＿＿

腰痛の予後規定を目的としたスクリーニングツールの代表格．松平らが日本語版を作成．スコアリングシステム(p014参照)．ハイリスク群かどうかを判定する領域得点が重要．以下，領域得点の松平が提案する解釈案．

4点以上の方は，あなたの「腰痛」という別人格に主導権を握られ，本来のあなたらしい生活が送れていない状態と思われます．慢性の痛みに関する専門知識のある医師，あるいは心理士からの，痛みの心理的な側面に対する教育が必要かもしれません．3点以上だった方，あるいはたとえ2点であっても設問5あるいは7で「はい」にチェックがついた方も，痛みへの向き合い方としては修正したほうが望ましい予備軍といえます．いずれにしろ医師に「特に悪い原因がない」といわれているならば，「腰痛」をあまり恐れず不安を持たず，そして「腰痛」へ注意を向けすぎず，楽観的な気持ちで通常通りお過ごしになることが肝要です．

付録3【日本語版】筋骨格系疼痛スクリーニング質問票(短縮版)(ÖMPSQ-SF-J)

氏名：＿＿＿＿＿＿＿＿＿＿＿＿　生年月日：＿＿＿＿＿＿
性別はどちらですか. □男性 □女性

1. 現在の痛みの問題はどのくらい続いていますか. 1つに印(✔)をつけてください.
□0～1週間(1) □1～2週間(2) □3～4週間(3) □4～5週間(4) □6～8週間(5)
□9～11週間(6) □3～6ヶ月間(7) □6～9ヶ月間(8) □9～12ヶ月間(9) □1年以上(10)

2. ここ1週間の痛みはどの程度ですか. 1つ○をつけてください.
0 1 2 3 4 5 6 7 8 9 10
痛みなし　　起こりうる最もひどい痛み

以下の3, 4に関し, 各々現在どれくらいできているか, 最もあてはまる数字に○をつけてください.

3. 1時間の軽い作業ができる.
0 1 2 3 4 5 6 7 8 9 10
痛みの問題のせいでできない　　痛みの影響なくできる

4. 夜, 眠れる.
0 1 2 3 4 5 6 7 8 9 10
痛みの問題のせいで眠れない　　痛みの影響なく眠れる

5. ここ1週間で, 緊張や不安をどれくらい感じていますか. 1つ○をつけてください.
0 1 2 3 4 5 6 7 8 9 10
完全に落ち着いていて, リラックスしている　　今までにない緊張や不安を感じている

6. ここ1週間で, 憂うつな気分になることに, どれくらい悩まされていますか.
0 1 2 3 4 5 6 7 8 9 10
全く悩まされていない　　非常に悩まされている

7. 現在の痛みがしつこく続く可能性(リスク)はどれくらい高いと考えていますか.
0 1 2 3 4 5 6 7 8 9 10
可能性(リスク)はない　　可能性(リスク)はとても高い

8. 3ヶ月後に普段の仕事(学業や家事等も含む)をしている可能性は, どれくらいあると想定しますか.
0 1 2 3 4 5 6 7 8 9 10
可能性はない　　可能性はとても高い

以下は, 痛みに関する考え方についての質問です. それぞれの質問について, 身体の動作(前屈(まえかが)みになる, 持ち上げる, 歩く, 運転するなど)があなたの痛みにどれだけ影響するか, 0から10のなかで, 最もあてはまる数字に1つだけ○をつけてください.

9. 痛みが増したら, 現在行っていることを痛みが軽減するまで中止すべきだ.
0 1 2 3 4 5 6 7 8 9 10
全くそう思わない　　非常にそう思う

10. 現在の痛みを抱(かか)えたまま, 普段の活動(仕事を含む)をすべきでない.
0 1 2 3 4 5 6 7 8 9 10
全くそう思わない　　非常にそう思う

合計点：

[Linton SJ, Nicholas M, MacDonald S：Development of a short form of the Örebro Musculoskeletal Pain Screening Questionnaire. Spine (Phila Pa 1976) **36**(22)：1891-1895, 2011]

Linton SJ, 2003がオリジナルで松平らが日本語版を開発[吉本隆彦, 松平浩ほか：日本語版Örebro Musculoskeletal Pain Screening Questionnaire(ÖMPSQ-J)およびその短縮版の開発：言語的妥当性を担保した翻訳版の作成. 日運動器疼痛会誌**11**：35-48, 2019]. スコアリング：Q3, 4, 8は(10－スコア)とし, Q1～10を合算. 50点以上が難治化を予測するとされている(Karran EL, 2017など).

付録4 破局的思考尺度(Pain Catastrophizing Scale：PCS)

この質問紙では，痛みを感じている時のあなたの考えや感情についてお聞きします．以下に，痛みに関連したさまざまな考えや感情が13項目あります．痛みを感じている時に，あなたはこれらの考えや感情をどの程度経験していますか．あてはまる数字に○をつけてお答え下さい．

	全くあてはまらない	あまりあてはまらない	どちらともいえない	少しあてはまる	非常にあてはまる
1. 痛みが消えるかどうか，ずっと気にしている．	0	1	2	3	4
2. もう何もできないと感じる．	0	1	2	3	4
3. 痛みはひどく，けっして良くはならないと思う．	0	1	2	3	4
4. 痛みは恐ろしく，痛みに圧倒されると思う．	0	1	2	3	4
5. これ以上耐えられないと感じる．	0	1	2	3	4
6. 痛みがひどくなるのではないかと怖くなる．	0	1	2	3	4
7. 他の痛みについて考える．	0	1	2	3	4
8. 痛みが消えることを強く望んでいる．	0	1	2	3	4
9. 痛みについて考えないようにすることはできないと思う．	0	1	2	3	4
10. どれほど痛むかということばかり考えてしまう．	0	1	2	3	4
11. 痛みが止まって欲しいということばかり考えてしまう．	0	1	2	3	4
12. 痛みを弱めるために私にできることは何もない．	0	1	2	3	4
13. 何かひどいことが起こるのではないかと思う．	0	1	2	3	4

痛み経験を否定的にとらえる破局化を測定する質問紙．松岡らが日本語版を作成．反芻(痛みにとらわれ，痛みが頭から離れないこと)・拡大視(痛みを必要以上に強い存在と感じること)・無力感(痛みに対して何もできないと信じ込んでしまうこと)の下位因子からなる．スコアリング：総得点は単純合算．下位因子は，反芻：1，8，9，10，11／無力感：2，3，4，5，12／拡大視：6，7，13．

付録5 日本語版FABQ(Fear-Avoidance Beliefs Questionnaire, Japanese version：FABQ-J)

以下は，腰痛に関する考え方についての質問です．それぞれの設問について，身体の動作(前屈(まえかが)みになる，持ち上げる，歩く，運転するなど)があなたの腰痛にどれだけ影響するか，もしくは影響する可能性があるか，0から6のなかで，最もあてはまる数字に一つだけ○をつけてください．

	全くそう思わない	....		どちらともいえない		....	全くそのとおりである
1. 私の腰痛は身体の動作が原因で生じた	0	1	2	3	4	5	6
2. 身体の動作は，私の腰の痛みを悪化させる	0	1	2	3	4	5	6
3. 身体の動作は，私の腰に悪い影響を与えるかもしれない	0	1	2	3	4	5	6
4. 私の腰痛を悪化させる(悪化させるかもしれない)ような身体の動作をすべきではない	0	1	2	3	4	5	6
5. 私の腰痛を悪化させる(悪化させるかもしれない)ような身体の動作はできない	0	1	2	3	4	5	6

ここからは，あなたの普段の仕事がどの程度あなたの腰痛に影響するか，もしくは影響する可能性があるかに関する設問です．

	全くそう思わない	....		どちらともいえない		....	全くそのとおりである
6. 私の腰痛は，仕事のせいで，あるいは仕事中のハプニング(偶発的(ぐうはつてき)な出来事)が原因で生じた	0	1	2	3	4	5	6
7. 私の腰痛は，仕事によりさらに悪化した	0	1	2	3	4	5	6
8. 私の腰痛に対して，私は補償(ほしょう)を請求する権利がある	0	1	2	3	4	5	6
9. 私にとって，私の普段の仕事は重労働すぎる	0	1	2	3	4	5	6
10. 私の普段の仕事は，私の腰の痛みを悪化させる，もしくは悪化させる可能性がある	0	1	2	3	4	5	6
11. 私の普段の仕事は，私の腰に悪い影響を与えるかもしれない	0	1	2	3	4	5	6
12. 現在の腰痛を抱(かか)えたまま，私の普段の仕事をすべきではない	0	1	2	3	4	5	6
13. 現在の腰痛を抱えたまま，私の普段の仕事はできない	0	1	2	3	4	5	6
14. 私の腰痛が治るまで，私の普段の仕事はできない	0	1	2	3	4	5	6
15. 3ヶ月以内に私の普段の仕事に復帰できるとは思わない	0	1	2	3	4	5	6
16. もう二度と私の普段の仕事に復帰できるとは思わない	0	1	2	3	4	5	6

Scoring

Scale 1：fear-avoidance beliefs about work-items 6, 7, 9, 10, 11, 12, 15の合算．

Scale 2：fear-avoidance beliefs about physical activity-items 2, 3, 4, 5の合算．

松平らが日本語版を作成．Scale 2のphysical activity-itemsのほうが用いやすく，15点以上が恐怖回避思考の傾向が高いことの目安(Werneke MW, 2009)．

付録6 日本語版TSK(Tampa Scale for Kinesiophobia)[TSK-J]

それぞれの質問をよく読み，あなたの考えや気持ちとして最もよく当てはまる数字に○をつけてください．				
	少しも そう思わない	そう 思わない	そう思う	強く そう思う
1. 運動すると体を傷(いた)めてしまうかもしれないと不安になる	1	2	3	4
2. 痛みが増すので何もしたくない	1	2	3	4
3. 私の体には何か非常に悪いところがあると感じている	1	2	3	4
4. 運動したほうが私の痛みはやわらぐかもしれない	1	2	3	4
5. 他(ほか)の人は私の体の状態のことなど真剣に考えてくれていない	1	2	3	4
6. アクシデント(痛みが起こったきっかけ)のせいで，私は一生痛みが起こりうる体になった	1	2	3	4
7. 痛みを感じるのは，私の体を傷(いた)めたことが原因である	1	2	3	4
8. 私の痛みが何かで悪化しても，その何かを気にする必要はない	1	2	3	4
9. 予期せず体を傷(いた)めてしまうかもしれないと不安になる	1	2	3	4
10. 不必要な動作を行なわないよう，とにかく気をつけることが，私の痛みを悪化させないためにできる最も確実なことである	1	2	3	4
11. この強い痛みは私の体に何か非常に悪いことが起こっているからに違いない	1	2	3	4
12. 私は痛みがあっても，体を動かし活動的であれば，かえって体調は良くなるかもしれない	1	2	3	4
13. 体を傷(いた)めないために，痛みを感じたら私は運動をやめる	1	2	3	4
14. 私のような体の状態の人は，体を動かし活動的であることは決して安全とはいえない	1	2	3	4
15. 私はとても体を傷(いた)めやすいので，全てのことを普通の人と同じようにできるわけではない	1	2	3	4
16. 何かして私が強い痛みを感じたとしても，そのことでさらに体を傷(いた)めることになるとは思わない	1	2	3	4
17. 痛みがある時は，誰であっても運動することを強要されるべきではない	1	2	3	4

FABQとともにfear-avoidance測定の代表的な質問紙．松平らが日本語版を作成．スコアリング：単純合算．カットオフ値としては，37(Vlaeyen, 1995など)，40(Vlaeyen, 1999)，42(Salvetti, 2012)の提案がある．1，2，3，5，6，7，10，11，13，15，17の11設問からなる短縮版(TSK-11)の日本語版もある．

付録 7 Pain Self-Efficacy Questionnaire日本語版

Pain Self-Efficacy Questionnaire 日本語版 ID( )

現時点で「**痛みはあっても**これらの事柄ができる」という**自信**の程度を教えて下さい.
0は「まったく自信がない」, 6は「完ぺきな自信がある」です. それぞれの項目の下の番号を**1つ**選んで○をつけてください

記入例

0 1 2 (3) 4 5 6

全く自信がない **完ぺきな自信がある**

この質問票は以下の事柄をあなたが今まで実際に行ってきたかどうか**ではなく**, 「**痛みはあるけれども, 現時点でこれらの事柄を行える自信がどの程度あるか**」を尋ねるものです.

1. 痛みがあっても物事を楽しめる.

0 1 2 3 4 5 6

全く自信がない **完ぺきな自信がある**

2. 痛みがあっても家事のほとんど(掃除や皿洗いなど)をこなせる.

0 1 2 3 4 5 6

全く自信がない **完ぺきな自信がある**

3. 痛みがあっても友達や家族とこれまで通りに付き合える.

0 1 2 3 4 5 6

全く自信がない **完ぺきな自信がある**

4. ほとんどの場合痛みに対応できる.

0 1 2 3 4 5 6

全く自信がない **完ぺきな自信がある**

5. 痛みがあっても何か仕事ができる(仕事には家事も報酬のある仕事もない仕事も含む).

0 1 2 3 4 5 6

全く自信がない **完ぺきな自信がある**

6. 痛みがあっても趣味や気晴らしなどの楽しいことがたくさんできる.

0	1	2	3	4	5	6

全く自信がない　　**完ぺきな自信がある**

7. 薬がなくても痛みに対応できる.

0	1	2	3	4	5	6

全く自信がない　　**完ぺきな自信がある**

8. 痛みがあっても人生の目標のほとんどを達成できる.

0	1	2	3	4	5	6

全く自信がない　　**完ぺきな自信がある**

9. 痛みがあってもふつうに生活できる.

0	1	2	3	4	5	6

全く自信がない　　**完ぺきな自信がある**

10. 痛みがあっても徐々に活動的になれる.

0	1	2	3	4	5	6

全く自信がない　　**完ぺきな自信がある**

痛みに対する自己効力感を測定する質問紙. 安達らが日本語版を作成. スコアリング：単純合算. オーストラリア・ニューサウスウェールズ州の痛みの教育webサイトのyellow flagのパートでは40点以上であることが望ましいとされている.

付録8 Roland-Morris Disability Questionnaire(RDQ)日本語版．腰痛による生活能力障害の評価

腰が痛いと，ふだんやっていることがなかなかできなくなることがあります．以下の項目は，腰が痛いときに起こることを表したものです．
この中に，あなたの「今日」の状態にあてはまるものがあるかもしれません．項目を読みながら，今日のあなたの状態を考えてみて下さい．あなたの状態にあてはまる場合には「はい」に，あてはまらない場合には「いいえ」に○をつけて下さい．

今日，腰痛のために：

質問1：腰痛のため，大半の時間，家にいる	はい	いいえ
質問2：腰痛を和らげるために，何回も姿勢を変える	はい	いいえ
質問3：腰痛のため，いつもよりゆっくり歩く	はい	いいえ
質問4：腰痛のため，ふだんしている家の仕事を全くしていない	はい	いいえ
質問5：腰痛のため，手すりを使って階段を昇る	はい	いいえ
質問6：腰痛のため，いつもより横になって休むことが多い	はい	いいえ
質問7：腰痛のため，何かにつかまらないと，安楽椅子(体を預けて楽に座れる椅子，深く腰掛けた姿勢)から立ち上がれない	はい	いいえ
質問8：腰痛のため，人に何かしてもらうように頼むことがある	はい	いいえ
質問9：腰痛のため，服を着るのにいつもより時間がかかる	はい	いいえ
質問10：腰痛のため，短時間しか立たないようにしている	はい	いいえ
質問11：腰痛のため，腰を曲げたりひざまずいたりしないようにしている	はい	いいえ
質問12：腰痛のため，椅子からなかなか立ち上がれない	はい	いいえ
質問13：ほとんどいつも腰が痛い	はい	いいえ
質問14：腰痛のため，寝返りがうちにくい	はい	いいえ
質問15：腰痛のため，あまり食欲がない	はい	いいえ
質問16：腰痛のため，靴下やストッキングをはくとき苦労する	はい	いいえ
質問17：腰痛のため，短い距離しか歩かないようにしている	はい	いいえ
質問18：腰痛のため，あまりよく眠れない(痛みのために睡眠薬を飲んでいる場合は「はい」を選択して下さい)	はい	いいえ
質問19：腰痛のため，服を着るのを誰かに手伝ってもらう	はい	いいえ
質問20：腰痛のため，1日の大半を，座って過ごす	はい	いいえ
質問21：腰痛のため，家の仕事をするとき力仕事をしないようにしている	はい	いいえ
質問22：腰痛のため，いつもより人に対していらいらしたり腹が立ったりする	はい	いいえ
質問23：腰痛のため，いつもよりゆっくり階段を昇る	はい	いいえ
質問24：腰痛のため，大半の時間，ベッド(布団)の中にいる	はい	いいえ

※RDQ日本語版は，個人の非営利目的の研究に使用する際は登録の必要がありません．使用法の詳細は，福原俊一著『RDQ日本語版マニュアル』(iHope International株式会社，京都，2015)をご参照ください．個人の非営利目的以外の使用については，iHope International株式会社までお問い合わせください．
URL：http://www.sf-36.jp/ E-mail：qol@sf-36.jp

［紺野愼一：Roland-Morris Disability Questionnaire(RDQ)日本語版の作成と文化的適合．整形外科 **54**：958-963, 2003/Suzukamo Y, Fukuhara S et al：Committee on Science Project, Japanese Orthopaedic Association. Validation of the Japanese version of the Roland-Morris Disability Questionnaire. J Orthop Sci **8**：543-548, 2003より転載］

腰痛関連アウトカムメジャーの代表格(特に保存療法)．紺野，鈴鴨らが日本語版を開発し，福原俊一著『Roland-Morris Disability Questionnaire(RDQ)日本語版マニュアル』(iHope International株式会社，京都，2015)がある．スコアリング：単純合算．日本人の腰痛保有者の平均値：3.97.
http://www.rehabmeasures.org/Lists/RehabMeasures/DispForm.aspx?ID=1201 に，MCID (Minimally Clinically Important Difference)等の情報がある．

付録9 オズウェストリー腰痛障害質問票日本語版(Oswestry Disability Index：ODI)

以下のアンケートに答えてください．これらは，腰の痛み(あるいは足の痛み)が，あなたの日常生活にどのように影響しているかを知るためのものです．すべてのアンケートに答えてください．それぞれの項目の中で，もっともあなたの状態に近いものを選んで，番号を○でかこんでください．

計算方法：回答の0点から5点を10問分合算する

1．痛みの強さ 0．今のところ，痛みはまったくない 1．今のところ，痛みはとても軽い 2．今のところ，中くらいの痛みがある 3．今のところ，痛みは強い 4．今のところ，痛みはとても強い 5．今のところ，想像を絶するほどの痛みがある	**6．立っていること** 0．痛みはなく，好きなだけ立っていられる 1．痛みはあるが，好きなだけ立っていられる 2．痛みのため，1時間以上は立っていられない 3．痛みのため，30分以上は立っていられない 4．痛みのため，10分以上は立っていられない 5．痛みのため，立っていられない
2．身の回りのこと(洗顔や着替えなど) 0．痛みなく，普通に身の回りのことができる 1．身の回りのことは普通にできるが，痛みが出る 2．身の回りのことは1人でできるが，痛いので時間がかかる 3．少し助けが必要だが，身の回りのほとんどのことは，どうにか1人でできる 4．身の回りのほとんどのことを，他人の人に助けてもらっている 5．着替えも洗顔もできず，寝たきりである	**7．睡眠** 0．痛くて目をさますことはない 1．時々，痛くて目をさますことがある 2．痛みのため，6時間以上はねむれない 3．痛みのため，4時間以上はねむれない 4．痛みのため，2時間以上はねむれない 5．痛みのため，ねむることができない
3．物を持ち上げること 0．痛みなく，重い物を持ち上げることができる 1．重い物を持ち上げられるが，痛みが出る 2．床にある重いものは痛くて持ち上げられないが，(テーブルの上などにあり)持ちやすくなっていれば，重い物でも持ち上げられる 3．重い物は怖くて持ち上げられないが，(テーブルの上などにあり)持ちやすくなっていれば，それほど重くない物は持ち上げられる 4．軽い物しか持ち上げられない 5．何も持ち上げられないか，持ち運びもできない	**8．性生活(関係あれば)** 0．性生活はいつもどおりで，痛みはない 1．性生活はいつもどおりだが，痛みが出る 2．性生活はほぼいつもどおりだが，かなり痛む 3．性生活は，痛みのためにかなり制限される 4．性生活は，痛みのためにほとんどない 5．性生活は，痛みのためにまったくない
4．歩くこと 0．いくら歩いても痛くない 1．痛みのため，1km以上歩けない 2．痛みのため，500m以上歩けない 3．痛みのため，100m以上歩けない 4．杖や松葉杖なしでは歩けない 5．ほとんど床の中で過ごし，歩けない	**9．社会生活(仕事以外での付き合い)** 0．社会生活はふつうで，痛みはない 1．社会生活はふつうだが，痛みが増す 2．スポーツなどのように，体を動かすようなものを除けば，社会生活に大きな影響はない 3．痛みのため社会生活は制限され，あまり外出しない 4．痛みのため，社会生活は家の中だけに限られる 5．痛みのため社会生活はない
5．座ること 0．どんないすにでも，好きなだけ座っていられる 1．座りごこちの良いいすであれば，いつまでも座っていられる 2．痛みのため，1時間以上は座っていられない 3．痛みのため，30分以上は座っていられない 4．痛みのため，10分以上は座っていられない 5．痛みのため，座わることができない	**10．乗り物での移動** 0．痛みはなくどこへでも行ける 1．どこへでも行けるが，痛みが出る 2．痛みはあるが，2時間程度なら乗り物に乗っていられる 3．痛みのため，1時間以上は乗っていられない 4．痛みのため，30分以上は乗っていられない 5．痛みのため，病院に行くとき以外は乗り物に乗らない

RDQとともに腰痛関連アウトカムメジャーの代表格(特に手術療法)．藤原ら(脊椎脊髄 18：146-147, 2005)が日本語版(Version 2.0)を開発．合計点を満点(最悪)で除し，Index(%)で表示する．特に高齢者では性生活の回答が得られにくいが，欠損があってもこれを除外しIndexを求めてよい．手術が成功したといえるODI(減少)のMCIDは14.9(Copay AG, 2008)などの提案がある．日本人の生活に支障のある腰痛者のODIは平均22.1(Tonosu J, 2012)．

付録10 日本語版COMI(Core Outcome Measures Index)

術前患者には1～7を聞く．術後患者には1～11を聞く．

腰や背中の不調は，腰や背中の痛み，かつ/または脚(あし)/でん部(おしり)の痛み，または，ピリピリ感，チクチク感，しびれ，といった感覚の障害につながることがあります．

1 以下のうち**最も**困るのはどの不調ですか．**1つだけ**選んでチェック(✔)をつけてください．

- □1 腰や背中の痛み
- □2 脚(あし)/でん部(おしり)の痛み
- □3 腰や背中，脚(あし)，でん部(おしり)の感覚の障害(例．ピリピリ感，チクチク感，しびれなど)
- □4 上記に該当なし

2 以下の2問(2aと2b)について，あなたの痛みの強さを回答してください．
回答は，0から10までの線上に×印をつけてください．
0は**痛みなし**，10はあなたの**想像できる最もひどい痛み**です．
質問は，**腰や背中の痛み**と，**脚(あし)の痛み(坐骨神経痛)/でん部(おしり)の痛み**の2つにわかれています．

例：
痛み**なし** ―― 0 1 2 3 4 ×(4) 5 6 7 8 9 10 ―― 想像できる**最もひどい**痛み

2a 先週，**腰や背中の痛み**の強さはどの程度でしたか．

痛み**なし** 0 1 2 3 4 5 6 7 8 9 10 想像できる**最もひどい**痛み

2b 先週，**脚(あし)の痛み(坐骨神経痛)/でん部(おしり)の痛み**の強さはどの程度でしたか．

痛み**なし** 0 1 2 3 4 5 6 7 8 9 10 想像できる**最もひどい**痛み

3 ここ**1週間**，あなたの腰や背中の不調で，普段の**仕事(仕事と家事の両者を含む)がどの程度妨げられましたか**．

- □1 まったく妨げられなかった
- □2 わずかに妨げられた
- □3 まあまあ妨げられた
- □4 かなり妨げられた
- □5 非常に妨げられた

4 **現在の症状が今後一生続く**としたら，どう感じますか．

- □1 とても満足
- □2 やや満足
- □3 満足でも不満でもない
- □4 やや不満
- □5 とても不満

5 **過去7日間**をふり返ってください．あなたの生活の質(QOL)を，どのように評価しますか．

- □1 とても良い
- □2 良い
- □3 良くも悪くもない
- □4 悪い
- □5 とても悪い

6 **ここ4週間**，あなたの腰や背中の不調のために，**普段していること**(仕事，家事，学業，趣味の活動や娯楽)**を何日減らしましたか**．

- □1 減らしていない
- □2 1～7日
- □3 8～14日
- □4 15～21日
- □5 22日以上

7	**ここ4週間**, あなたの腰や背中の不調で, 仕事(仕事, 学校, 家事)に**行くことができない**日が何日ありましたか.	□1 なかった □2 1～7日 □3 8～14日 □4 15～21日 □5 22日以上

8a 1年前の手術の結果, 何か**合併症**が起きましたか(例. 創(きず)の治りの問題, 麻痺, 感覚の障害).

□1 いいえ

□2 はい → 合併症を記載してください：

8b 合併症で, どの程度悩まされましたか？

□1 まったく悩まされていない
□2 わずかに悩まされた
□3 まあまあ悩まされた
□4 かなり悩まされた
□5 非常に悩まされた

9	**1年前の手術から**, 何らかの腰椎(腰や背中)の**追加**手術を受けましたか.	□1 いいえ □2 はい, しかし脊椎のレベル(背骨の場所)が異なります □3 はい, 同じ脊椎のレベル(同じ背骨の場所)です
10	あなたの腰や背中の不調に対する**治療を通し**, **当院での**医療(ケア)全般に, どの程度満足しましたか.	□1 とても満足 □2 やや満足 □3 満足でも不満でもない □4 やや不満 □5 とても不満
11	全体的にみて, **1年前の手術は**, あなたの腰や背中の不調を, どの程度改善しましたか.	□1 とても改善した □2 改善した □3 少ししか改善しなかった □4 改善しなかった □5 悪化した

日付：＿＿＿＿＿＿＿＿ 署名：＿＿＿＿＿＿＿＿

お答えいただき, 心より感謝します

近年, 世界的にはアウトカムメジャーとして汎用されつつある.
※Q1は点数化しない
※Q2の点数はNRSの数字のとおり(0～10)
※Q3～Q7の点数は回答肢の上からそれぞれ0, 2.5, 5, 7.5, 10
COMI summary score＝((Q2aかQ2bの高いところの点数)＋(Q3～5の点数合計)＋(Q6とQ7の平均点))/5
例：患者の回答肢がQ1：1, Q2a：10, Q2b：5, Q3：2, Q4：3, Q5：4, Q6：3, Q7：4の場合, COMI summary score＝((10)＋(2.5＋5＋7.5)＋(5と7.5の平均の6.25))/5＝31.25/5＝6.25点となる.
[吉本隆彦, 松平浩ほか：日本語版Core Outcome Measures Index(COMI-J)の開発 言語的妥当性を担保した翻訳版の作成. 整形外科 **69**：1293-1300, 2018／Matsudaira K, Oka H et al：Development of the Japanese Core Outcome Measures Index(COMI)：cross-cultural adaptation and psychometric validation. BMC Musculoskelet Disord **19**：71, 2018より引用]

付録 11 チューリヒ跛行質問票(ZCQ)

最近 1 ヶ月の状態について回答して下さい.

痛みは平均してどの程度でしたか？(腰やおしりの痛み，またそこから脚(あし)にまで及ぶ痛みを含みます.)

痛みは全くなかった □　弱い痛みであった □　中程度の痛みであった □　強い痛みであった □
非常に強い痛みであった □

どの位の頻度で腰，おしり，あるいは脚(あし)の痛みがありましたか？

1 週間に 1 回未満 □
1 週間に少なくとも 1 回 □
少なくとも 1 日 1 回 □
1 日の大半 □
四六時中痛みがある □

腰あるいは おしりの痛みはどうでしたか？

痛みは全くなかった □　弱い痛みであった □　中程度の痛みであった □　強い痛みであった □
非常に強い痛みであった □

脚(あし)や足部の痛みはどうでしたか？

痛みは全くなかった □　弱い痛みであった □　中程度の痛みであった □　強い痛みであった □
非常に強い痛みであった □

脚(あし)や足部のしびれや うずきはどうでしたか？

しびれやうずきは全くなかった □　弱いしびれやうずきであった □
中程度のしびれやうずきであった □　強いしびれやうずきであった □
非常に強いしびれやうずきであった □

脚(あし)や足部の衰え具合はどうでしたか？

衰えは全くなかった □　軽い衰えであった □　中程度の衰えであった □　激しい衰えであった □
非常に激しい衰えであった □

バランス(安定感)に問題はありましたか？

いいえ，バランスをとることに全く問題はなかった □
はい，バランスを崩したり足元がしっかりしていなかったりすると，ときどき感じた □
はい，バランスを崩したり足元がしっかりしていなかったりすると，しばしば感じた □

最近１ヶ月における平均的な１日について考えて下さい.

どの位の距離を歩くことができましたか？

- 3キロメートル以上 □
- 数百メートル以上，3キロ未満 □
- 15メートル以上，数百メートル未満 □
- 15メートル未満 □

戸外やショッピングセンター内を散歩したりしましたか？

- はい，痛みがなく楽に歩けた □
- はい，しかし時々痛みがあった □
- はい，しかし痛みが常にあった □
- いいえ，歩けなかった □

食料品・日用品やその他の物などの買い物に出かけましたか？

- はい，痛みがなく楽に出かけられた □
- はい，しかし時々痛みがあった □
- はい，しかし痛みが常にあった □
- いいえ，出かけられなかった □

家の中を他の部屋に行ったりして歩きましたか？

- はい，痛みがなく楽に歩けた □
- はい，しかし時々痛みがあった □
- はい，しかし痛みが常にあった □
- いいえ，歩けなかった □

寝室からトイレまで歩きましたか？

- はい，痛みがなく楽に歩けた □
- はい，しかし時々痛みがあった □
- はい，しかし痛みが常にあった □
- いいえ，歩けなかった □

以下のことがらについて，どの程度満足していますか？

全体的に考えて，腰の手術結果に満足していますか？

- 非常に満足 □
- やや満足 □
- やや不満足 □
- 非常に不満足 □

手術後，痛みの軽減に満足していますか？

- 非常に満足 □
- やや満足 □
- やや不満足 □
- 非常に不満足 □

手術後，歩行能力に満足していますか？

- 非常に満足 □
- やや満足 □
- やや不満足 □
- 非常に不満足 □

手術後，家事や庭仕事，仕事の出来具合に満足していますか？

- 非常に満足 □
- やや満足 □
- やや不満足 □
- 非常に不満足 □

太ももや脚（あし），足部の力強さに満足していますか？

- 非常に満足 □
- やや満足 □
- やや不満足 □
- 非常に不満足 □

バランス，または立った時の安定感に満足していますか？

- 非常に満足 □
- やや満足 □
- やや不満足 □
- 非常に不満足 □

チューリヒ跛行質問票(ZCQ)

記入時の注意事項

※ あまり考えすぎず，感じたとおりにお答え下さい.

※ 質問票にある「脚(あし)」と「足部」とは，下図の部位を指します.

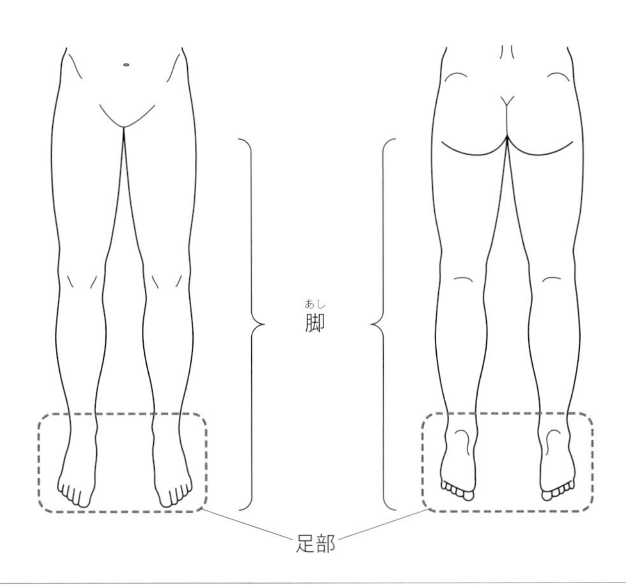

腰部脊柱管狭窄症の疾患特異的アウトカムメジャーの代表格．原，松平らが日本語版を開発．Swiss Spinal Stenosis MeasureまたはBrigham spinal stenosis Questionnaireという名称でも使用されている．痛み・神経虚血症状に関連する設問からなる重症度(7項目)，歩行距離・能力に関する設問からなる身体機能(5項目)，治療後の状態(満足度)を把握する満足度(6項目)の3サブスケールから構成されている．

スコアリング：サブスケールごとに，合計点を単純平均する．

① 症度(7項目)：(軽症から1～5点，最後のバランスの設問は，1，3，5と配分)，点数が高いほど重症度が高い．

② 身体機能(5項目)：(軽症から1～4点)，点数が高いほど重症度が高い．

③ 満足度(6項目)：(高い満足度から1～4点)，点数が低い方ほど満足度が高い．

あとがき

本書『そうだったのか！ 腰痛診療』は医師のみならず看護師や理学療法士など医療関係者の方々に広く読んでいただく腰痛本として企画されました．実際に執筆を始めていくと，アップデートな内容にしたいという熱い気持ちが強く，"非特異的"腰痛の仕組みや運動療法などかなり先進的な内容も含まれることとなりました．

腰痛の病態や診療，そして治療に対する研究は日々進歩しており，最近そのペースはいっそう速まっています．研究者は整形外科医にとどまらず，麻酔科医(ペインクリニック)，脳外科医，神経内科医，精神科医，放射線科医，医療統計学者など多様となり，研究内容も痛み研究をコアとして電気生理，軟骨変性，神経病理，神経生理，バイオメカニクス，さらには脳画像，ゲノム解析など広範かつ膨大となり，一冊のテキストで網羅できる量を越えてしまっています．本書で腰痛の基本を学びながら，"とんがった"セクションで最新の知見に触れていただき，皆様の今後の日常診療にお役立ていただければ幸いです．

2017年10月

竹下　克志

索　引

◆欧　文◆

R

S

T

W

Y

◆和 文◆

あ

い

う

え

お

か

き

く

け

こ

さ

し

す

せ

そ

た

ち

つ

て

と

著者紹介

松平　浩（まつだいら　こう）

1992 年　順天堂大学医学部卒業
1993 年　東京大学医学部附属病院整形外科研修医
1998 年　東京大学医学部附属病院整形外科助手
2008 年　英国サウサンプトン総合病院 MRC 疫学リソースセンターシニアリサーチフェロー
2009 年　労働者健康福祉機構関東労災病院勤労者筋・骨格系疾患研究センター長
労働者健康福祉機構本部研究ディレクター
2014 年　東京大学医学部附属病院 22 世紀医療センター運動器疼痛メディカルリサーチ&マネジメント講座長（特任准教授）
2016 年　同講座特任教授
福島県立医科大学医学部疼痛医学講座特任教授
順天堂大学医学部麻酔科学・ペインクリニック講座非常勤講師

竹下 克志（たけした　かつし）

1987 年　東京大学医学部卒業
1987 年　東京大学医学部附属病院整形外科研修医
1999 年　米国シンシナティ大学小児病院整形外科リサーチフェロー
2003 年　米国ワシントン大学整形外科リサーチフェロー
2003 年　米国コロラド大学ヘルスメディカルセンター整形外科リサーチフェロー
2004 年　東京大学医学部附属病院整形外科講師
2005 年　JOA-AOA Traveling Fellow
2010 年　SRS Traveling Fellow
2012 年　東京大学医学部整形外科准教授
2014 年　自治医科大学整形外科教授

そうだったのか！　腰痛診療─エキスパートの診かた・考えかた・治しかた

2017 年 11 月 15 日　第 1 版第 1 刷発行
2019 年 9 月 15 日　第 1 版第 2 刷発行

著　者　松平　浩，竹下克志
発行者　小立鉦彦
発行所　株式会社 南 江 堂
〒113-8410 東京都文京区本郷三丁目 42 番 6 号
☎（出版）03-3811-7236　（営業）03-3811-7239
ホームページ https://www.nankodo.co.jp/
印刷・製本 公和図書
装丁 近田火日輝（fireworks. vc）

Management of Low Back Pain：the Expert Way

定価はカバーに表示してあります．
落丁・乱丁の場合はお取り替えいたします．
ご意見・お問い合わせはホームページまでお寄せください．

Printed and Bound in Japan
ISBN978-4-524-25837-6